Bonne bouffe EN FAMILLE

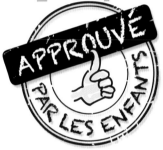

APPROUVÉ PAR LES ENFANTS

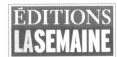

ÉDITIONS LASEMAINE

LES ÉDITIONS LA SEMAINE
2050, rue de Bleury, bureau 500
Montréal (Québec) H3A 2J5

Éditeur: Claude J. Charron
Vice-président éditions, secteur livres: Louis-Philippe Hébert
Directrice des éditions: Annie Tonneau
Coordonnatrice aux éditions: Françoise Bouchard
Directrice artistique: Lyne Préfontaine
Directeur des opérations: Réal Paiement
Superviseure de la production: Lisette Brodeur
Assistante de la production: Joanie Pellerin
Infographiste: Marylène Gingras
Scanneristes: Patrick Forgues, Éric Lépine, Michel Mercure

Réviseures-correctrices: Marie Téorêt, Julie Pinson, Luce Langlois

Photos: Christian Savard, photographe
Styliste: Sophie Suraniti
Vêtements: Lolë
Accessoires: Cuisine Gourmet - Monkland, Ares accessoires de cuisine (Centre Laval)

Remerciements
Gouvernement du Québec - Programme de crédit d'impôt
pour l'édition de livres - Gestion SODEC

L'Éditeur bénéficie du soutien de
la Société de développement des entreprises culturelles
du Québec pour son programme d'édition.

Nous reconnaissons l'aide financière du gouvernement du Canada par l'entremise du
Fonds du livre du Canada pour nos activités d'édition.

Bonne bouffe EN FAMILLE

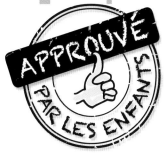

APPROUVÉ PAR LES ENFANTS

Geneviève O'Gleman,
Dt.P. Nutritionniste

150 recettes santé
pour parents pressés

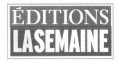

ÉDITIONS LASEMAINE

Table des matières

Introduction

Ce livre, je l'ai pensé d'abord et avant tout pour simplifier la vie des parents pressés. Je le considère comme un guide de survie pour les soirs de semaine. Je veux aider tous les parents à déjouer les caprices alimentaires de leur enfant et à élargir leurs horizons culinaires.

Il en faut peu pour que l'alimentation de nos enfants devienne une source d'inquiétude, de conflit et de chantage. Comment gérer les caprices de chacun sans que les repas se transforment en batailles ? C'est ce que vous apprendrez au fil des pages de ce livre.

Mais sachez que malgré toutes nos bonnes intentions de parents, mieux vaut y aller doucement. Pour bâtir de bonnes habitudes alimentaires, chaque petit geste compte et c'est l'addition de toutes ces attentions qui feront une différence. Vous trouverez dans ce livre de nombreux trucs et conseils, les miens et ceux de tous les parents qui y ont contribué.

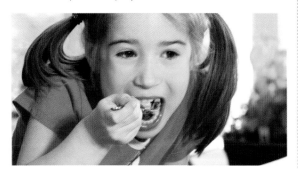

Surtout, ne partez pas en peur ! Si vous démolissez vos habitudes actuelles pour repartir sur des bases nouvelles, vous risquez de tout laisser tomber après quelques jours. Vos enfants résisteront au changement et vous serez découragé par l'ampleur de la tâche. Allez-y lentement, mais sûrement.

Suivez le rythme de votre famille. Les mauvaises habitudes ne s'installent pas du jour au lendemain. Elles ne se corrigent pas du jour au lendemain non plus. Ne vous mettez pas trop de pression sur les épaules !

Ce livre n'a pas été conçu strictement pour plaire aux enfants, mais bien à l'ensemble de la famille. Parents, ados, jeunes enfants, grands-parents, tous y trouveront leur compte. Je ne crois pas qu'on doive cuisiner des recettes différentes selon les goûts de chacun. Quel casse-tête ce serait !

Cuisiner pour des enfants ne se limite pas à faire des présentations amusantes. Bien sûr, un plat joliment présenté peut aider votre cause. Mais si votre enfant déteste tout ce qui est vert, lui offrir une forêt enchantée de brocoli n'y changera rien, pas plus qu'un bonhomme à la chevelure de luzerne ! Et que dire d'un bateau avec une voile en tranche de fromage si votre petit dernier déteste les produits laitiers ? Je n'y crois pas. Il faut plus de finesse, voire de la ruse !

Je ne crois pas non plus aux solutions universelles. Chaque enfant est unique, chaque famille aussi.

Certains trucs auront du succès alors que d'autres ne vous seront d'aucune utilité. C'est tout à fait normal. Faites-vous confiance. Vous êtes l'expert de votre enfant.

Bien manger ne devrait pas être une croisade sanglante, mais plutôt une aventure plaisante, une expérience enrichissante, un projet de famille amusant.

Manger fait partie des grands plaisirs de la vie et ne doit pas devenir une source de conflit ou de frustration. Je crois aussi que toutes les familles, peu importe leur structure, leurs valeurs ou leur culture, peuvent bénéficier d'une alimentation centrée sur le plaisir de se retrouver ensemble.

Bonne bouffe en famille !

Geneviève O'Gleman

Geneviève O'Gleman
Dt.P. Nutritionniste

P.-S. Visitez www.bonne-bouffe.com pour encore plus de trucs et d'idées pour bien nourrir votre famille. Écrivez-moi pour partager vos propres trucs afin que vos enfants goûtent à de nouveaux aliments, faites-moi connaître vos trouvailles pour des repas sans chichi et racontez-moi vos anecdotes pour me faire rire un peu ! À bientôt !

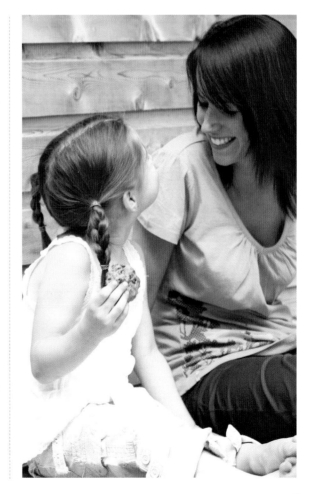

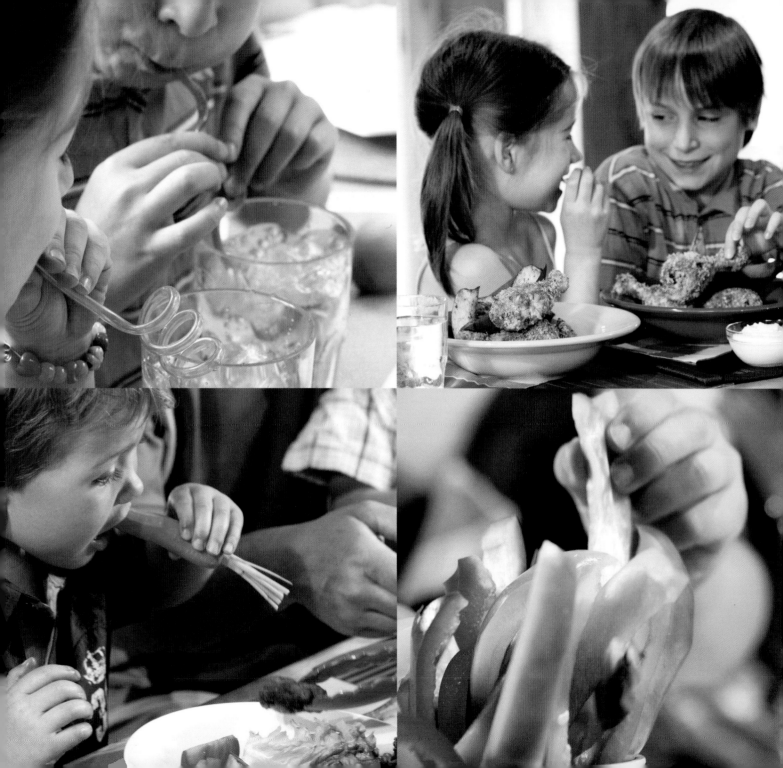

Dix façons... de bien manger en famille

→ **1** Cuisinez le plus souvent possible des plats maison et limitez les aliments du commerce, prêts à servir. (voir page 29)

→ **2** Offrez plus souvent de l'eau et moins souvent du jus ou d'autres boissons sucrées. (voir page 25)

→ **3** Offrez à vos enfants une grande variété d'aliments et encouragez-les à y goûter sans chantage, sans menace de punition. (voir page 15)

→ **4** Achetez chaque semaine plusieurs sortes de fruits et de légumes et rendez-les disponibles pour vos enfants. (voir page 207)

→ **5** N'obligez pas vos enfants à terminer leur assiette. Encouragez-les plutôt à écouter et à respecter leur appétit. (voir page 26)

→ **6** Établissez une politique alimentaire maison pour déterminer la fréquence de consommation des bonbons, chocolats et gâteries. (voir page 23)

→ **7** Mangez en famille le plus souvent possible en réunissant tout le monde à table et en limitant les tensions et les distractions. (voir page 19)

→ **8** Organisez des jeux et des sorties gourmandes pour découvrir et apprivoiser les aliments de façon ludique et sans pression. (voir page 36)

→ **9** Invitez vos enfants à cuisiner avec vous le plus souvent possible et impliquez-les dans le choix des repas. (voir page 33)

→ **10** Oubliez les régimes, les diètes et les restrictions. Encouragez chaque membre de la famille à prendre plaisir à manger une variété d'aliments, sans culpabilité. (voir page 27)

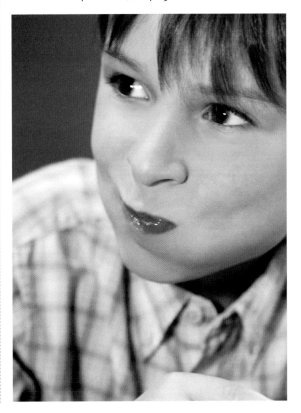

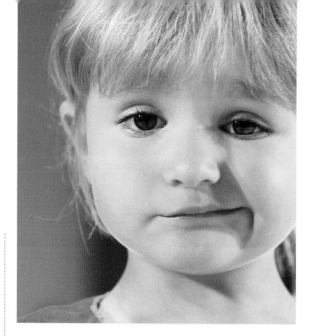

Les sapristi caprices !

CE SERAIT TELLEMENT SIMPLE SI TOUS LES ENFANTS AIMAIENT TOUS LES ALIMENTS.

Chaque enfant est unique et l'alimentation fait partie de ce qui le caractérise. Il faut se faire à l'idée, votre enfant n'aimera jamais tout, tout, tout. Prenons les activités et les passe-temps. Votre enfant peut préférer la lecture aux sports. Par contre, vous pouvez l'aider à trouver un sport qu'il aimera pour qu'il prenne plaisir à bouger au quotidien. C'est la même chose pour les aliments. S'il préfère la viande et boude les légumes, vous pouvez l'aider à trouver quels légumes il pourrait apprivoiser.

Alors que des petits curieux goûtent spontanément à tout, d'autres sont prudents et n'ont pas le même empressement à essayer de nouveaux aliments. Aussi, on ne dispose pas de la même marge de manœuvre avec un bambin dont les habitudes alimentaires encore vierges sont à construire qu'avec un enfant de 10 ans qui mange d'une certaine façon depuis des années et qui, au passage, a sûrement pris quelques mauvais plis !

La nouveauté fait peur à certains enfants. Allez-y en douceur. Offrez l'aliment nouveau parmi une variété d'aliments aimés. Dites-vous que, parfois, plusieurs tentatives seront nécessaires avant que votre enfant n'adopte l'aliment en question. Il ne faut pas conclure qu'il n'aime pas ça après un seul refus.

Selon une étude de l'Université du Tennessee, de 8 à 15 expositions seraient nécessaires pour qu'un enfant « adopte » un nouvel aliment. Cependant, 65 % des parents cesseraient d'offrir l'aliment après 5 refus ou moins. Assurez-vous que votre enfant puisse reconnaître et identifier les composantes de son repas. Un petit cube orangé dans une sauce ne ressemble pas à une carotte. L'enfant peut s'en méfier même s'il aime les carottes. Laissez-le analyser, toucher et sentir l'aliment, même s'il n'y goûte pas.

ÇA SE PASSE DANS LA BOUCHE...

Chose certaine, il ne faut pas vous limiter aux aliments que vos enfants aiment pour bâtir votre menu de la semaine. Sinon, il y aurait une rupture d'inventaire au rayon des pâtes alimentaires dans les épiceries ! Les enfants aiment naturellement les saveurs et les textures plus douces. Leurs papilles sont plus sensibles que celles des grands, et leur mastication n'est pas encore optimale. Voilà pourquoi les aliments croquants ayant un goût prononcé, le brocoli par exemple, obtiennent moins de succès que les nouilles, un aliment

> *« Chaque fois que mon conjoint passe un commentaire négatif sur le repas que j'ai servi, ma fille refuse de manger. Si elle veut protester pour une raison quelconque (stress dans la maison, discussion négative), elle arrête de manger. »*
>
> Mireille, maman de deux enfants (1 et 3 ans)

mou au goût subtil. La « résistance » aux nouvelles saveurs et aux nouvelles textures est donc normale... En offrant à vos enfants une variété d'aliments, de préparations et de textures, vous arriverez, en douceur, à faire évoluer leurs goûts sans crise ni fracas.

ÇA SE PASSE AUSSI DANS LA TÊTE !

N'oubliez pas que pour votre enfant, vous êtes le premier modèle. Ils vous écoutent et vous observent, souvent même à votre insu. Et encore plus lorsque vous ne vous adressez pas directement à eux. Les enfants enregistrent tout et apprennent par imitation. Donnez l'exemple ! Si papa boude le poisson, ce sera peut-être très difficile de convaincre fiston d'en manger.

Dans une étude réalisée auprès de 550 familles avec des enfants d'âge préscolaire, la consommation de fruits et de légumes des parents s'est révélée le plus fort indice de la consommation de ces aliments chez leur enfant.

Votre mission, c'est d'aider votre enfant d'abord à tolérer, puis à aimer une grande variété d'aliments.

Multipliez les occasions de découvrir de nouveaux aliments. Si la nouveauté est monnaie courante, votre enfant se fera à l'idée. Si au contraire il n'y a du nouveau qu'une fois par mois, votre enfant risque d'être déstabilisé. C'est une question d'habitude.

NE PERDEZ PAS ESPOIR !

Petite, je dé-tes-tais les pommes de terre. C'était la chicane chaque soir où la patate était au menu. J'ai « haï » ça pendant toute mon enfance et, mine de rien, dans la vingtaine, je me suis mise à aimer les pommes de terre. Aujourd'hui, je les savoure apprêtées de mille et une façons.

Prenez vous-même plaisir à manger santé, à découvrir de nouveaux aliments et à être actif au quotidien. Si vos enfants ont des parents actifs, en santé et bien dans leur peau, vous mettez toutes les chances de votre côté pour qu'ils aient envie de l'être eux aussi.

LE GOÛT AVANT LA SANTÉ

Des phrases telles que « Mange, c'est bon pour toi ! » ou « Goûte ! C'est rempli de vitamines ! » trouvent généralement peu d'écho chez les enfants. La prévention des maladies, c'est plutôt abstrait pour un superhéros qui se croit immortel. Les enfants veulent que ça goûte bon, un point c'est tout. Alors misez sur les saveurs, les couleurs et la présentation. Et qu'est-ce que ça change si vous êtes seul à savoir que c'est santé ?

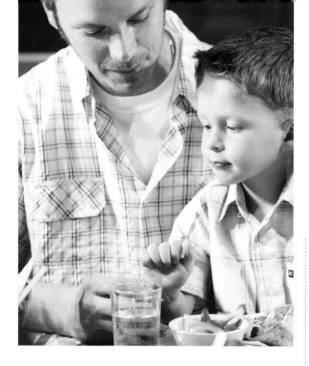

C'EST QUI LE « BOSS »?

Les enfants aiment avoir le contrôle et, avouons-le, ils n'ont pas le contrôle sur grand-chose dans leur vie. À l'école, à la maison et souvent même en vacances, les activités sont choisies et planifiées pour eux. Les repas demeurent leur moyen ultime pour exprimer leurs préférences et assouvir leur soif d'autonomie.

Le refus de manger certains aliments fait partie de l'évolution normale d'un enfant. C'est surtout la réaction des parents qui influencera l'issue de ce refus. L'enfant profite de cette situation pour manifester son désir d'autonomie. Il teste son pouvoir sur ses parents. Si son refus de manger attire l'attention, engendre des disputes et devient une source d'inquiétude chez ses parents, votre enfant aura trouvé une façon d'avoir le dernier mot. Si son refus de manger n'a pas d'emprise sur vous, votre enfant passera à autre chose.

Mais malgré leurs revendications et leur désir d'autonomie, les enfants adorent la routine : elle leur procure un sentiment de sécurité.

DONNEZ-LUI LE CHOIX !

Votre enfant aimera avoir un certain pouvoir sur ce qu'il mange. Un sentiment de contrôle. On peut impliquer les plus âgés dans le choix du menu et on peut proposer des options aux plus jeunes. Quelle compote veux-tu dans ton lunch : aux pommes ou aux framboises? Veux-tu un yogourt ou un fruit pour dessert? Tes rôties, je les coupe en carrés ou en triangles? Votre enfant devra ensuite apprendre à vivre avec ses choix. On ne peut pas changer la forme des rôties une fois coupées en triangles ou en carrés !

En lui laissant choisir quelques fruits et légumes à l'épicerie, il sera plus tenté d'y goûter. Il ne boudera pas ses propres décisions !

N'ACHETEZ PAS LA PAIX

Offrir un certain choix à notre enfant ne signifie pas faire deux repas. On peut lui demander son avis à l'épicerie ou au moment de planifier le menu, mais une fois que le repas du soir est déterminé, tout le monde mange la même chose. Pas de plan B pour ceux qui n'aiment pas ça. Si vous offrez la possibilité de manger « autre chose », pourquoi votre enfant ferait-il l'effort de goûter ? À quoi bon risquer l'inconnu lorsqu'on a la possibilité de manger ce qu'on aime ? Non seulement c'est plus de travail pour vous, mais vous encouragez votre enfant à demeurer difficile et réfractaire aux aliments nouveaux. Personne n'y gagne.

Surtout, ne dites pas à votre enfant qu'il est « difficile », « capricieux » ou « gâté pourri ». Qui aime se faire apposer une étiquette ? Et à force de se le faire dire, on finit par y croire !

Les enfants sont souvent imprévisibles... Leurs goûts changent, évoluent. Ils peuvent se désintéresser

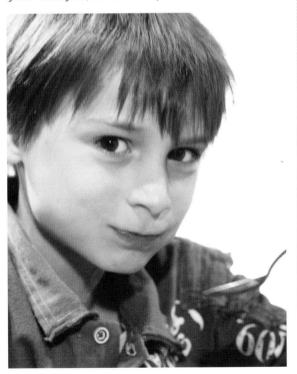

« Mes enfants mangent le potage de grand-maman, mais pas le mien. Ils mangent bien à la garderie le midi, mais pas quand ils sont ici... »

Marie-Pascale, maman de trois enfants (1, 2 et 4 ans)

de leur jeu préféré du jour au lendemain. Pourquoi serait-ce différent avec les aliments ? Lorsqu'ils ne ressentent pas de pression, ils peuvent décider, sans raison particulière, de goûter à un aliment qu'ils boudent depuis longtemps. Comme ça, juste pour voir...

Face à la nouveauté, soyez persévérant, mais n'en faites pas tout un plat. Si votre enfant perçoit que vous menez une bataille, il risque fort de vous tenir tête et de se fermer à tout ce qui ressemble de près ou de loin à de la saine alimentation.

Parfois, je dis à ma fille que c'est normal qu'elle n'aime pas tel ou tel aliment parce que c'est un aliment « de grands » et qu'elle l'aimera lorsqu'elle sera plus grande. Ma fille est si orgueilleuse qu'elle me répond souvent qu'elle est déjà grande. Et ni vu ni connu, l'aliment disparaît de son assiette.

En bref, face aux refus, restez calme et optimiste. Encouragez votre enfant à goûter, mais sans le forcer. Il appréciera votre attitude et dans un tel climat de confiance et de complicité, tout peut arriver !

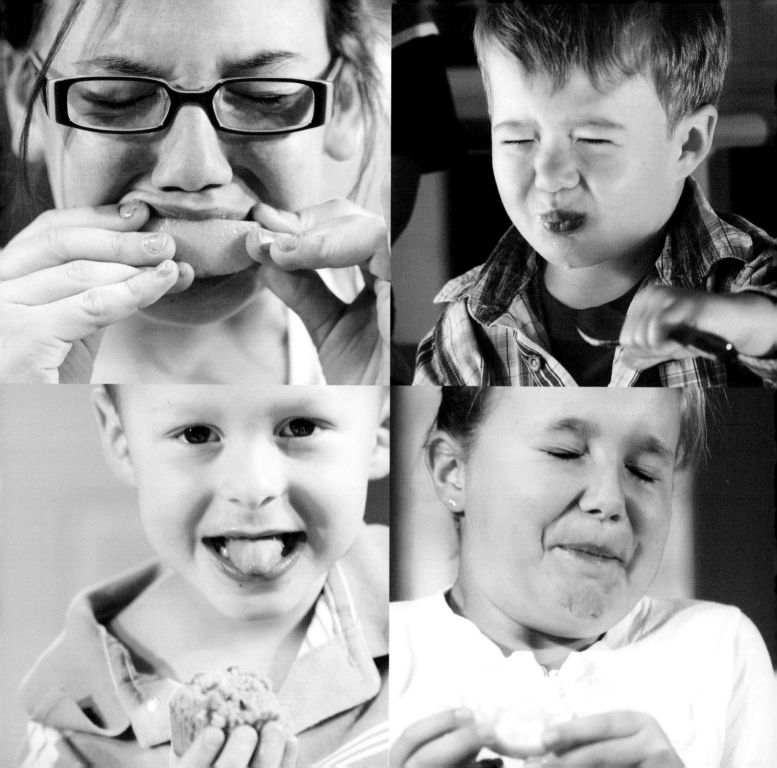

Dix trucs... pour apprivoiser un nouvel aliment

→ **1** Encouragez votre enfant à goûter sans le forcer, sans chantage, ni menace.

→ **2** Donnez l'exemple en goûtant vous aussi à de nouveaux aliments.

→ **3** Offrez d'abord une toute petite portion et soignez sa présentation. L'équivalent d'une balle de golf d'un nouvel aliment suffit.

→ **4** Servez le nouvel aliment avec d'autres aliments que votre enfant aime bien.

→ **5** Présentez l'aliment au moment de l'achat ou de sa préparation et parlez de l'aliment : d'où il vient, comment il est produit, ce qu'il goûte...

→ **6** Laissez votre enfant sentir et manipuler l'aliment pendant la préparation ou même pendant le repas. La découverte des aliments passe par les cinq sens.

→ **7** Vous devrez probablement offrir un nouvel aliment plusieurs fois – entre 10 et 20 fois, selon plusieurs études – avant que votre petit accepte d'y goûter. Attendez quelques jours ou quelques semaines entre chaque tentative et variez les recettes et les présentations. N'interprétez pas un refus comme une fin de non-recevoir. Ce n'est pas parce que votre enfant refuse de manger des légumineuses aujourd'hui qu'il ne voudra jamais en manger de sa vie !

→ **8** N'offrez pas de plan B, pas d'autres options. Pas question de faire trois repas différents pour

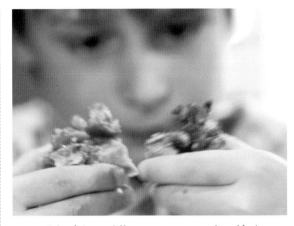

plaire à tous. Offrez un repas aussi varié et appétissant que possible. Un soir, ce sera le repas préféré de fiston et l'autre soir, ce sera au tour de sa sœur d'être aux anges.

→ **9** Faites attention aux commentaires négatifs sur la nourriture, même entre adultes. Les enfants entendent et décodent bien plus de choses qu'on peut le croire. Vous n'aimez pas les tomates ? Silence, votre enfant n'a pas besoin de le savoir. Il devra se faire sa propre opinion sur les aliments.

→ **10** Impliquez vos enfants dans la préparation des repas, l'aliment nouveau ne sera plus complètement nouveau si l'enfant a déjà eu la chance de le « rencontrer » avant l'heure du souper !

Quels sont vos trucs pour que vos enfants goûtent la nouveauté?

« Mes enfants doivent goûter, même si ce n'est qu'une mini bouchée. Je leur dis toujours que les goûts changent en vieillissant et ils commencent à s'en rendre compte. »

Suzie, maman de trois enfants (8, 12 et 14 ans)

« Ils m'accompagnent à l'épicerie depuis qu'ils sont petits. Je les mets toujours au défi de me trouver un fruit, un légume ou quelque chose d'intéressant que nous n'avons jamais mangé. »

Johanne, maman de deux ados (15 et 17 ans)

« Quand mes enfants refusent de goûter, je ne dis rien, je laisse passer quelques jours et l'aliment revient au menu. C'est à 12 ans que ma grande a commencé à manger des asperges… »

Martine, maman de deux filles (6 et 14 ans)

« Je lui demande de goûter et je lui indique la ressemblance avec un autre aliment qu'il aime. Il a besoin d'être rassuré et qu'on lui explique ce que c'est. »

Marie-Ève, maman d'un garçon de 3 ans

« Nous avons un calendrier de motivation avec des autocollants en récompense quand ils goûtent à tout, mangent bien et proprement. Ça aide beaucoup ! »

Marie-Pascale, maman de trois enfants (1, 2 et 4 ans)

À table !

Le déroulement « normal » d'un repas change radicalement lorsqu'on devient parent, n'est-ce pas ?

Vos 5 à 7 en famille les soirs de semaine ne sont pas de tout repos ? Les enfants chialent, se chicanent et vous vous battez pour qu'ils mangent leurs légumes ? Vous avez l'impression qu'ils ne sont jamais contents ? Ils trouvent mille excuses pour ne pas manger et pour se lever de table ? Pas de panique, ces quelques conseils vous permettront de partager des moments plus heureux.

Plus vous exercez de pression sur vos enfants, plus ils risquent de se braquer et de vous faire passer un mauvais quart d'heure. Le repas ne devrait pas être une lutte de pouvoir. Le mieux est de demeurer calme, de prendre plaisir à déguster votre propre repas et d'être cohérent dans ce qui est permis et interdit à table.

Les recettes de mon livre se cuisinent rapidement. Vous aurez plus de temps pour savourer le repas et souffler après votre journée. Discutez de la journée de chacun, en remettant à plus tard les sermons, les critiques et les punitions. Jasez de tout et de rien, et tentez de parler d'autres choses que de l'alimentation. Parlez du week-end à venir, des vacances, de la fête de grand-maman qui approche... Bref, si vous détournez l'attention du contenu de l'assiette, vous obtiendrez un climat plus favorable à la découverte.

Dites-vous que l'ambiance qui se dégage des repas restera gravée dans la mémoire de chacun. Quels souvenirs des repas en famille souhaitez-vous laisser à vos enfants ?

> *« Chaque soir, à tour de rôle, chacun raconte une chose qu'il a aimée de sa journée et une chose plus difficile qu'il a vécue. C'est un rituel et si on oublie de le faire, les enfants nous le rappellent ! »*
>
> Martine, maman de trois enfants (1, 4 et 6 ans)

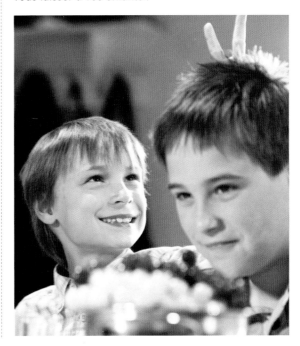

Dix trucs...

POUR DES REPAS SANS CHICHI

→ **1** Planifiez les repas à des heures régulières et tentez de regrouper toute la famille autour de la table.

→ **2** Cuisinez un seul repas pour tout le monde et n'offrez pas de plan B.

→ **3** Pour que le repas soit un moment de plaisir et de détente, évitez les distractions. Éteignez la télévision ou la radio. Une musique douce peut convenir, si elle contribue à diminuer la tension et non à créer des disputes sur les goûts musicaux de chacun. Diminuez les bruits irritants comme le ventilateur de la cuisinière. Un éclairage tamisé ou la présence de bougies, hors de la portée des enfants, peut aussi avoir un effet calmant.

→ **4** Évitez d'offrir de grosses collations ou de grands verres de lait ou de jus une ou deux heures avant le repas. Si vos enfants ont trop faim ou trop soif avant le repas, offrez-leur des crudités et de l'eau. Pourquoi ne pas leur proposer d'aller jouer dehors en attendant que le souper soit prêt?

→ **5** Ne permettez pas de jouets à table, et ça vaut pour vous aussi : pas de cellulaire, de magazine ni de journal. On profite pleinement du plaisir d'être ensemble.

→ **6** On ne mange pas debout et on ne se lève pas pendant le repas. Je dois souvent le répéter à ma fille, mais à la longue, je le dis de moins en moins souvent!

→ **7** Encouragez les bonnes manières à table. On ne parle pas la bouche pleine et on s'efforce de manger proprement. Chacun mange seul. Si on est assez grand pour s'asseoir à la table (et non dans la chaise haute), on est assez grand pour manger seul.

→ **8** On attend que tout le monde ait terminé le plat principal avant d'évoquer le dessert. Si votre enfant demande ce qu'il y a pour le dessert avant que le repas ne soit terminé, répondez-lui simplement que vous parlerez du dessert lorsque tout le monde sera rendu au dessert!

→ **9** Chacun donne un coup de main. Que ce soit pour dresser la table, servir des verres d'eau, placer des serviettes de table ou des napperons, les enfants peuvent aider. Les parents n'ont pas à tout faire, tout seul, tout le temps. Examinez la table avant de vous asseoir pour vérifier si tout est là. Et une fois que vous êtes assis, ne vous levez plus!

→ **10** Évitez d'utiliser les repas pour tester votre autorité. Abordez des sujets positifs, ne faites pas la morale, et ne réagissez pas lorsque votre enfant fait le clown. Si ses talents de comédien n'ont pas d'emprise sur vous, il laissera tomber cette stratégie en peu de temps.

« Si nous oublions de fermer la télévision au moment de passer à table, notre fille de trois ans s'empresse de nous le rappeler ! »

Hélène, maman de deux enfants (2 et 3 ans)

« J'allume deux bougies au centre de la table et les plus jeunes peuvent en souffler une seulement s'ils ont bien mangé et s'ils ont été sages. Ce n'est pas grand-chose, mais pourtant ça fait une différence. »

Julie, maman de trois enfants (3, 5 et 13 ans)

Dix trucs...
pour briser la routine des repas

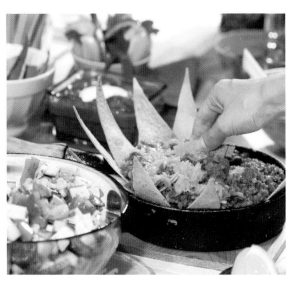

→ **1** Faites un souper en pièces détachées. Placez tous les ingrédients au centre de la table et tout le monde compose son propre plat. Salades-repas, roulés (wraps) et sous-marins sont d'excellents candidats pour les repas à assembler, sans mode d'emploi!

→ **2** L'été, profitez-en pour pique-niquer dans un parc, un soir de semaine. Sans prétention, prévoyez du poulet cuit ou des charcuteries, des crudités, du pain frais, du fromage et des fruits. N'oubliez pas d'apporter un ballon.

→ **3** En plein hiver, pourquoi ne pas pique-niquer dans la maison? On place une grande couverture au sol, et on s'assoit par terre pour manger. C'est si amusant!

→ **4** Organisez un souper thématique. Les enfants peuvent se déguiser et on cuisine des plats de différents pays: soirée hawaïenne, soirée japonaise, soirée mexicaine.

→ **5** Organisez un souper à l'aveugle. Tout le monde mange les yeux bandés! Prévoyez des aliments qui ne tachent pas trop et de vieux vêtements. Fous rires assurés!

→ **6** Un menu sans ustensiles! Les enfants adorent manger avec les doigts, surtout lorsque le repas ne s'y prête pas! Parions qu'ils vous demande-ront une fourchette avant la fin de leur bol de spaghetti...

→ **7** Déléguez aux enfants la tâche de préparer le repas, l'espace d'un soir. Même si ce ne sont que des sandwichs, les enfants seront fiers d'avoir fait le souper et les parents auront eu un congé!

→ **8** Invitez des amis ou de la famille pour le souper, même un soir de semaine. Oubliez les places attitrées. Ce soir, tout le monde change de place!

→ **9** Déneigez le barbecue en plein mois de janvier et cuisinez les grillades préférées de vos enfants.

→ **10** Jouez aux devinettes pendant le repas. Pensez à un aliment, à un animal ou à un objet. Les autres membres de la famille posent des questions auxquelles on doit répondre par oui ou par non, jusqu'à ce que le mystère soit percé! Après quelques tours, même les ados se surprendront à poser des questions.

Les règles du jeu

Chez nous, le repas du soir, c'est sacré! C'est un moment privilégié en famille, une pause que l'on s'accorde chaque jour. Chaque famille est unique. Selon vos valeurs, votre bagage et vos préférences, vous établirez les règles entourant vos repas.

Il est bon de savoir que le simple fait de manger en famille favorise la communication et aiderait à diminuer les comportements à risque chez les jeunes (contrôle excessif du poids, usage de drogues, violence, problèmes scolaires, comportements sexuels à risque...). Pris en famille, le repas représente en quelque sorte un espace de réconfort pour tous, petits et grands.

Manger est une expérience qui va au-delà du contenu de l'assiette. Vous êtes là pour « encadrer » l'alimentation de vos enfants, leur offrir des balises, des repères. Si vos enfants peuvent manger ou boire n'importe quoi, n'importe quand, dans n'importe quelle pièce, il est fort probable que les aliments peu nutritifs prendront une place de plus en plus importante dans leur alimentation. Ils n'auront plus faim pour les aliments nourrissants essentiels à leur développement.

Votre responsabilité de parent est de déterminer quels aliments entrent ou non chez vous. Si vous décidez que vous mangez du pain brun, eh bien, n'achetez que du pain brun. Si vous décidez que vous buvez du jus pur, ce sera du jus pur. Un point c'est tout. Après tout, ce ne sont pas vos enfants qui paient l'épicerie!

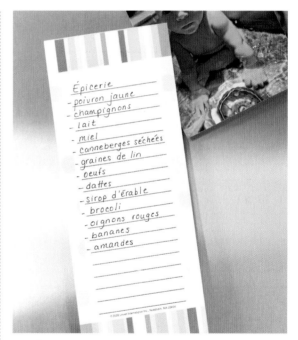

Évidemment, vos enfants peuvent vous faire des demandes spéciales ou avoir envie d'un aliment en particulier. Mais vous avez le dernier mot. Crise ou pas, c'est vous qui décidez. Ça vous semble trop sévère? Les limites sont nécessaires pour un enfant et, comme parent, vous êtes là pour apprendre à votre enfant à bien se nourrir. C'est difficile de se faire dire non, mais on survit!

« Pendant que je fais le souper, mon fils mange des petites entrées comme des tomates ou des concombres. Les viandes sont souvent cuites d'avance, et il ne me reste qu'à préparer les accompagnements. »

Stéphane, papa d'un
garçon de 7 ans

Même si votre enfant vous répond qu'il y a de la boisson gazeuse chez son ami ou que « tout le monde sur la Terre sauf lui » peut manger des croustilles, si c'est non, c'est non. Vous n'avez pas à être désolé, ni à vous sentir coupable. Vous avez pris cette décision parce que vous aimez vos enfants et que vous souhaitez leur bien. Vous voulez qu'ils soient en santé, qu'ils aient de l'énergie pour jouer et apprendre. Ils sont chanceux d'avoir accès à tous ces bons aliments et d'avoir des parents qui prennent bien soin d'eux. Qu'ils boudent, qu'ils crient à l'injustice. Tant pis. C'est en demeurant cohérent dans vos décisions et vos actions que vous conserverez votre crédibilité. Les enfants, sans l'avouer, apprécient des parents sûrs d'eux.

Cette approche peut sembler stricte, mais ça doit se faire sans crise et sans chantage. Je crois que lorsque les enfants connaissent les règles du jeu, tout se passe bien. Bien sûr, votre enfant ne vit pas unique-ment à la maison. À vous d'établir d'autres règles pour l'école, les restos, les visites...

LES RÉCOMPENSES

Si vous offrez de la crème glacée ou du chocolat à votre enfant lorsqu'il a été sage ou parce qu'il n'a pas bougé pendant sa coupe de cheveux, vous lui enseignez à se récompenser avec de la nourriture. Il fera la même chose une fois adolescent ou adulte, lorsqu'il sera fier de lui, heureux ou même lorsqu'il aura besoin de réconfort après une journée difficile. Les récom-penses devraient être « non alimentaires ». Un beau bulletin peut mériter une nouvelle bande dessinée. Une permission spéciale, une sortie ou un privilège auront plus de succès qu'un gâteau et votre enfant s'en souviendra bien plus longtemps.

CE N'EST PAS UNE QUESTION D'AMOUR

Évitez de mélanger l'amour et les aliments. Votre enfant ne devrait pas manger « pour vous faire plaisir » ou goûter « parce qu'il vous aime ». Il n'est pas « un bon garçon » parce qu'il a tout mangé. Des répliques comme « allez, fais-le pour moi » ou « sois gentil et goûte » envoient un mauvais message. On ne devrait pas manger pour être aimé. Après tout, vous aimez sûrement vos enfants inconditionnellement, alors pourquoi leur faire croire le contraire?

À boire!

Chez moi, les soirs de semaine, il y a toujours un pichet d'eau sur la table... et rien d'autre. Pas de jus, pas de lait, que de l'eau. L'eau demeure la meilleure façon de s'hydrater. Je crois aussi que l'eau est la seule boisson qui ne vole jamais la vedette au repas.

Les jus, même purs, fournissent beaucoup de sucres (naturels, mais ce sont des sucres quand même). J'offre le lait au petit-déjeuner, à la collation, au dessert, après le bain... Bref, on ne manque pas de lait chez moi. Mais au repas, il n'y en a pas.

Pour les activités sportives, pendant le jeu, dans la voiture, lors des sorties, j'offre encore et toujours de l'eau. J'ai toujours une gourde d'eau dans mon sac. C'est en rendant l'eau accessible qu'on finit par développer l'habitude d'en boire.

Chez moi, le jus est présent, mais pas omniprésent. Un jus dans la boîte à lunch, un autre de temps en temps au retour de l'école, je crois que c'est suffisant. Plusieurs verres par jour? C'est assurément trop.

Les enfants doivent s'habituer à boire de l'eau, et apprendre à aimer cette boisson qui ne goûte «rien». On peut «jazzer» l'eau en lui ajoutant quelques tranches de citron, d'orange, de pêche ou des fraises surgelées qui diffuseront doucement leur saveur. On peut lui ajouter des glaçons de jus de fruits, des pailles amusantes ou la servir dans des gourdes originales. On peut diluer des jus pour commencer. Mais ultimement, il faut offrir de l'eau le plus souvent possible!

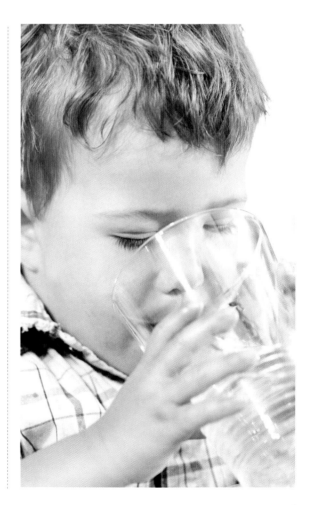

Trop ou pas assez?

Vous n'êtes pas responsable de ce que votre enfant décide de manger ni des quantités. Voici un concept très difficile à accepter pour bien des parents. Vous avez le contrôle sur la qualité et la variété et votre enfant décide du reste. Vous êtes responsable de mettre des aliments sur la table, pas directement dans la bouche de vos trésors (à moins qu'ils n'en soient pas capables physiquement).

« Nous avons comme philosophie de ne jamais la forcer, puisque c'est elle qui connaît son appétit. Par contre, c'est ça qu'on mange ce soir, pas autre chose, et c'est maintenant, pas dans une heure. Notre principe : on propose, l'enfant dispose. »

Violaine, maman d'une fille de 2 ans (et un autre en route!)

DES PORTIONS EN PLEINE EXPANSION

De nos jours, les mégaportions sont si présentes dans notre quotidien que notre vision de la réalité est déformée. Une portion « normale » de jus, de riz ou de pâtes est plus grosse en 2010 qu'elle ne l'était il y 20 ou 40 ans. Les beignes, le maïs soufflé, les boissons gazeuses, la pizza..., tous les formats ont pris du poids. Ce phénomène a un impact direct sur nos habitudes. Résultat : on sert à nos enfants de plus grosses portions sans même le réaliser.

COMME DES MAUVAISES HERBES

D'une brassée de lavage à l'autre, les jeans préférés de fiston sont soudainement trop courts? Vous venez d'assister à une poussée de croissance! Il faut de l'énergie pour grandir. En période de croissance, votre enfant peut manger autant, sinon plus, que vous. Et un autre jour, il peut toucher à peine à son plat, même s'il s'agit d'une recette qu'il aime. C'est normal et le mieux est de faire confiance à votre enfant. En échange, celui-ci doit comprendre que le repas ne lui sera pas resservi plus tard et qu'il ne pourra pas se bourrer dans les collations par la suite. De votre côté, si votre enfant ne mange pas ou très peu au repas, ne compensez pas en offrant un plus gros dessert ou une plus grosse collation en soirée. Maintenez le cap sur ce que vous faites les autres jours.

LA FAIM, BAROMÈTRE DE NOS BESOINS

La nature est bien faite ! Le corps a la capacité de gérer les quantités de nourriture dont il a besoin pour vivre et se développer. Les sensations de faim (gargouillis dans l'estomac) et de satiété (bien-être, absence de faim et de lourdeur) sont les meilleurs baromètres pour évaluer la grosseur des portions. Forcer un enfant à manger lorsqu'il n'a pas faim ou le restreindre lorsqu'il a encore faim l'amène à ignorer ces précieux messages que son corps lui envoie.

Jusqu'à l'âge de six ou sept ans, on peut commencer par servir à notre enfant l'équivalent d'une balle de golf de légumes, de féculents (riz, pâtes, pommes de terre) et de viande en lui offrant la possibilité d'en reprendre si la faim est encore au rendez-vous. De trop grosses portions peuvent être intimidantes pour un enfant. Se sentant découragé devant tant d'aliments, il peut tout simplement refuser de manger.

DE L'INTERDIT NAÎT L'INTÉRÊT

Souhaitez-vous que votre enfant mange en cachette certains aliments que vous lui interdisez ? Ou qu'il se goinfre lorsqu'il a enfin accès aux aliments défendus ? Comment voulez-vous que votre enfant se comporte chez ses amis ou lors des fêtes ? Chaque aliment devrait avoir une place. Il y a des aliments qui ont une grande place, d'autres une toute petite place.

Dix trucs...
POUR QUE VOTRE ENFANT ÉCOUTE SON APPÉTIT

→ **1** Ne forcez pas votre enfant à manger ou à terminer son assiette.

→ **2** Respectez le rythme de votre enfant et ne le forcez pas à manger plus rapidement.

→ **3** Ne sautez pas de repas parce que vous êtes à l'extérieur ou trop occupés pour manger.

→ **4** Ne le mettez pas à la diète ou ne limitez pas ses portions par crainte pour son poids (à moins de l'avis contraire d'un médecin ou d'un nutritionniste).

→ **5** Ne le récompensez pas avec de la nourriture.

→ **6** Ne le punissez pas en le privant de nourriture.

→ **7** Évitez de lui offrir de la nourriture pour le consoler ou le réconforter.

→ **8** Lorsque c'est possible, placez un plat familial au centre de la table, et invitez votre enfant à se servir lui-même.

→ **9** Établissez un horaire de repas et de collation relativement stable au fil des jours, pour éviter le grignotage.

→ **10** Évitez les distractions pendant le repas, comme la télévision, l'ordinateur ou les jeux vidéo. Les repas devraient être pris dans la cuisine ou dans la salle à manger, et non dans une chambre ou au salon.

Son appétit d'oiseau vous inquiète?

Consultez un médecin ou un nutritionniste si les comportements alimentaires de votre enfant vous inquiètent, si votre enfant n'a pas d'énergie ou d'entrain au quotidien ou si sa croissance vous semble inadéquate. Ces professionnels vous aideront à y voir plus clair et à adapter l'alimentation de votre enfant à ses besoins et à votre réalité familiale.

→ Ordre professionnel des diététistes du Québec :
   1 888 393-8528 www.opdq.org
→ Collège des médecins du Québec :
   1 888 633-3246 www.cmq.org
→ Fédération des médecins spécialistes du Québec :
   1 800 561-0703 www.fmsq.org
→ Société canadienne de pédiatrie : www.cps.ca

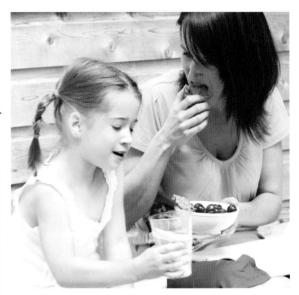

Dix trucs...

POUR AIDER LES PETITS APPÉTITS

→ **1** Créez une atmosphère détendue. Le calme ouvre l'appétit.

→ **2** N'offrez pas de boissons autres que l'eau avant et pendant le repas. Le lait, le jus et les boissons sucrées coupent la faim. Même l'eau peut remplir l'estomac d'un enfant.

→ **3** Assurez-vous que parmi la variété d'aliments présents dans son assiette, il y a des aliments qu'il connaît et apprécie.

→ **4** Offrez des collations à base de fruits et de légumes, et évitez les collations plus bourratives comme les muffins et les smoothies deux heures avant le repas.

→ **5** Fixez des heures de repas et de collation pour éviter le grignotage entre les repas.

→ **6** Choisissez des aliments colorés et soignez leur présentation.

→ **7** Évitez de servir de grosses portions qui pourraient décourager ou intimider votre enfant.

→ **8** Encouragez votre enfant à être actif avant le repas pour lui ouvrir l'appétit.

→ **9** Invitez-le à cuisiner avec vous pour stimuler son appétit et piquer sa curiosité.

→ **10** Demandez-lui de s'asseoir à table, même s'il n'a pas faim et jasez de sujets positifs ou rigolos. Respectez-le s'il vous dit qu'il n'a vraiment pas faim, ou qu'après seulement quelques bouchées, il n'a déjà plus faim.

La cuisine maison

Comme les vôtres, mes journées sont bien remplies; et le soir venu, l'énergie et l'inspiration ne sont pas toujours au rendez-vous. Pourtant, il est très rare que j'opte pour des plats surgelés, des plats du resto ou des raccourcis prêts-à-manger. Les recettes de ce livre font partie de mes idées pour cuisiner contre la montre des repas qui plairont à ma famille.

CUISINER POUR SES ENFANTS

C'est si réconfortant d'entrer dans une maison où ça sent bon. L'odeur de la soupe qui mijote, de la lasagne qui gratine, du pain frais sur la table, ça fait partie des petites joies qu'on peut offrir à notre famille. En plus, on choisit les ingrédients et on contrôle la qualité du repas. Même lorsque les deux parents travaillent à temps complet, on y arrive. Il suffit d'un peu d'organisation...

CUISINER AVEC SES ENFANTS

En mettant la main à la pâte, les enfants améliorent leurs compétences en cuisine, ils découvrent les aliments sous un autre jour, ils développent un sentiment de fierté d'avoir réussi quelque chose et ils stimulent leur créativité. En plus, vous développez une meilleure complicité. Mine de rien, ils mettent en pratique une foule de notions: lire la recette, mesurer les ingrédients, diviser les portions...

> « J'aimerais participer à un groupe de cuisine collective, de cette façon j'aurais souvent plusieurs repas préparés d'avance. »
>
> Caroline, maman d'un garçon de 2 ans

FAITES-VOUS CONFIANCE

Toutes les recettes de ce livre ont été testées plusieurs fois et je peux parier que vous n'obtiendrez pas les mêmes résultats que moi! C'est tout à fait normal. D'abord, vous n'avez pas le même four, ni les mêmes casseroles, ni les mêmes ustensiles. Vos ingrédients ne sont assurément pas tout à fait identiques aux miens non plus. Il suffit d'une laitue plus amère, d'une tomate plus juteuse, d'un fromage plus salé ou d'une viande plus maigre pour que le résultat obtenu demande des ajustements.

N'hésitez donc pas à faire ces ajustements. Ne cuisinez pas à l'aveuglette! Goûtez à votre recette en cours de route. Fiez-vous à vos papilles. Rectifiez les assaisonnements, ajoutez un peu plus de ceci ou de cela et notez les corrections à même le livre, si vous le souhaitez. Chaque fois que vous referez mes recettes, elles seront mieux adaptées à vos goûts.

Dix recettes... pour prendre de l'avance

ELLES SE CONGÈLENT BIEN, PROFITEZ-EN!

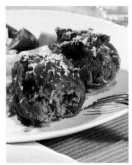

Pains de viande
miniatures
(page 126)

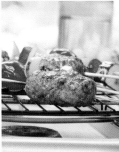

Saucisses maison
(page 132)

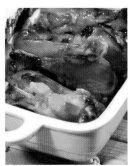

Pilons de poulet
qui collent
les doigts
(page 138)

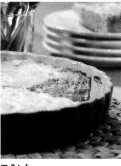

Pâté au saumon
sur croûte de riz
(page 148)

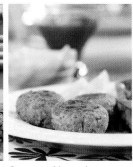

Croquettes de
tilapia et de crabe
(page 156)

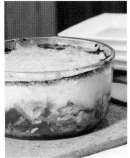

Parmentier de
maquereau
(page 160)

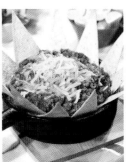

Chili ensoleillé
(page 172)

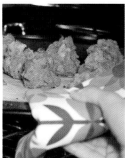

Croquettes
de lentilles
à l'indienne
(page 174)

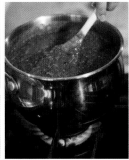

Super sauce
tomate
(page 176)

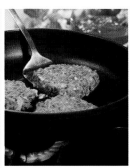

Végé-burger et
ketchup maison
(page 184)

Dix *recettes*... parfaites lorsque vous êtes pressé

VOUS TRAVERSEREZ L'HEURE DU REPAS EN UN SEUL MORCEAU.

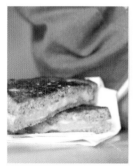
Grilled-cheese
remixé
(page 96)

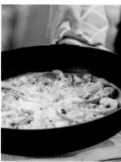
Frittata pizza
(page 98)

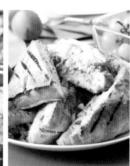
Quesadillas
(page 100)

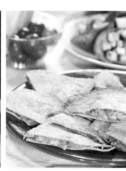
Paninis
tout garnis
(page 114)

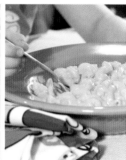
Macaronis
au fromage
(page 128)

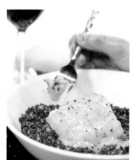
Mahi-mahi
à l'ananas
(page 150)

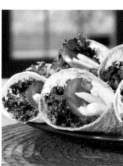
Wrap à la mousse
de thon
(page 152)

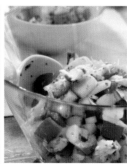
Salade de poisson
à la mangue
(page 162)

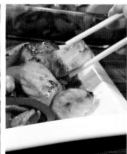
Bouchées de sau-
mon caramélisées
(page 166)

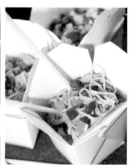
Nouilles chinoises
(page 178)

Opération charme

Il existe une foule de trucs pour adapter une recette ordinaire en repas qui plaira assurément aux plus difficiles.

MINIMISEZ

Les enfants adorent les petits formats ! Transformez vos recettes habituelles en formats réduits. Préparez des minimuffins, des minipizzas, des minipains de viande, des minisandwichs, des miniboulettes...

À VOS MAINS, PRÊTS, PARTEZ !

Les enfants adorent ce qui se mange sans ustensiles. Voilà en partie pourquoi les frites, les burgers et les croquettes obtiennent tant de succès. Utilisez cette tactique en préparant des frites au four, des crudités, des roulés (*wraps*), des tacos, des muffins-repas et d'autres aliments en bouchées qu'ils pourront manger avec les doigts.

TENUE DE SOIRÉE

Misez sur une belle présentation. Rassurez-vous, pas besoin de faire une pizza en bonhomme sourire pour faire plaisir aux enfants. Un verre de lait sera probablement meilleur avec une paille en spirale. Des bâtonnets de poisson auront plus de succès emballés dans un papier roulé, à la manière des *fish and chips*. Et pourquoi pas des sautés asiatiques dans des boîtes en carton de resto chinois ? Un pouding présenté dans

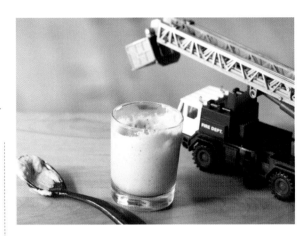

une tasse à espresso fera jaser. Vous pouvez aussi décorer un potage avec un peu de crème ou un yogourt avec du coulis de fruits.

REBAPTISEZ VOS RECETTES

Après tout, les pattes d'ours ne sont que des galettes à la mélasse ! Amusez-vous à faire croire à vos enfants qu'ils mangent un morceau de volcan, le couscous d'Ali Baba ou une potion enchantée. Saupoudrez quelques graines de sésame, en inventant une histoire magique impliquant de la poussière de fée. Bref, éclatez-vous ! Replongez dans vos souvenirs d'enfance. Les enfants ne demandent souvent qu'à être émerveillés.

REVISITEZ LES CLASSIQUES

Inspirez-vous de la section « Succès assurés », à la page 116, et préparez vos propres versions des grands favoris de vos enfants. Les burgers, le poulet pané et le macaroni au fromage faits maison seront bien meilleurs, tant au goût que pour la santé. Et pourquoi ne pas inviter votre enfant à préparer sa recette préférée à vos côtés ?

Les enfants en tablier

La cuisine n'est pas une zone réservée aux parents! Un tabouret et un peu de patience, voilà tout ce que ça prend pour faire une place aux enfants à nos côtés. Bien sûr, ce sera plus long que d'habitude et la cuisine sera plus sale à la fin. Choisissez votre moment... Si vous êtes épuisé, ou affamé, votre seuil de tolérance ne sera pas optimal.

Déléguez des tâches à leur mesure, selon leur âge. Ils tireront de la fierté de leurs créations et ils seront moins tentés de bouder ce qu'ils ont mis tant d'effort à préparer. Des chercheurs ont même constaté que plus un enfant collabore souvent à la préparation des repas, plus son alimentation générale tend à être faible en gras et riche en fruits, légumes, fibres alimentaires et vitamines. C'est bon à savoir!

Racontez-lui vos anecdotes, vos journées de cuisine avec grand-maman, vos premières expériences, vos bons coups... et vos fiascos!

LES MOTS À LA BOUCHE

Pourquoi ne pas profiter de l'univers gastronomique pour enrichir son vocabulaire? Lorsque vous préparez un plat, insistez sur les termes culinaires: râper, émincer, saupoudrer... N'hésitez pas à lui expliquer ce qu'est une frittata, une béchamel... Demandez-lui ses impressions: ce qu'il a aimé, ce qu'il a moins aimé. Décrivez la dégustation d'un aliment mou, sec, croustillant, granuleux, lisse, piquant, gluant...

> « Ma fille adore nous aider à brasser la sauce et à faire des biscuits. Ce n'est pas toujours facile... On en ramasse souvent partout! »
>
> Eveline, maman d'une fille de 3 ans

À CHAQUE ÂGE SA TÂCHE

Même les enfants de deux ou trois ans peuvent cuisiner. Et de fil en aiguille, à partir de la première ou de la deuxième année du primaire, votre enfant pourra lire les étapes de la recette avec de plus en plus d'aisance.

Ma fille de cinq ans adore cuisiner et elle a même collaboré à plusieurs recettes de ce livre. Elle ne me facilite pas toujours la tâche, mais elle est toujours heureuse de contribuer à sa façon à la préparation du repas. À la voir déguster «son» repas avec fierté et appétit, je suis persuadée que ça vaut bien un peu d'effort et de patience! Depuis qu'elle est toute petite, elle m'accompagne en cuisine. À huit ou neuf mois, elle s'amusait déjà avec des cuillères de bois et, un jour, elle a commencé à cuisiner «pour vrai».

Cuisiner avec son enfant, c'est comme jouer avec lui. On doit lui laisser de la liberté et lui montrer comment faire sans le faire à sa place. Ne perdez pas de vue le plaisir de cuisiner, c'est l'ingrédient principal pour que votre enfant ait envie de s'initier à la popote. Un peu de farine sur le bout du nez, ça fait toujours rire!

Dix tâches...
À LA MESURE DES PETITS

→ **1** Ouvrir une boîte de conserve ou un emballage et en verser le contenu dans un bol.

→ **2** Laver les fruits et les légumes, rincer des légumineuses dans une passoire, utiliser une essoreuse à laitue.

→ **3** Couper des aliments avec un couteau (sous surveillance), presser ou zester un citron, râper du fromage.

→ **4** Mesurer un liquide dans une tasse et le verser dans un bol.

→ **5** Écaler un œuf cuit dur ou casser un œuf cru dans un bol.

→ **6** Façonner des boulettes de viande avec les mains.

→ **7** Enrober des aliments de farine ou de chapelure.

→ **8** Trouver tous les ingrédients nécessaires à une recette en explorant le contenu du frigo ou du garde-manger.

→ **9** Mélanger les ingrédients d'une marinade, d'une vinaigrette ou d'une trempette.

→ **10** Goûter à une recette et vous aider à ajuster les assaisonnements.

« Quand ma fille fait elle-même le souper, elle trouve toujours que c'est meilleur! »

Geneviève, maman d'une fille de 9 ans

LES COUTEAUX ET LES ENFANTS

À quel moment permet-on à un enfant d'utiliser un couteau? Tout dépend du caractère de l'enfant et ça ne se fait pas du jour au lendemain! Un petit distrait ou une grande passionnée risquent d'avoir du mal à se concentrer. Un enfant calme, mature et attentif peut, dès trois, quatre ou cinq ans, progresser vers les vrais couteaux. On peut d'abord utiliser un couteau jouet, ensuite un couteau à pique-nique, puis un couteau à beurre et finalement un couteau d'office (couteau à patates). Sous votre supervision, montrez-lui où placer ses doigts, où regarder, comment diriger la lame... Épaulez votre enfant et vous serez rassuré de le voir manipuler adéquatement un couteau. Il saura que c'est dangereux et qu'il s'agit d'une marque de confiance à son égard. Il comprendra qu'il doit toujours être supervisé d'un adulte lorsqu'il utilise un couteau. Ah oui... Utilisez des couteaux bien aiguisés! Ils demandent moins de force à votre enfant et sont moins dangereux que des couteaux qui ne coupent pas bien.

En interdisant aux enfants de manipuler un couteau, l'effet contraire peut se produire. Les couteaux deviendront si attirants qu'ils voudront les prendre aussitôt que vous aurez le dos tourné.

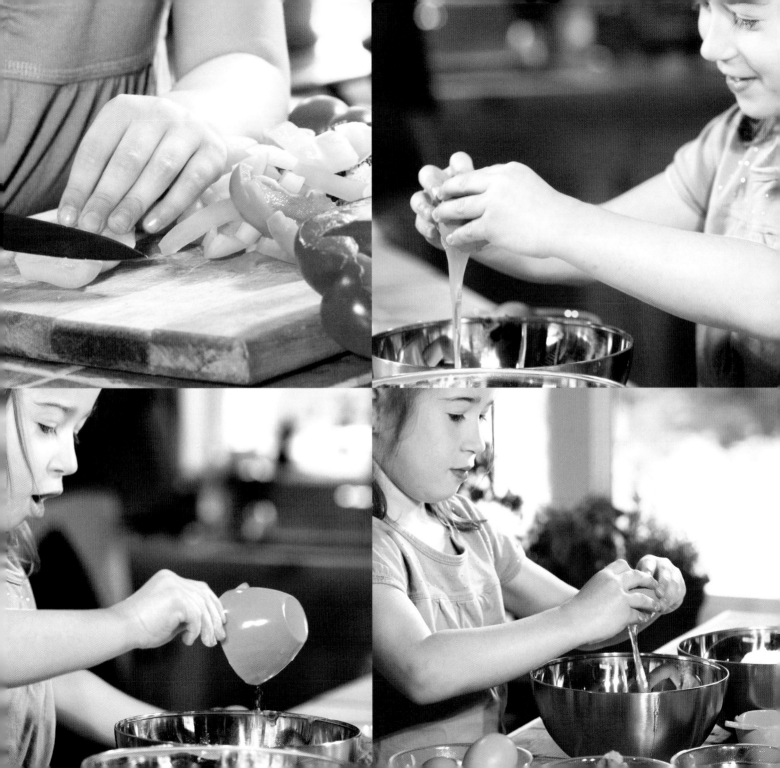

Activités gourmandes

Votre enfant est capricieux ? Vous verrez que s'amuser, c'est la meilleure façon de s'initier à de nouvelles saveurs. La nouveauté fait peur à certains enfants. Si les découvertes se font dans un contexte de plaisir et de fête, vous doublerez vos chances de réussite !

Dix activités...
POUR S'AMUSER AVEC LES ALIMENTS

1 **Sortez de chez vous.** Découvrir une fromagerie, visiter une ferme, cueillir des pommes, des fraises ou des citrouilles, ou même aller à la cabane à sucre, tout ça permet aux enfants de voir l'alimentation sous l'angle du plaisir et de la découverte.

2 **Jardinez.** Qu'il s'agisse d'un grand potager familial ou de quelques pots sur le balcon, c'est toujours magique de voir des légumes changer de formes et de couleurs au fil des jours. Cette activité enseigne la patience et la persévérance. Votre enfant pourra arroser les plants, retirer les mauvaises herbes, cueillir les légumes, ou simplement jouer dans la terre pendant que vous faites tout cela !

3 **Jouez la comédie.** Une cuisine et une caméra vidéo, voilà tout ce qu'il vous faut pour créer votre propre émission culinaire. Les enfants choisissent une recette facile, mesurent tous les ingrédients et les placent dans de petits bols. Révisez la recette avec eux pour qu'ils comprennent bien chaque étape. Ensuite : Silence, on tourne ! Les enfants préparent la recette devant la caméra en expliquant chaque étape aux « téléspectateurs ». Fous rires et bons souvenirs garantis.

4 **Organisez un duel.** À la manière des combats de chefs, lancez un défi culinaire à votre enfant. Qui fera le plus beau sandwich ? La coupe glacée la plus décadente ? Le smoothie le plus savoureux ? Le parfait au yogourt le plus alléchant ? La salade la plus colorée ? Invitez un juge indépendant, comme un autre membre de la famille ou un voisin. Que le meilleur plat l'emporte !

5 **Titillez ses narines.** Bandez ses yeux et faites-lui sentir des herbes, des épices ou d'autres ingrédients. Demandez-lui si les odeurs lui rappellent certains plats. Par exemple, le gingembre lui rappellera peut-être les biscuits de grand-maman, et la cannelle, votre tarte aux pommes.

6 **Voyagez.** Pas besoin de prendre l'avion pour parcourir le monde. Dans plusieurs coins du Québec, on trouve des épiceries et des restaurants ethniques. On peut découvrir la cuisine polonaise à Montréal, marocaine à Québec, indienne en Outaouais et japonaise en Montérégie. Les repas seront différents de ceux préparés à la maison et la sortie deviendra une occasion de découvrir ce pays et de se familiariser avec quelques traditions.

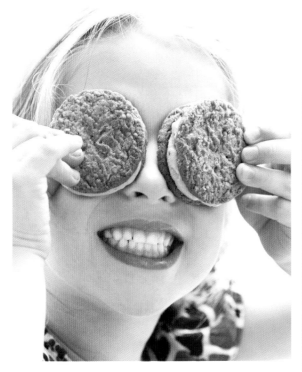

7 Bricolez. Votre petit fait la grimace lorsqu'il goûte à un citron ? Votre princesse s'amuse à faire tenir une fraise en équilibre sur son nez ? Saisissez en photos les petits et grands moments qui se passent autour de la bouffe. Les fêtes, les soupers en famille, la préparation d'une sauce tomate, les épluchettes de blé d'Inde. Rassemblez ces photos dans un album et demandez à vos enfants d'enjoliver chaque page de commentaires amusants, de petits dessins et d'autocollants. À vos « scrapbook » !

8 Explorez. En famille, lancez-vous le défi d'essayer un nouvel aliment par semaine, toutes les semaines. Parcourez les marchés publics, les épiceries ethniques, les fruiteries et les épiceries fines. Vous y trouverez de nombreux trésors à découvrir. Jouez à ce jeu entre les repas, afin de mettre moins de pression sur vos enfants. À l'aide d'informations trouvées sur Internet, apprenez avec votre enfant d'où vient l'aliment, comment il se cultive, comment on le mange, dans quelles recettes... Parions que sa curiosité l'emportera et qu'il sera encore plus tenté d'y goûter. Si vous aimez, ce sera une belle découverte. Si vous n'aimez pas, ce n'est pas grave, vous aurez essayé et vous aurez rigolé !

9 Allez pêcher. Une partie de pêche, même de seulement quelques heures, solidifie les liens parent-enfant et permet de passer un beau moment dans la nature. Le poisson fraîchement pêché goûte tellement meilleur ! Avec les plus petits, allez faire un tour dans une pourvoirie. Grâce aux lacs ensemencés, vous êtes assurés de revenir à la maison avec de beaux poissons.

10 Apprenez des pros. Partout au Québec, des écoles de cuisine offrent des cours pour les enfants, les adolescents et les adultes. Il existe aussi des camps de jour pour les vacances d'été et la relâche en hiver. Certaines écoles offrent même des ateliers parents-enfants. Qu'attendez-vous pour mettre la main à la pâte avec de vrais chefs ?

Expériences scientifico-gourmandes!

Les enfants sont toujours fascinés par les expériences de chimie, surtout lorsque ça explose, fume ou se transforme sous leurs yeux. Même les petits sportifs se surprennent à aimer la science! Alors misez sur ce côté intrigant et mystérieux pour faire de la chimie... alimentaire!

Dix expériences...
POUR VOIR LES ALIMENTS AUTREMENT

1 **Pâte à modeler.** Dans un bol, mélangez 3/4 tasse de sel et 4 1/2 tasses de farine. Ajoutez 1/4 tasse d'huile végétale et 2 tasses d'eau chaude. Mélangez d'abord à la cuillère et pétrissez ensuite avec les mains. Divisez en plusieurs boules, creusez un puits au centre de chaque boule, ajoutez du colorant alimentaire et pétrissez pour répartir la couleur. Conservez la pâte dans un plat hermétique et amusez-vous !

2 **Encre invisible.** Sur une feuille blanche, demandez à votre enfant de faire un dessin en trempant un cure-oreille (coton-tige) dans un verre de lait. Laissez sécher et le dessin deviendra invisible. Ensuite, passez une bougie à 2,5 cm (1 po) du dessin et faites-le réapparaître. L'action de la chaleur provoque le brunissement du lait, ce qui permet de dévoiler le dessin mystère. Ne laissez pas votre enfant manipuler seul la bougie allumée.

3 **Beurre maison.** On oublie souvent que ça ne prend presque rien pour préparer du beurre frais. Dans un pot à marinade (pot Mason), versez de la crème 35 % et une pincée de sel. Refermez le pot et brassez, brassez, brassez ! Plus il y a d'espace libre dans le pot, mieux c'est, alors ne le remplissez pas trop. À force de l'agiter, la crème se transformera en beurre, comme par magie. Pourquoi ne pas faire une compétition ? Le premier à faire son beurre gagne !

4 **Éruption volcanique.** Placez un petit bol d'environ 1/4 tasse dans un grand bol d'au moins 4 tasses. Des bols transparents donneront de meilleurs résultats. Versez 1/4 tasse de vinaigre blanc et quelques gouttes de colorant alimentaire dans le petit bol. Ajoutez ensuite 1 c. à thé de bicarbonate de sodium dans le vinaigre et observez la réaction. Le vinaigre bouillonnera et débordera du petit bol, comme un volcan ! Attention, faites toujours cette expérience avec votre enfant en respectant les proportions: supervisez-le bien. Ne mettez pas de couvercle, l'accumulation de gaz pourrait faire exploser le couvercle et produire un beau dégât dans la cuisine !

5 **Cristaux de sucre.** Dans un grand verre, dissolvez 2 tasses de sucre dans 1 tasse d'eau. Ajoutez le sucre par petites quantités et remuez bien entre chaque ajout pour permettre au sucre de se dissoudre complètement. Au besoin, chauffez la solution au micro-ondes quelques minutes. Lorsque

le sucre est entièrement dissous, déposez une tige de bambou (pic à brochette) dans le verre d'eau sucrée et laissez reposer, sans bouger. Après quelques jours, des cristaux de sucre commenceront à apparaître. Et après quelques semaines, un bonbon complet sera formé sur le bâton! Une expérience impressionnante pour qui sait attendre!

6 **Neige sucrée.** La meringue est une mousse de blanc d'œuf et de sucre. Dans un bol bien propre, fouettez au batteur à main 3 blancs d'œuf (ou 1/3 tasse de blancs d'œuf liquide) et 1/4 c. à thé de crème de tartre (facultatif), pour obtenir une mousse avec des pics mous. Ajoutez 2/3 tasse de sucre et mélangez de nouveau pour obtenir des pics fermes. Il y a deux façons de la déguster. Pour une meringue molle, déposez sur un biscuit et passez sous le gril 2 minutes. Pour une meringue dure, déposez de petites portions sur une plaque et séchez au four à 75 °C (170 °F) pendant environ 3 heures.

7 **Bijoux en pâte à sel.** Dans un grand bol, au batteur à main, mélangez 1 tasse de sel, 2 tasses de farine et 1/4 tasse d'eau pour obtenir une pâte sèche et non collante. Au besoin, ajoutez un peu de farine ou d'eau. Laissez reposer la pâte 1 heure à la température ambiante. Formez ensuite des boudins d'environ 1 cm (3/8 po) de diamètre et coupez en tronçons de 1 cm (3/8 po). À l'aide d'une tige de bambou (pic

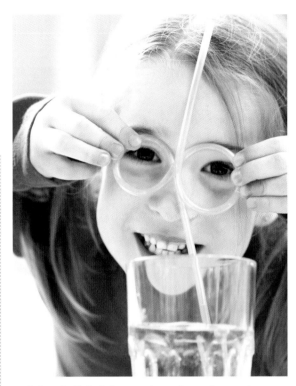

à brochette), faites un trou dans chaque tronçon de pâte pour former une bille qui servira à fabriquer un collier. Laissez sécher quelques jours à l'air libre, dans un endroit sec. Lorsque les billes sont parfaitement sèches, peinturez avec de la gouache, laissez sécher et enfilez sur une corde pour obtenir un collier. Vos petites princesses vont adorer!

8 **Agar-agar.** Extrait de l'algue rouge, l'agar-agar est une gélatine végétale disponible sous forme de poudre, de flocons ou de filaments dans les magasins d'aliments naturels. La poudre est plus facile à utiliser. Mettez 2 c. à thé d'agar-agar dans 2 tasses de jus, et chauffez à feu moyen en remuant jusqu'à ce que l'agar-agar soit complètement

dissous. L'agar-agar prend en gelée en moins d'une heure et résiste à la chaleur, contrairement à la gélatine animale (de type Knox). C'est fascinant pour un enfant de voir le liquide durcir et encore plus de s'amuser avec les cubes de gelée.

9 **Tire éponge.** Dans une casserole moyenne, chauffez 1 tasse de sucre blanc et 1 tasse de sirop de maïs à feu moyen jusqu'à 150 °C (300 °F). Utilisez un thermomètre à bonbons pour obtenir la bonne température. Retirez du feu, ajoutez 20 ml (4 c. à thé) de bicarbonate de sodium d'un seul coup et mélan-

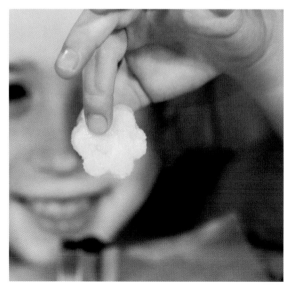

gez. Transvidez dans un moule en pyrex beurré et laissez refroidir avant de tailler en portions. Le sirop se mettra à mousser et caramélisera rapidement pour former la tire éponge. Impressionnant !

10 **Sucre d'orge.** Dans une casserole moyenne, chauffez 2 tasses de sucre, 2/3 tasse d'eau et 1/4 c. à thé de crème de tartre jusqu'à 150 °C (300 °F). Remuez au début pour dissoudre les ingrédients et cessez de remuer au premier bouillon. Utilisez un thermomètre à bonbons pour obtenir la bonne température. Retirez du feu, ajoutez quelques gouttes de colorant alimentaire, laissez reposer 2 minutes, puis versez dans des moules à bonbons vaporisés d'enduit antiadhésif (de type PAM). Laissez refroidir 30 minutes avant de démouler. Si vous n'avez pas de moules à sucre d'orge, utilisez une plaque de cuisson doublée de papier parchemin et versez le sirop en petites portions pour former des pastilles. Ajoutez un petit bâton si désiré.

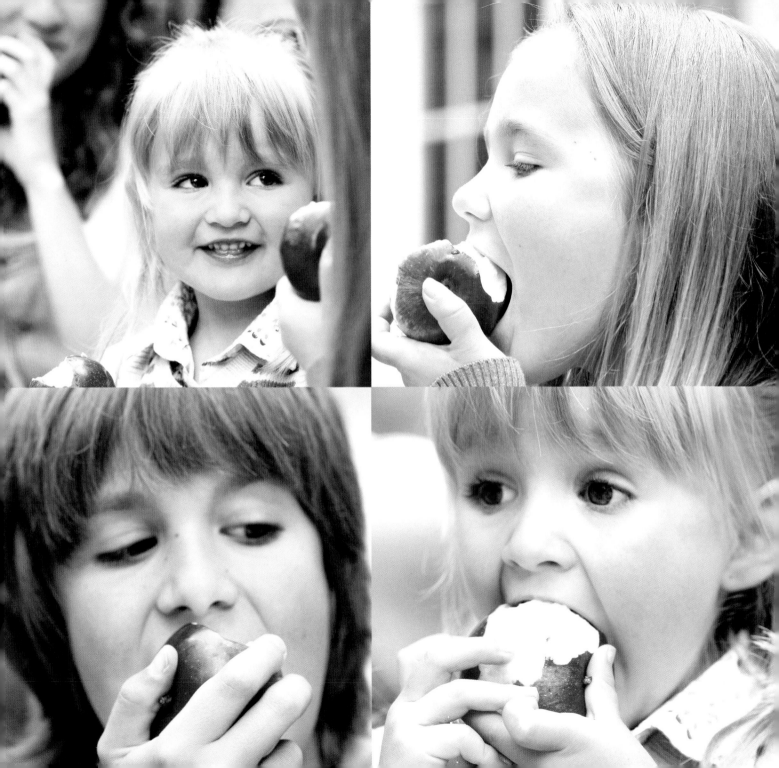

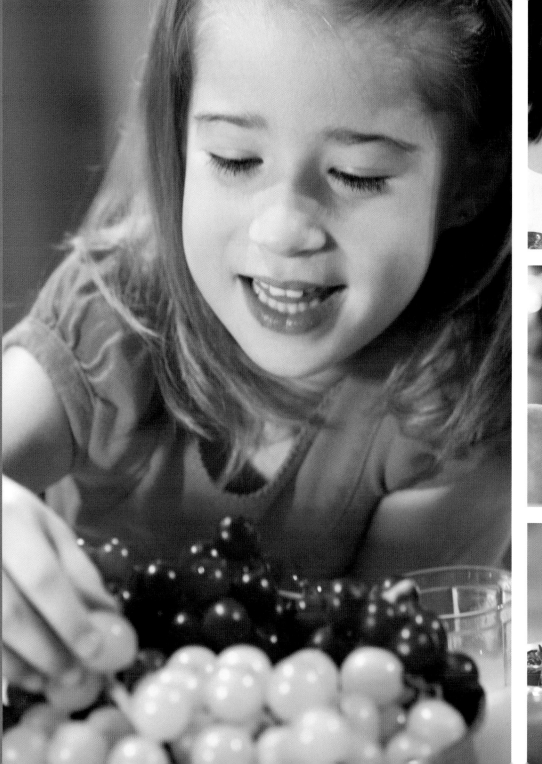
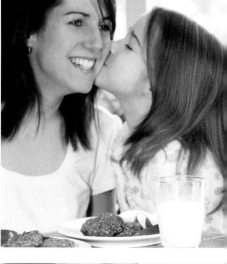
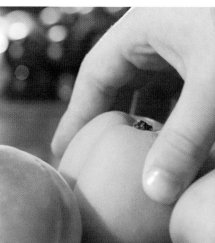
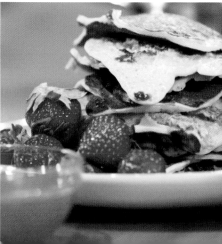

Repas en pyjama

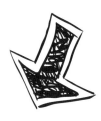

On dit souvent que le petit-déjeuner est le repas le plus important de la journée. Mais que faire si votre enfant n'a pas faim le matin ? Encouragez votre enfant à prendre un petit quelque chose… Un fruit ou un yogourt, par exemple. Après quelques semaines, ajoutez un jus ou un verre de lait. Quelques semaines plus tard, des noix ou une poignée de céréales à grignoter (granola, flocons de blé ou de maïs). Et ainsi de suite, vous progresserez lentement, mais sûrement, vers un déjeuner complet. Le petit-déjeuner est surtout une question d'habitude et l'appétit vient en mangeant. Parions qu'un matin, votre petit (ou grand !) se lèvera du lit avec le ventre qui crie. Ce sera alors mission accomplie !

Le petit-déjeuner fournit au corps et au cerveau le carburant nécessaire pour bouger, réfléchir, se concentrer et vivre pleinement. Sans petit-déjeuner, la journée commence à reculons.

Pour arriver à vous débrouiller dans le tourbillon matinal, préparez-vous la veille. Des muffins maison, du pain aux bananes, des galettes à l'avoine…, ça ne se cuisine pas à 6 heures le matin ! Pourquoi ne pas couper des fruits frais, préparer des bols de yogourt ou trancher du fromage ? Conservez le tout au frigo jusqu'au lendemain matin.

Prendre le petit-déjeuner en famille, du moins avec l'un des deux parents, est une excellente façon de démarrer la journée dans la complicité. Quel bon prétexte pour un tête-à-tête avec son enfant avant de partir chacun de son côté pour la journée !

« Chez nous, on met la table du petit-déjeuner la veille. On remplit les bols de céréales (sans le lait !), on prépare la cafetière, on place les tasses et les verres… Bref, on en fait le plus possible le soir pour ne pas avoir d'excuses le matin ! »

Mélanie, maman de deux enfants
(7 et 9 ans)

3 recettes rapides...
pour démarrer la journée du bon pied

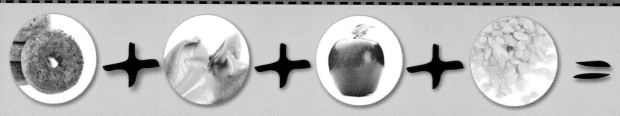

BAGEL CROQUANT
Tartiner du beurre d'arachide ou de soya sur un bagel grillé.
Garnir de pomme râpée et de riz soufflé, puis savourer.

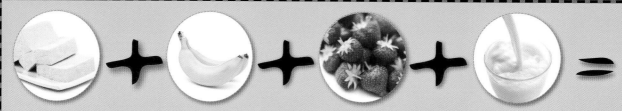

SMOOTHIE DU LÈVE-TÔT
Au mélangeur électrique, fouetter un bloc de tofu mou, 1 banane, 1 tasse de fraises surgelées
dégelées et 1 tasse de lait. Servir dans de grands verres avec une paille.

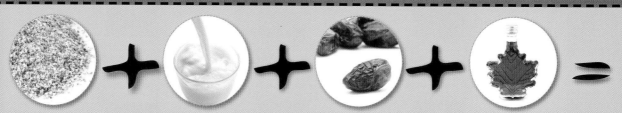

CRÈME D'AVOINE AUX DATTES
Mélanger 1/3 tasse de son d'avoine et 1 tasse de lait. Cuire quelques minutes au micro-ondes
en remuant de temps en temps jusqu'à épaississement. Garnir de dattes finement hachées
et ajouter un filet de sirop d'érable.

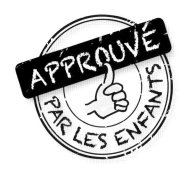

Repas en pyjama

Brioches pommes et cannelle

Triangles de pain doré aux amandes

Galettes réveille-matin

Gruau matinal aux poires

Beurre de prunes et de poires

Mini-croustades aux pommes et aux poires

Muffins pêche melba

Crêpes à l'avoine

Muffins au beurre d'arachide et à la confiture

Muffins pina colada

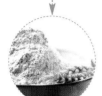

Ingrédients vedettes

Brioches pommes et cannelle

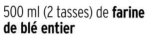

» *24 brioches*
» *Préparation : 20 min*
» *Cuisson : 25 min*

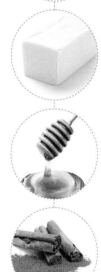

500 ml (2 tasses) de **farine de blé entier**

15 ml (1 c. à soupe) de **poudre à pâte**

10 ml (2 c. à thé) de **cannelle** moulue

125 ml (1/2 tasse) de **beurre** froid

175 ml (3/4 tasse) de **lait**

2 **pommes** en dés avec la pelure (de type cortland)

250 ml (1 tasse) de **noix de Grenoble** hachées (facultatif)

125 ml (1/2 tasse) de **miel**

15 ml (1 c. à soupe) de **cannelle** moulue

30 ml (2 c. à soupe) de **beurre** fondu

30 ml (2 c. à soupe) de **farine tout usage** non blanchie (pour rouler la pâte)

1. Préchauffer le four à 180 °C (350 °F). Placer la grille au centre du four.
2. Dans un grand bol, mélanger la farine, la poudre à pâte et 10 ml (2 c. à thé) de cannelle.
3. Ajouter le beurre froid et mélanger à la farine avec un couteau à pâtisserie afin d'obtenir de petits grains uniformes de la grosseur d'un pois.
4. Verser le lait et mélanger pour former une boule de pâte. Retirer du bol. Couper la boule en 2 parties égales.
5. Dans le même bol, mélanger les pommes, les noix, le miel, 15 ml (1 c. à soupe) de cannelle et le beurre fondu.
6. Enfariner légèrement un comptoir propre. Abaisser une portion de pâte à l'aide d'un rouleau à pâtisserie jusqu'à environ 1 cm (1/2 po) d'épaisseur.
7. Répartir 1/4 de la garniture aux pommes sur la pâte. Rouler et couper en rondelles de 2,5 cm (1 po) d'épaisseur.
8. Placer les rondelles dans des moules à muffins antiadhésifs et répartir un autre 1/4 de la garniture aux pommes sur chaque rondelle.
9. Recommencer les étapes 6 à 8 avec la deuxième partie de pâte.
10. Cuire au four 25 minutes ou jusqu'à ce que les brioches soient dorées.

Info à croquer

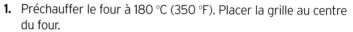

La pomme cortland est idéale pour cette recette. C'est aussi une pomme parfaite pour faire des tartes. J'adore essayer différentes variétés de pommes et voir comment elles réagissent à la cuisson. Certaines demeurent bien fermes, d'autres se transforment en purée. Certaines sont très sucrées, d'autres plus surettes. Osez varier, mais en gardant en tête que les pommes produites localement seront sans doute meilleures que celles qui ont beaucoup voyagé !

VALEUR NUTRITIVE
(1 brioche)
Énergie : **145 Cal**
Protéines : **3 g**
Matières grasses : **8 g**
Glucides : **17 g**
Fibres : **2 g**
Sodium : **6 mg**
Calcium : **53 mg**

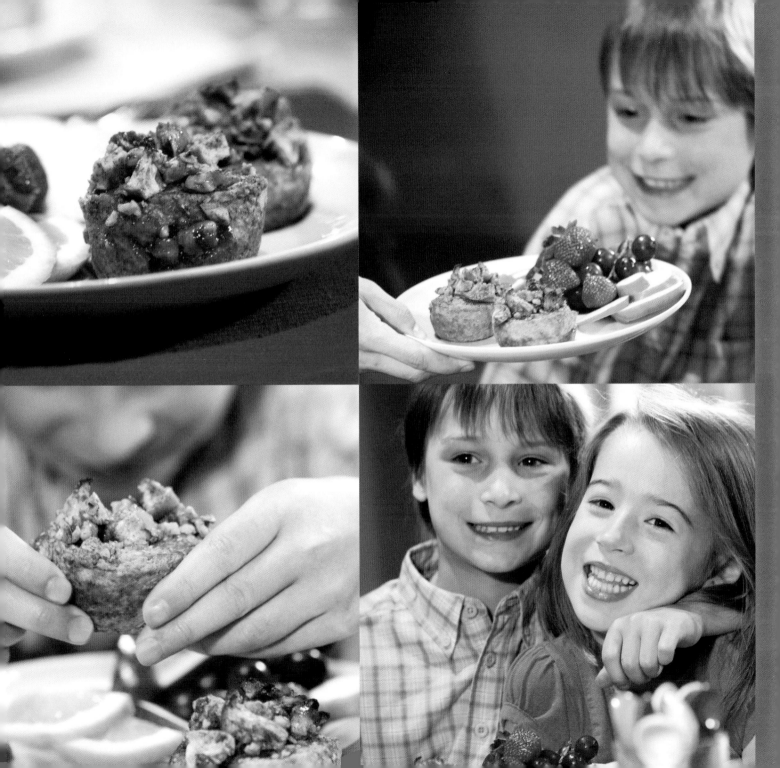

Triangles de pain doré aux amandes

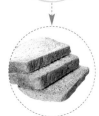

» *12 pointes*
» *Préparation : 15 min*
» *Cuisson : 15 min*

125 ml (1/2 tasse) de **lait en poudre**

125 ml (1/2 tasse) de **lait**

3 **œufs**

60 ml (1/4 tasse) de **sirop d'érable**

2 **bananes** bien mûres écrasées à la fourchette

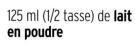

60 ml (1/4 tasse) de **beurre d'amande**

180 ml (3/4 tasse) de chapelure de **biscuits Graham**

180 ml (3/4 tasse) d'**amandes** tranchées écrasées avec les doigts

6 tranches de **pain** de blé entier

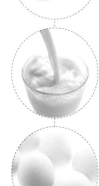

5 ml (1 c. à thé) d'**huile végétale** (pour la cuisson)

1. Dans un grand bol, dissoudre le lait en poudre dans le lait liquide à l'aide d'un fouet. Ajouter ensuite les œufs et le sirop, et fouetter de nouveau.
2. Dans un petit bol, mélanger la banane et le beurre d'amande.
3. Dans un autre bol, mélanger la chapelure Graham et les amandes.
4. Répartir la garniture à la banane sur 3 tranches de pain. Refermer avec les 3 autres tranches de pain et presser pour sceller la garniture. Couper chaque sandwich en 4 pointes sur les diagonales afin de former des triangles.
5. Tremper rapidement chaque pointe dans la préparation d'œufs.
6. Tremper ensuite chaque pointe dans le mélange de chapelure.
7. Badigeonner d'huile une grande poêle antiadhésive. Cuire à feu moyen-doux les pointes de pain doré. Calculer de 5 à 7 minutes de chaque côté pour que le pain soit doré et que la préparation à base d'œufs soit cuite.
8. Servir 2 ou 3 pointes par personne et accompagner de fruits frais.

Info à croquer

Le beurre d'amande est un délicieux substitut au beurre d'arachide. Son goût est plus doux et plus subtil. On le trouve dans la plupart des grandes épiceries et dans les magasins d'aliments naturels. Vous pouvez faire votre propre beurre de noix maison en faisant rôtir des noix naturelles dans la poêle quelques minutes, puis en les mixant au robot culinaire assez longtemps pour qu'elles se transforment en beurre crémeux. Ajoutez un peu de miel et dégustez sur du pain ou de la crème glacée.

VALEUR NUTRITIVE
(3 pointes)
Énergie : **185 Cal**
Protéines : **8 g**
Matières grasses : **7 g**
Glucides : **24 g**
Fibres : **2 g**
Sodium : **148 mg**
Calcium : **126 mg**

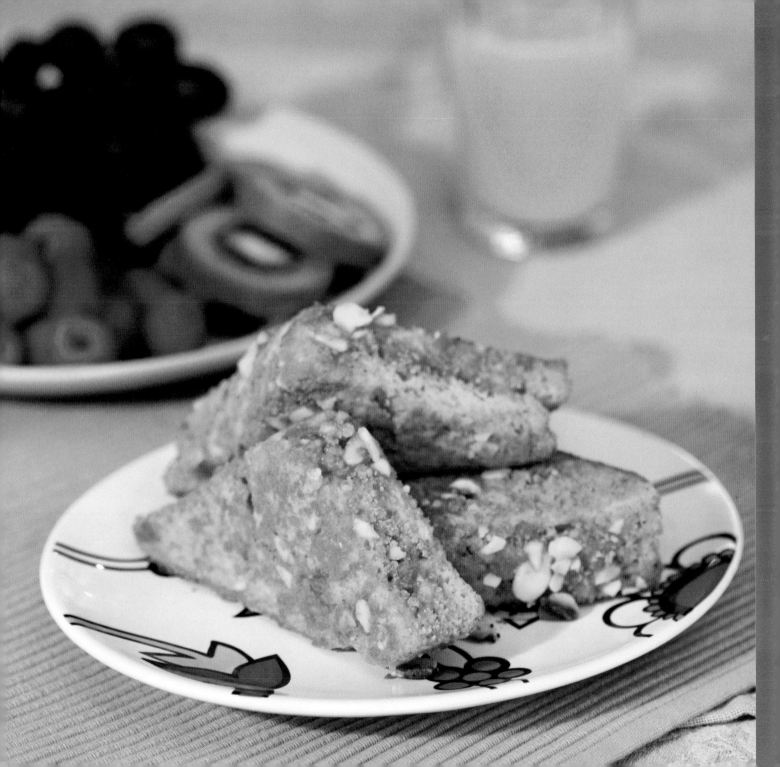

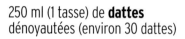

Galettes réveille-matin

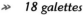

Ingrédients vedettes

» *18 galettes*
» *Préparation : 10 min*
» *Cuisson : 35 min*

250 ml (1 tasse) de **dattes** dénoyautées (environ 30 dattes)

250 ml (1 tasse) d'**eau**

125 ml (1/2 tasse) de **farine de blé entier**

125 ml (1/2 tasse) de **noix de Grenoble** (facultatif)

500 ml (2 tasses) de **flocons d'avoine** à cuisson rapide (gruau)

5 ml (1 c. à thé) de **cannelle** moulue

1 **œuf**

30 ml (2 c. à soupe) d'**huile végétale**

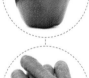

45 ml (3 c. à soupe) de **sirop d'érable**

1 grosse **pomme** rouge râpée avec la pelure

1 grosse **carotte** râpée avec la pelure

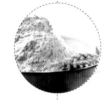

1. Préchauffer le four à 180 °C (350 °F). Placer la grille au centre du four.
2. Dans une petite casserole, mélanger les dattes et l'eau, couvrir et cuire à feu moyen pendant 15 minutes ou jusqu'à ce que l'eau soit absorbée et que les dattes forment une purée. Au besoin, écraser les dattes à la fourchette en fin de cuisson. Retirer du feu et laisser refroidir.
3. Pendant ce temps, dans un grand bol, mélanger la farine, les noix, l'avoine et la cannelle.
4. Dans un autre bol, mélanger à la fourchette l'œuf, l'huile, le sirop d'érable, la pomme et la carotte. Verser cette préparation dans le mélange d'ingrédients secs. Ajouter les dattes et mélanger pour bien humecter les ingrédients.
5. Sur une plaque de cuisson doublée de papier parchemin, diviser la pâte pour obtenir 18 galettes.
6. Cuire au four 20 minutes. Servir chaud ou froid, au petit-déjeuner ou à la collation. Conserver dans un contenant hermétique.

Se congèle bien

Info à croquer

Cette galette hyper nourrissante est parfaite pour démarrer la journée du bon pied. Ajoutez un verre de lait et le petit-déjeuner est réglé ! Chaque galette contient des fruits, des légumes, des fibres, des protéines... Alors ne cherchez plus : c'est le petit-déjeuner par excellence pour les mini-appétits qui ont besoin d'une grande dose d'énergie. On peut les congeler et les insérer dans la boîte à lunch, en omettant les noix, interdites dans les écoles primaires.

VALEUR NUTRITIVE
(1 galette)
Énergie : **163 Cal**
Protéines : **5 g**
Matières grasses : **5 g**
Glucides : **27 g**
Fibres : **4 g**
Sodium : **8 mg**
Calcium : **25 mg**

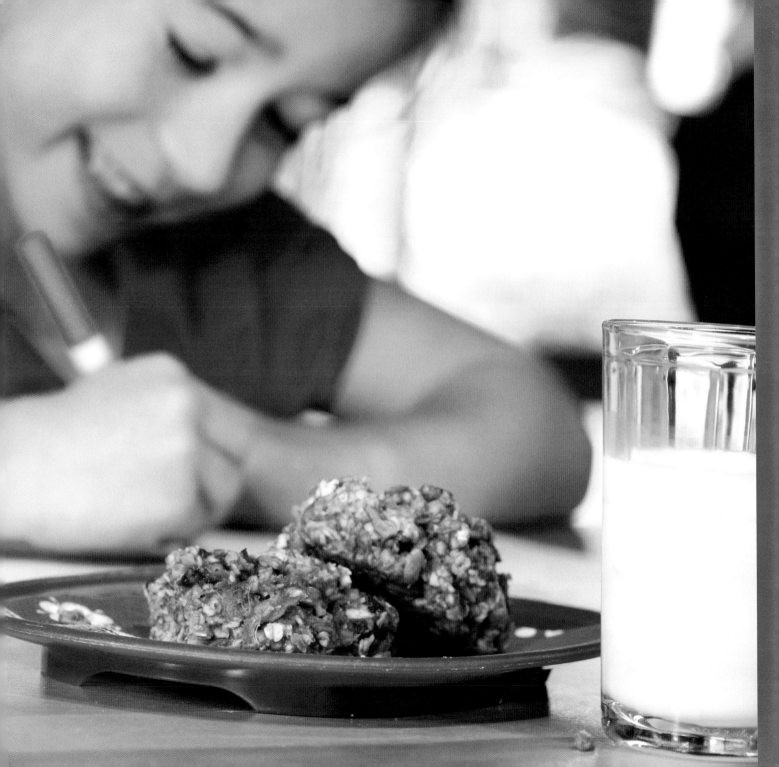

Gruau matinal aux poires

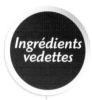

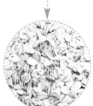

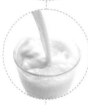

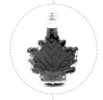

» *4 portions*
» *Préparation : 10 min*
» *Cuisson : 6 min*

180 ml (3/4 tasse) de **flocons d'avoine** à cuisson rapide (gruau)

60 ml (1/4 tasse) de **graines de lin** moulues

60 ml (1/4 tasse) de **lait en poudre** (facultatif)

500 ml (2 tasses) de **lait**

30 ml (2 c. à soupe) de **sirop d'érable**

2 ml (1/2 c. à thé) de **cannelle** moulue

1 **poire** ferme râpée avec la pelure (de type bosc)

60 ml (1/4 tasse) de **yogourt** à la vanille (facultatif)

60 ml (1/4 tasse) de **noix de Grenoble** hachées (facultatif)

1. Dans un bol d'une capacité de 1 litre (4 tasses) allant au four à micro-ondes, mélanger l'avoine, les graines de lin et le lait en poudre. Verser le lait, mélanger et couvrir d'une pellicule de plastique.
2. Cuire à intensité maximale pendant 6 minutes en fouettant après 3 minutes de cuisson.
3. Retirer la pellicule de plastique (attention à la vapeur), ajouter le sirop d'érable, la cannelle et la poire, puis mélanger.
4. Garnir chaque portion de yogourt nature et de noix de Grenoble, si désiré.
5. Le gruau se prépare jusqu'à 48 heures à l'avance (sans le yogourt et les noix). Au moment de servir, réchauffer au four à micro-ondes 45 secondes ou jusqu'à la température désirée.

Info à croquer

En plus d'être riches en fibres, les graines de lin contiennent de bons gras. Pour profiter de tous leurs bienfaits, achetez les graines entières et réduisez-les en poudre dans un moulin à café ou à épices, puis réfrigérez ou congelez tout surplus. Les graines de lin moulues se conservent environ trois jours à la température ambiante, trois semaines au réfrigérateur et trois mois au congélateur. Ajoutez-en à vos recettes de desserts pour une petite addition de fibres et de bons gras !

VALEUR NUTRITIVE
(par portion)
Énergie : **319 Cal**
Protéines : **15 g**
Matières grasses : **9 g**
Glucides : **48 g**
Fibres : **7 g**
Sodium : **108 mg**
Calcium : **323 mg**

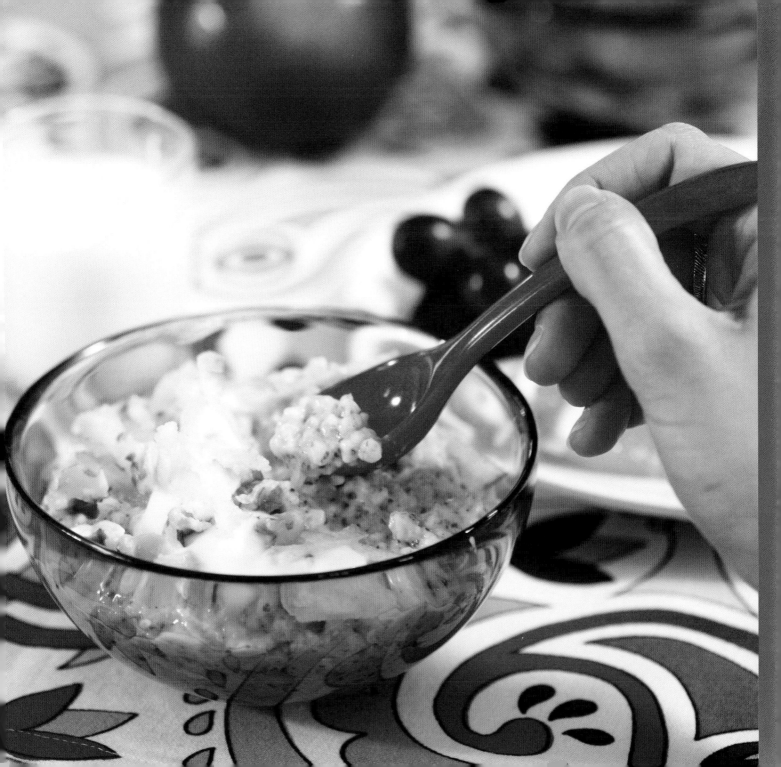

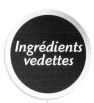

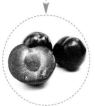

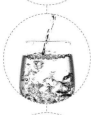

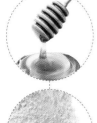

Beurre de prunes et de poires

» **8 portions**
» **Préparation : 15 min**
» **Cuisson : 20 min**

4 **prunes** rouges

2 **poires** (anjou ou autre variété)

30 ml (2 c. à soupe) de **miel**

15 ml (1 c. à soupe) de **fécule de maïs** diluée dans 15 ml (1 c. à soupe) d'eau

1. Couper les prunes et les poires en 4, retirer le cœur des poires et le noyau des prunes. Conserver la pelure.
2. Au robot culinaire, réduire les fruits en purée en mixant au moins 5 minutes ou jusqu'à ce qu'on ne distingue plus les morceaux de pelure.
3. Transvider la purée dans une casserole moyenne. Ajouter le miel et chauffer à feu doux en remuant régulièrement avec un fouet. L'utilisation de fruits bien mûrs donnera un résultat au goût plus sucré sans devoir ajouter beaucoup de miel. Si les prunes sont plus surettes, ajuster le miel au goût.
4. Lorsque la préparation commence à bouillir, ajouter la fécule diluée et remuer jusqu'à épaississement. Réduire à feu doux et poursuivre la cuisson 10 minutes en remuant occasionnellement.
5. Retirer du feu et laisser refroidir. Servir sur du pain grillé, des gaufres ou du yogourt.
6. Se conserve une semaine au réfrigérateur dans un contenant hermétique.

Info à croquer

Pour charmer vos petits explorateurs, servez cette tartinade avec des étoiles de pain grillé. Taillez des tranches de pain de blé entier avec un emporte-pièce en forme d'étoile. Tartinez le pain de beurre d'un seul côté et faites cuire sous le gril (à broil) jusqu'à ce que le pain soit doré. Vous pouvez varier les formes pour créer une galaxie tout entière. On trouve maintenant des emporte-pièces en forme de planètes, de fusées et de navettes spatiales !

VALEUR NUTRITIVE
(par portion)
Énergie : **61 Cal**
Protéines : **0 g**
Matières grasses : **0 g**
Glucides : **16 g**
Fibres : **2 g**
Sodium : **1 mg**
Calcium : **6 mg**

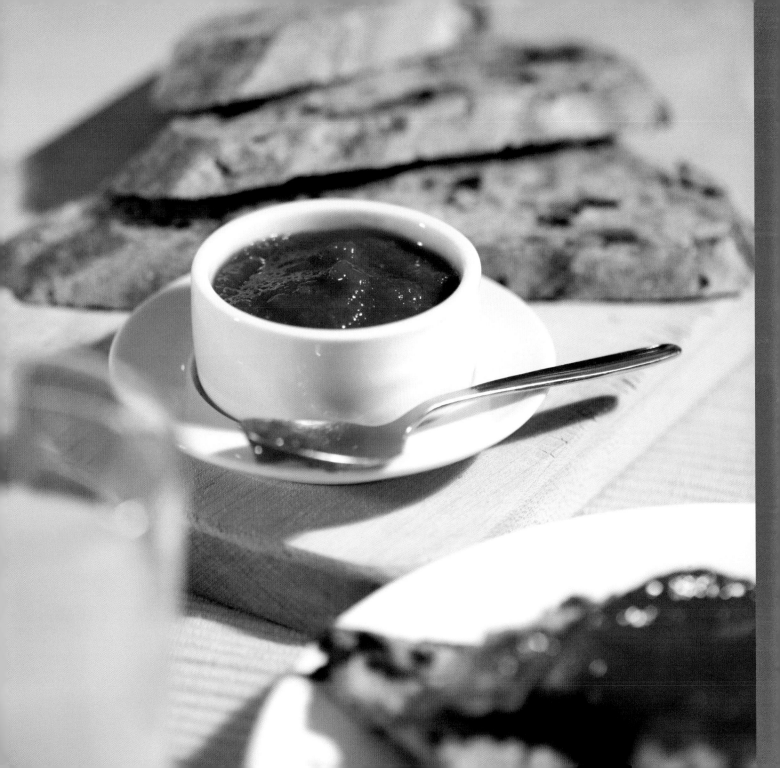

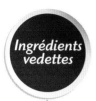

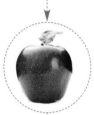

Mini-croustades aux pommes et aux poires

» **8 portions**
» **Préparation : 15 min**
» **Cuisson : 30 min**

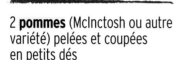

2 **pommes** (McInctosh ou autre variété) pelées et coupées en petits dés

2 **poires** (bosc ou autre variété) pelées et coupées en petits dés

80 ml (1/3 tasse) de **jus de pomme** concentré non dilué*

5 ml (1 c. à thé) de **cannelle** moulue

250 ml (1 tasse) de **céréales** de type muesli (mélange de céréales, fruits et noix)

250 ml (1 tasse) de **flocons d'avoine** à cuisson rapide (gruau)

45 ml (3 c. à soupe) d'**huile végétale**

45 ml (3 c. à soupe) de **miel**

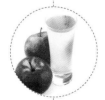

* Vendu en épicerie dans l'allée des jus surgelés.

1. Préchauffer le four à 180 °C (350 °F). Placer la grille au centre du four.
2. Répartir les pommes et les poires dans 8 ramequins ou 8 moules individuels d'environ 7 cm (3 po) de diamètre. Ajouter environ 5 ml (1 c. à thé) de jus de pomme et 1 pincée de cannelle sur chaque portion.
3. Dans un grand bol, mélanger le reste des ingrédients. Répartir la garniture sur chaque portion en pressant fermement avec les doigts ou une fourchette.
4. Cuire au four de 25 à 30 minutes ou jusqu'à ce que la garniture soit dorée. Servir chaud ou froid.

Info à croquer

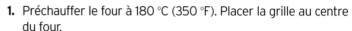

À l'épicerie se cachent plusieurs « céréales-bonbons » qui essaient de se donner des airs « santé ». Pour en avoir le cœur net, consultez la liste des ingrédients des céréales avant de les acheter. Les grains entiers (avoine, blé, riz, orge) devraient figurer en premier, suivis des fruits séchés et des noix. Consultez aussi le tableau de valeur nutritive. Par portion, visez au moins 10 g de protéines et pas plus de 10 g de sucre et 5 g de gras. Plusieurs céréales respectent ces cibles ; choisissez celles qui plaisent le plus à votre famille.

VALEUR NUTRITIVE
(par portion)
Énergie : **247 Cal**
Protéines : **5 g**
Matières grasses : **7 g**
Glucides : **44 g**
Fibres : **5 g**
Sodium : **29 mg**
Calcium : **23 mg**

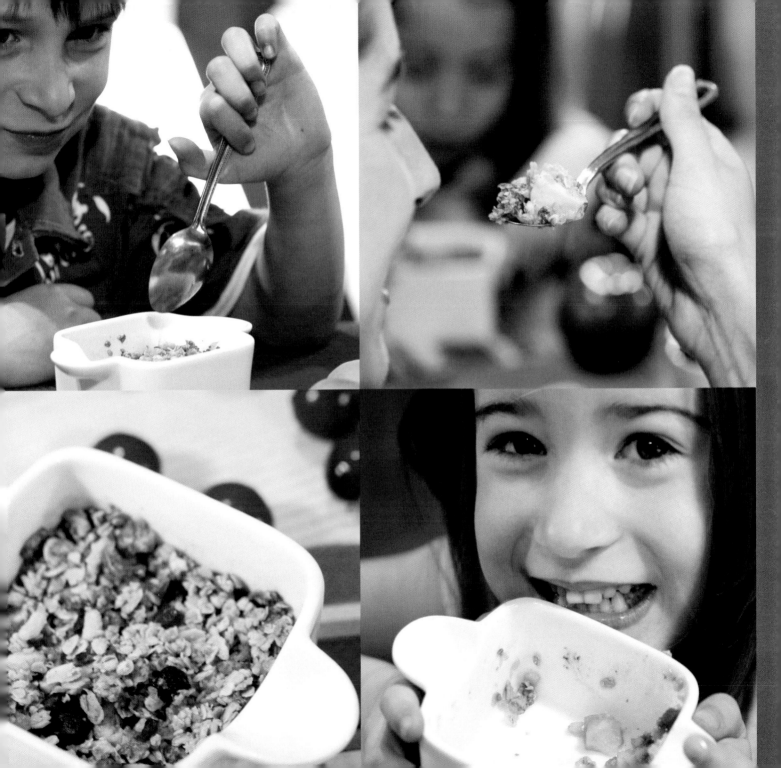

Muffins pêche melba

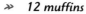

» *12 muffins*
» *Préparation : 15 min*
» *Cuisson : 30 min*

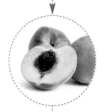

500 ml (2 tasses) de **pêches** surgelées

500 ml (2 tasses) de **framboises** surgelées

125 ml (1/2 tasse) d'**eau**

250 ml (1 tasse) de **yogourt** aux pêches ou aux framboises

5 ml (1 c. à thé) de **bicarbonate de sodium**

375 ml (1 1/2 tasse) de **farine de blé entier**

250 ml (1 tasse) de **lait en poudre**

250 ml (1 tasse) de **flocons d'avoine** à cuisson rapide (gruau)

5 ml (1 c. à thé) de **poudre à pâte**

5 ml (1 c. à thé) de **cannelle** moulue

1 pincée de **sel**

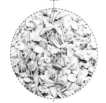

60 ml (1/4 tasse) d'**huile végétale**

60 ml (1/4 tasse) de **miel**

1 **œuf** battu

1. Préchauffer le four à 180 °C (350 °F). Placer la grille au centre du four.
2. Dans une casserole moyenne, mélanger les pêches, les framboises et l'eau. Couvrir et cuire 10 minutes à feu vif. Retirer du feu, écraser à l'aide d'un pilon à pommes de terre et laisser refroidir.
3. Dans un bol moyen, mélanger le yogourt et le bicarbonate de sodium. Laisser reposer 10 minutes. La préparation doublera de volume.
4. Pendant ce temps, dans un grand bol, mélanger tous les ingrédients secs.
5. Verser l'huile, le miel et l'œuf dans la préparation de yogourt. Transvider dans le bol d'ingrédients secs et bien mélanger. Ajouter la moitié de la purée de fruits et mélanger.
6. Remplir à moitié 12 moules à muffins antiadhésifs. Déposer une cuillère de purée de fruits au centre de chaque muffin et ajouter le reste de la pâte.
7. Cuire au four 20 minutes ou jusqu'à ce qu'un cure-dent inséré au centre en ressorte propre.
8. Laisser refroidir et conserver dans un contenant hermétique.

Info à croquer

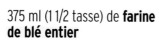

Bien au-delà du goût, le sucre joue plusieurs rôles dans une recette. Il contribue à la couleur, à la texture, au volume et à la durée de conservation. Ainsi, les muffins et les gâteaux de ce livre, étant peu sucrés, seront moins dorés et ils risquent de perdre rapidement leur humidité et leur tendreté.
Un conseil : surveillez bien la cuisson pour éviter de trop les cuire et conservez-les dans un contenant hermétique pour éviter qu'ils ne sèchent trop rapidement.

VALEUR NUTRITIVE
(par portion)
Énergie : **242 Cal**
Protéines : **9 g**
Matières grasses : **6 g**
Glucides : **40 g**
Fibres : **5 g**
Sodium : **185 mg**
Calcium : **196 mg**

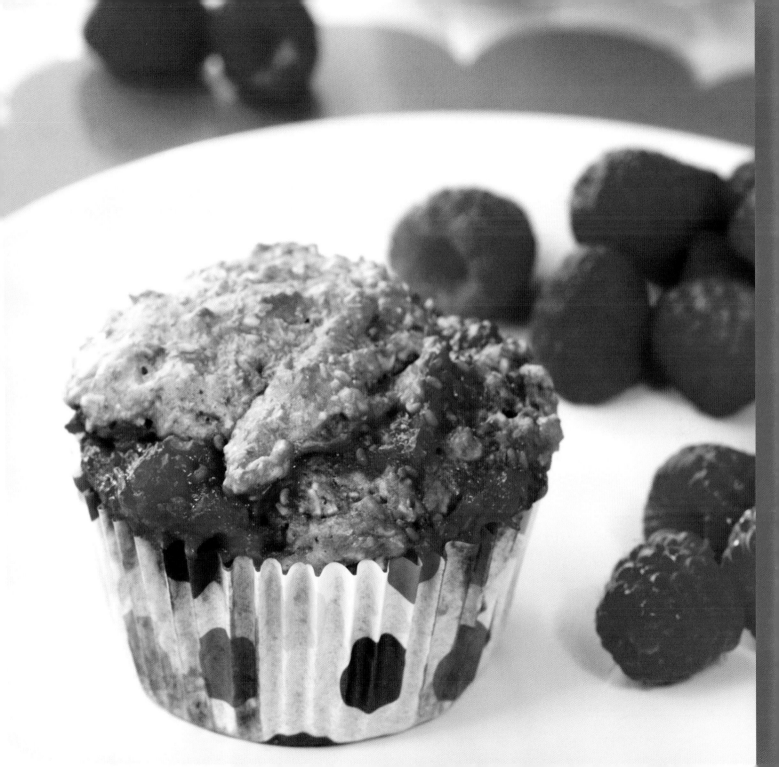

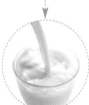

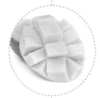
Crêpes à l'avoine

» *9 petites crêpes*
» *Préparation : 25 min*
» *Cuisson : 30 min*
» *Attente : 20 min*

Crêpes
250 ml (1 tasse) de **lait**

125 ml (1/2 tasse) de **lait en poudre**

3 **œufs**

5 ml (1 c. à thé) de **vanille**

375 ml (1 1/2 tasse) de **flocons d'avoine** à cuisson rapide (gruau)

5 ml (1 c. à thé) d'**huile végétale** (pour la cuisson)

Coulis de fruits
2 **prunes** rouges dénoyautées, avec la pelure

5 ou 6 **fraises** ou 125 ml (1/2 tasse) de fraises surgelées, dégelées

1 **mangue** pelée, coupée en dés ou 250 ml (1 tasse) de mangue surgelée

15 ml (1 c. à soupe) de **sirop d'érable**

1. Dans un grand bol, mélanger le lait, le lait en poudre, les œufs et la vanille. Utiliser un fouet pour dissoudre complètement le lait en poudre.
2. Ajouter l'avoine, mélanger et laisser reposer 20 minutes.
3. Pendant ce temps, préparer le coulis en réduisant en purée tous les ingrédients à l'aide d'un mélangeur électrique (*blender*) jusqu'à ce qu'il n'y ait plus de morceaux de pelure de prune.
4. Transvider le coulis dans une saucière ou dans un contenant à presser (du type contenant à moutarde ou à ketchup).
5. Badigeonner une poêle antiadhésive d'huile à l'aide d'un pinceau de cuisine. Calculer environ 60 ml (1/4 tasse) de préparation par crêpe. Cuire 3 petites crêpes à la fois à feu doux pendant 5 minutes de chaque côté.
6. Garnir les crêpes de coulis de fruits et servir.

Parfait pour le brunch...

Info à croquer

Chez moi, l'avoine est pratiquement indispensable. Qu'elle soit cuisinée en gruau, galettes, muffins, croustades ou barres tendres, je trouve qu'elle a beaucoup à offrir. Riche en fibres, l'avoine soutient l'appétit plus longtemps qu'une céréale raffinée, comme la farine tout usage. Les flocons d'avoine ordinaires ou «à l'ancienne» demandent plus de cuisson; c'est pourquoi je préfère utiliser l'avoine à cuisson rapide. Les grains ont été fractionnés, mais ils demeurent très nourrissants. C'est un bon compromis !

VALEUR NUTRITIVE
(1 crêpe)
Énergie : **188 Cal**
Protéines : **9 g**
Matières grasses : **4 g**
Glucides : **30 g**
Fibres : **4 g**
Sodium : **64 mg**
Calcium : **144 mg**

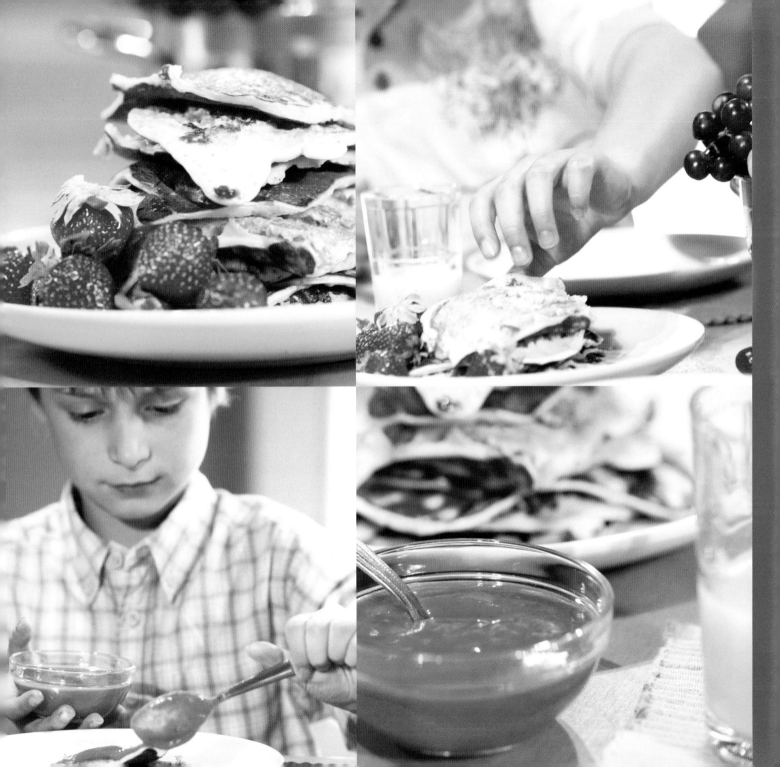

Muffins au beurre d'arachide et à la confiture

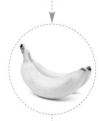

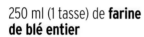

» *12 muffins*
» *Préparation : 15 min*
» *Cuisson : 20 min*

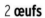

250 ml (1 tasse) de **farine de blé entier**

125 ml (1/2 tasse) de **flocons de blé entier** (de type Bran Flakes)

5 ml (1 c. à thé) de **poudre à pâte**

1 pincée de **sel**

2 **œufs**

60 ml (1/4 tasse) d'**huile végétale**

60 ml (1/4 tasse) de **cassonade**

2 **bananes** bien mûres écrasées à la fourchette

125 ml (1/2 tasse) de **beurre d'arachide** crémeux

60 ml (1/4 tasse) de **tartinade de fruit** sans sucre ajouté (de type confiture)

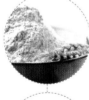

1. Préchauffer le four à 180 °C (350 °F). Placer la grille au centre du four.
2. Dans un grand bol, mélanger la farine, les flocons, la poudre à pâte et le sel.
3. Dans un autre bol, fouetter les œufs à la fourchette. Ajouter l'huile, la cassonade et les bananes, puis mélanger. Incorporer le beurre d'arachide.
4. Transvider les ingrédients secs dans les ingrédients liquides et bien mélanger.
5. Dans des moules à muffins doublés de moules en papier, verser environ 30 ml (2 c. à soupe) de préparation. Déposer ensuite 5 ml (1 c. à thé) de tartinade sur chaque portion. Terminer en répartissant le reste de la préparation de muffin.
6. Cuire les muffins au four 20 minutes ou jusqu'à ce qu'ils soient dorés.

Pour les matins pressés

Info à croquer

Connaissez-vous le secret pour que vos muffins soient plus moelleux ? Il faut simplement éviter de trop mélanger la pâte ! Oubliez le batteur à main ou le mélangeur. Les muffins devraient toujours être préparés à la fourchette ou à la cuillère. Mélangez le moins possible, juste assez pour humecter les ingrédients.
Si vous le pouvez, laissez reposer la pâte 10 minutes avant de la cuire. La chimie opérera entre les ingrédients, et après la cuisson, vos muffins seront plus moelleux.

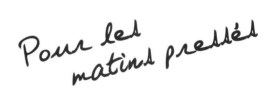

VALEUR NUTRITIVE
(par portion)
Énergie : **169 Cal**
Protéines : **5 g**
Matières grasses : **9 g**
Glucides : **20 g**
Fibres : **3 g**
Sodium : **40 mg**
Calcium : **52 mg**

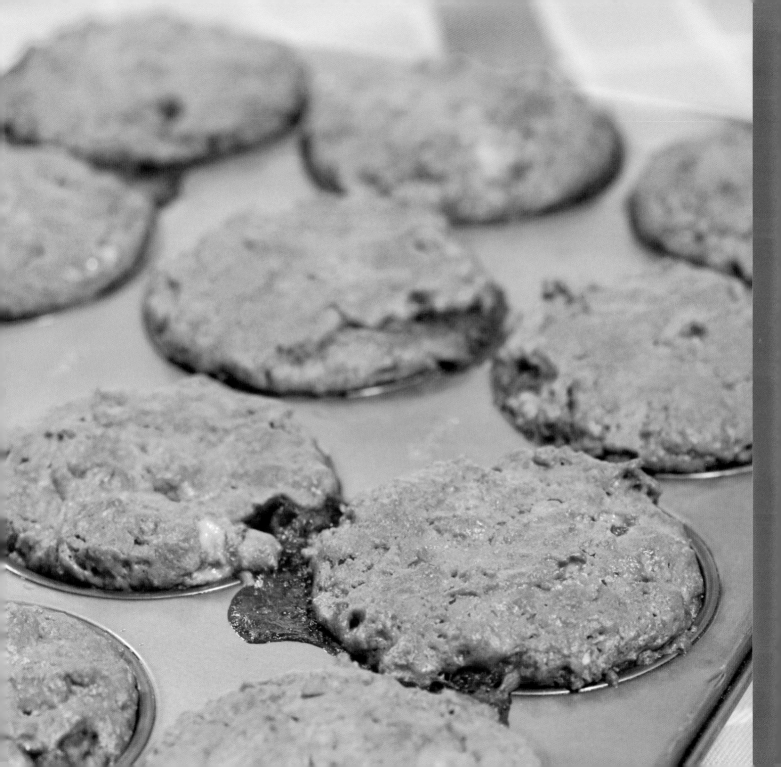

Muffins pina colada

» *12 muffins*
» *Préparation : 15 min*
» *Cuisson : 20 min*

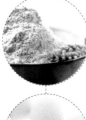

2 œufs

60 ml (1/4 tasse) de **cassonade**

5 ml (1 c. à thé) de **vanille**

125 ml (1/2 tasse) de **lait de coco** (en conserve)

1 conserve de 540 ml (19 oz) d'**ananas** broyés, égouttés ou 375 ml (1 1/2 tasse) de morceaux d'ananas broyés, frais ou surgelés

5 ml (1 c. à thé) de **bicarbonate de sodium**

500 ml (2 tasses) de **farine de blé entier**

125 ml (1/2 tasse) de **noix de coco** râpée sucrée

10 ml (2 c. à thé) de **poudre à pâte**

5 ml (1 c. à thé) de **cannelle** moulue

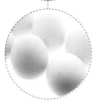

1. Préchauffer le four à 180 °C (350 °F). Placer la grille au centre du four.
2. Dans un grand bol, battre les œufs à la fourchette. Incorporer la cassonade et la vanille. Ajouter ensuite le lait de coco et l'ananas, puis mélanger.
3. Saupoudrer le bicarbonate de sodium sur les ingrédients liquides, mélanger et laisser reposer 10 minutes.
4. Pendant ce temps, dans un autre bol, mélanger la farine, la noix de coco, la poudre à pâte et la cannelle.
5. Transvider les ingrédients secs dans les ingrédients liquides. Mélanger pour humecter. Ne pas trop mélanger.
6. Répartir la préparation dans des moules à muffins doublés de moules en papier. Cuire au four 20 minutes ou jusqu'à ce que les muffins soient dorés et qu'un cure-dent inséré au centre en ressorte propre.
7. Laisser refroidir et conserver dans un contenant hermétique.

Info à croquer

J'adore le parfum que le lait de coco ajoute à mes recettes. Bien sûr, le lait de coco est riche en gras saturés, mais de temps en temps, il n'y a rien de mal à l'utiliser pour ajouter une touche d'exotisme à un smoothie, un sorbet, ou aux soupes asiatiques et aux caris de légumes. La teneur en gras du lait de coco se situe entre celle de la crème 15 % M.G. et de la crème 35 % M.G. Alors si vous êtes en bonne santé, il n'y a pas de quoi paniquer. Tout est une question de quantité et de fréquence !

VALEUR NUTRITIVE
(par portion)
Énergie : **146 Cal**
Protéines : **4 g**
Matières grasses : **5 g**
Glucides : **24 g**
Fibres : **3 g**
Sodium : **131 mg**
Calcium : **61 mg**

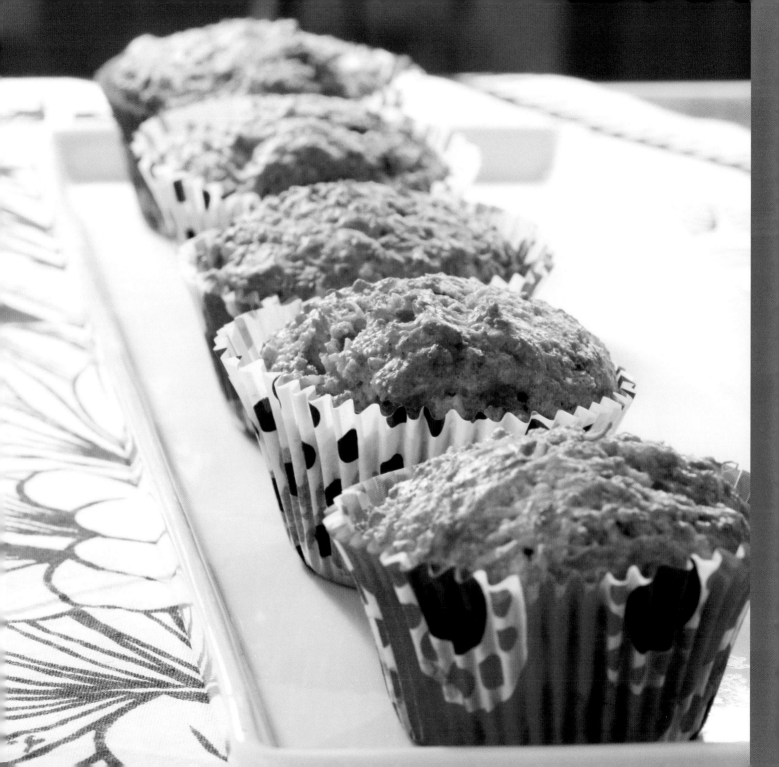

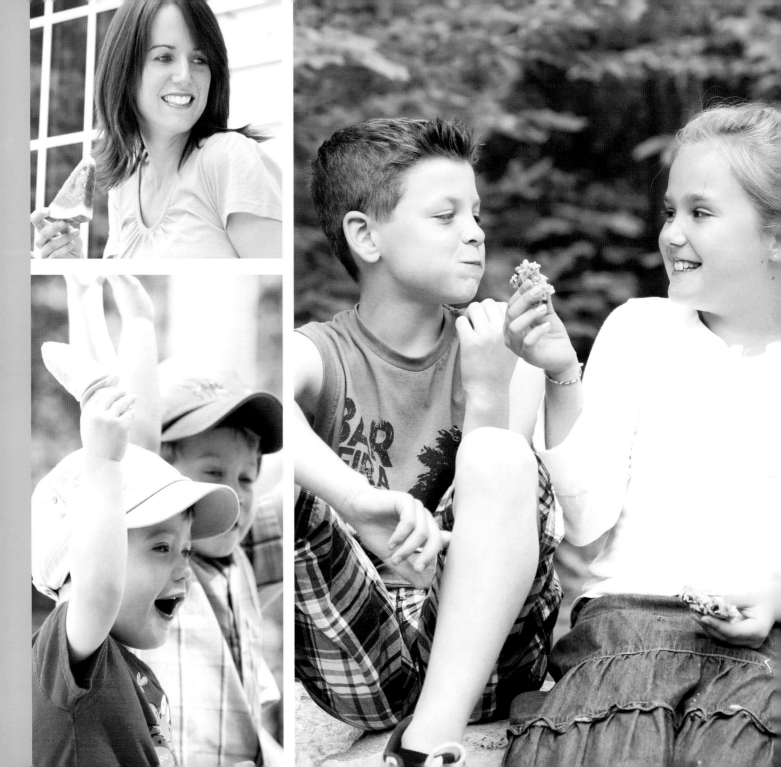

Bouche-trou

Les enfants ont de petits estomacs, mais de grands besoins ! Il est donc tout à fait normal qu'un enfant mange peu, mais vous dise souvent qu'il a faim. Misez sur des collations nourrissantes et variez les propositions au fil de la journée. Fruits, légumes, fromage, yogourt, lait, galettes, barres granola, noix, graines de soya... Il y a vraiment beaucoup de choix !

Pour rivaliser avec les collations du commerce, ayez toujours des collations maison « prêtes à manger ». Parions qu'un bol de fruits déjà coupés, qu'une assiette de crudités ou qu'un plat de craquelins et de fromage ne resteront pas là bien longtemps ! Un frigo et un garde-manger garnis de collations saines permettront à votre enfant de bien manger toute la journée.

Si vous achetez des collations « toutes faites », jetez toujours un coup d'œil sur l'emballage de l'aliment avant de le déposer dans votre panier d'épicerie. Une liste d'ingrédients courte et composée de mots que vous connaissez, c'est rassurant. Ensuite, consultez le tableau de la valeur nutritive pour avoir l'heure juste sur ce qui se cache derrière l'emballage.

Pour une collation, visez la règle des 3 : environ 3 g de protéines, 3 g de gras, 3 g de fibres, 30 g de glucides et 300 mg de sodium. Loin d'être des normes officielles, ces cibles ont l'avantage d'être faciles à retenir pour ne pas passer des heures devant les étalages !

« Je prépare souvent des crudités pour la collation du retour de l'école et mes enfants les dévorent. Alors je ne m'en fais pas trop s'il reste des légumes dans leur assiette au souper. »

Myriam, maman de deux enfants
(7 et 11 ans)

3 recettes rapides...
pour faire le pont entre deux repas

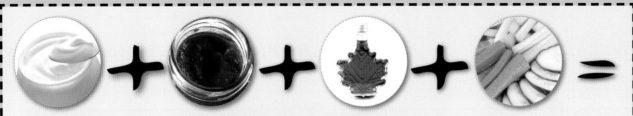

TREMPETTE TRIPANTE
Dans un bol, mélanger 1 tasse de yogourt nature avec 1/4 tasse de pâte de tomate et 2 c. à soupe de sirop d'érable. Servez cette trempette avec une variété de légumes en bâtonnets.

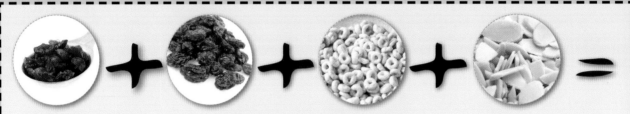

L'APPEL DU GRAND AIR
Dans un plat hermétique, mélanger des canneberges séchées, des raisins secs, des céréales pour le petit-déjeuner et des noix ou des graines de soya. Ce n'est pas plus compliqué que ça !

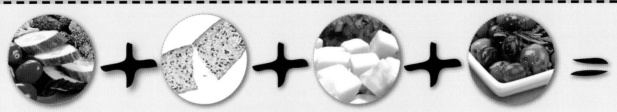

LE PLATEAU DE MAÎTRE CORBEAU
Dans une grande assiette, agencez des légumes crus, des craquelins de blé entier, différents fromages et quelques marinades. Toute la famille se régalera.

Bouche-trou

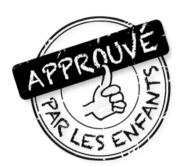

Galettes moelleuses aux canneberges

Boules d'énergie

Barres tendres

Biscuits aux cerises

Carrés aux fruits

Sucette glacée tutti frutti

Biscuits croquants à l'orange

Smoothie à la grenade

Lassi à la mangue

Chocolat chaud maison

Grappes de noix à l'orange

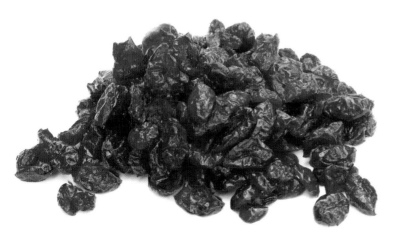

Galettes moelleuses aux canneberges

» **20 galettes**
» **Préparation : 15 min**
» **Cuisson : 15 min**

250 ml (1 tasse) de purée de **courge butternut** (voir Info à croquer)

80 ml (1/3 tasse) d'**huile végétale**

80 ml (1/3 tasse) de **miel**

5 ml (1 c. à thé) de **vanille**

1 **œuf**

500 ml (2 tasses) de **farine de blé entier**

125 ml (1/2 tasse) de **lait en poudre**

5 ml (1 c. à thé) de **poudre à pâte**

5 ml (1 c. à thé) de **cannelle** moulue

1 ml (1/4 c. à thé) de **sel**

180 ml (3/4 tasse) de **canneberges séchées** hachées finement

1. Préchauffer le four à 190 °C (375 °F). Placer la grille au centre du four.
2. Dans un grand bol, mélanger la courge, l'huile, le miel, la vanille et l'œuf.
3. Dans un autre bol, mélanger la farine, le lait, la poudre à pâte, la cannelle et le sel.
4. Transvider les ingrédients liquides et les canneberges dans les ingrédients secs et bien mélanger.
5. Sur une plaque de cuisson doublée de papier parchemin, répartir la pâte en 20 portions en les espaçant légèrement. Prévoir environ 30 ml (2 c. à soupe) de pâte par galette.
6. Cuire au four de 12 à 15 minutes, ou jusqu'à ce que les galettes soient dorées.

Info à croquer

Pour obtenir la purée de courge, pelez, évidez et coupez en cubes une courge musquée (butternut). Placez les cubes dans un plat allant au four à micro-ondes et couvrez-les d'une pellicule de plastique. Cuisez pendant 10 minutes à intensité maximale. Retirez la pellicule (attention à la vapeur) et pilez la courge à la fourchette. Une courge moyenne donne environ 1 litre (4 tasses) de purée. Congelez-la en portions de 250 ml (1 tasse). Vous n'aurez pas à préparer la purée chaque fois que vous voudrez cuisiner ces galettes délicieuses.

VALEUR NUTRITIVE
(1 galette)

Énergie : **124 Cal**
Protéines : **3 g**
Matières grasses : **4 g**
Glucides : **20 g**
Fibres : **2 g**
Sodium : **44 mg**
Calcium : **62 mg**

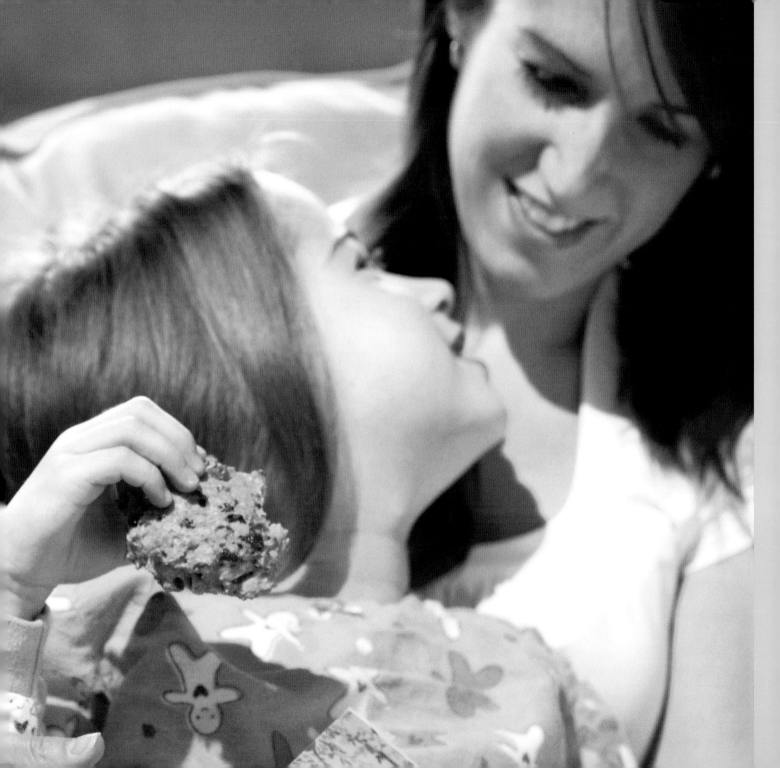

Ingrédients vedettes

Boules d'énergie

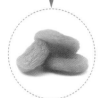

- » *24 boules*
- » *Préparation : 20 min*
- » *Cuisson : 10 min*

125 ml (1/2 tasse) d'**abricots séchés** hachés grossièrement (environ 12 abricots)

125 ml (1/2 tasse) de **raisins secs** dorés

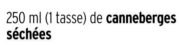

250 ml (1 tasse) de **canneberges séchées**

250 ml (1 tasse) d'**eau**

250 ml (1 tasse) de **guimauves** miniatures

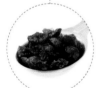

500 ml (2 tasses) de **flocons d'avoine** à cuisson rapide (gruau)

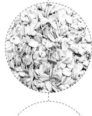

1. Dans une casserole moyenne, mélanger les fruits séchés et l'eau, couvrir et cuire 10 minutes à feu moyen-vif.
2. Retirer du feu, verser la compote de fruits séchés dans le récipient du robot culinaire et réduire en purée.
3. Transvider dans la casserole et ajouter les guimauves. Retirer la casserole du feu. Mélanger pour faire fondre les guimauves.
4. Ajouter l'avoine et mélanger pour bien enrober. Laisser refroidir la préparation.
5. Former des boules de la grosseur d'une balle de ping-pong. Conserver dans un contenant hermétique.

Parfait avant la pratique de hockey !

Info à croquer

Les fruits séchés sont de vraies petites bombes d'énergie ! La déshydratation de ces fruits concentre leurs saveurs, mais aussi leurs éléments nutritifs. Ils fournissent donc autant de fibres, de vitamines et de sucre que les fruits frais, mais dans un plus petit volume. Seule la canneberge contient du sucre ajouté, pour contrebalancer l'acidité du fruit. Vérifiez la liste des ingrédients. Les abricots, raisins, dattes, figues et pruneaux séchés ne devraient contenir que le sucre naturel du fruit.

VALEUR NUTRITIVE
(1 boule)
Énergie : **83 Cal**
Protéines : **2 g**
Matières grasses : **1 g**
Glucides : **17 g**
Fibres : **2 g**
Sodium : **3 mg**
Calcium : **11 mg**

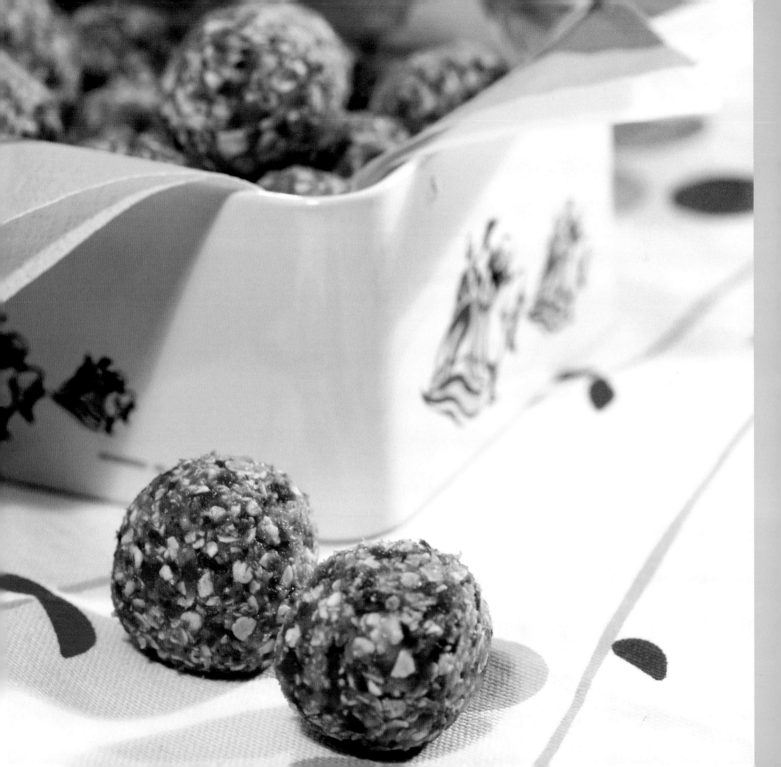

Ingrédients vedettes

Barres tendres

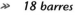

» *18 barres*
» *Préparation : 10 min*
» *Cuisson : 20 min*

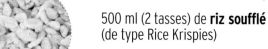

500 ml (2 tasses) de **riz soufflé** (de type Rice Krispies)

250 ml (1 tasse) de **flocons d'avoine** à cuisson rapide (gruau)

125 ml (1/2 tasse) de **noix de coco** râpée

125 ml (1/2 tasse) d'**amandes** tranchées

125 ml (1/2 tasse) de **canneberges séchées** hachées finement

60 ml (1/4 tasse) de **graines de lin** moulues

2 **œufs**

60 ml (1/4 tasse) d'**huile végétale**

60 ml (1/4 tasse) de **miel**

1. Préchauffer le four à 180 °C (350 °F). Placer la grille au centre du four.
2. Dans un grand bol, mélanger le riz soufflé, l'avoine, la noix de coco, les amandes, les canneberges et les graines de lin.
3. Dans un autre bol, battre les œufs à la fourchette. Incorporer l'huile et le miel.
4. Transvider les ingrédients secs dans les ingrédients liquides et bien mélanger pour enrober.
5. Transvider dans un plat carré d'environ 22,5 cm (9 po) de côté allant au four. Presser fermement à l'aide d'une spatule ou d'une fourchette.
6. Cuire au four 20 minutes ou jusqu'à ce que les céréales soient dorées.
7. Laisser refroidir et tailler en barres. Conserver dans un contenant hermétique.

Info à croquer

Même si les barres tendres possèdent l'aura d'une collation saine, plusieurs barres vendues en épicerie contiennent autant de sucre et de gras qu'une barre de chocolat. Alors pourquoi ne pas cuisiner vos propres barres tendres ? Vous aurez ainsi le contrôle sur la qualité des ingrédients. Variez les garnitures en ajoutant d'autres fruits séchés, hachés finement, comme des raisins, des dattes, des abricots ou même des poires et des pêches séchées, vendues dans l'allée des aliments en vrac de plusieurs épiceries.

VALEUR NUTRITIVE
(1 barre)
Énergie : **137 Cal**
Protéines : **3 g**
Matières grasses : **7 g**
Glucides : **16 g**
Fibres : **2 g**
Sodium : **37 mg**
Calcium : **19 mg**

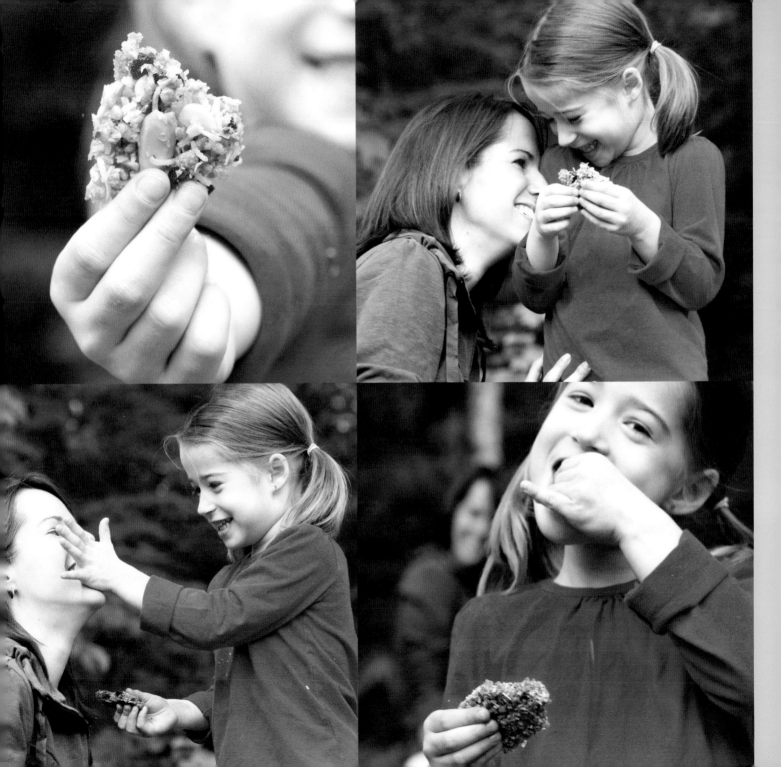

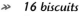

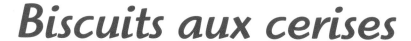

Biscuits aux cerises

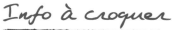

Ingrédients vedettes

» **16 biscuits**
» **Préparation : 15 min**
» **Cuisson : 12 min**

1 conserve de 540 ml (19 oz) de **haricots blancs** rincés et égouttés

30 ml (2 c. à soupe) d'**eau**

125 ml (1/2 tasse) de **cassonade**

60 ml (1/4 tasse) de **beurre** ramolli

2 **œufs**

180 ml (3/4 tasse) de **farine de blé entier**

5 ml (1 c. à thé) de **poudre à pâte**

5 ml (1 c. à thé) de **gingembre moulu**

16 **cerises confites** (ou cerises glacées)

1. Préchauffer le four à 180 °C (350 °F). Placer la grille au centre du four.
2. À l'aide d'un robot culinaire, réduire les haricots blancs en purée avec l'eau. Mixer pour obtenir une purée lisse. Réserver 125 ml (1/2 tasse) de purée pour la recette et congeler le reste pour un usage futur.
3. Dans un grand bol, battre la cassonade et le beurre à l'aide d'un batteur à main (mixette). Incorporer les œufs et 125 ml (1/2 tasse) de purée de haricots blancs et mélanger.
4. Dans un autre bol, mélanger la farine, la poudre à pâte et le gingembre.
5. Transvider les ingrédients secs dans les ingrédients liquides et mélanger pour humecter.
6. Sur une plaque de cuisson doublée de papier parchemin, répartir la pâte en 16 portions en les espaçant légèrement. Ajouter une cerise confite au centre de chaque portion.
7. Cuire au four 12 minutes ou jusqu'à ce que les biscuits soient dorés.

Info à croquer

Eh oui, vous avez bien lu : cette recette de biscuits contient des légumineuses ! Chut, ce sera notre petit secret... Les haricots blancs en purée ajoutent des protéines et des fibres, tout en vous permettant d'utiliser moins de gras. Et vous verrez : les haricots blancs passent complètement inaperçus ! Ajoutez-en aussi à vos recettes de biscuits aux brisures de chocolat. Ceux-ci seront tendres et moelleux. Mais ne soyez pas surpris si une petite souris vient vous en voler quelques-uns !

VALEUR NUTRITIVE
(1 biscuit)

Énergie : **120 Cal**
Protéines : **4 g**
Matières grasses : **4 g**
Glucides : **18 g**
Fibres : **3 g**
Sodium : **13 mg**
Calcium : **52 mg**

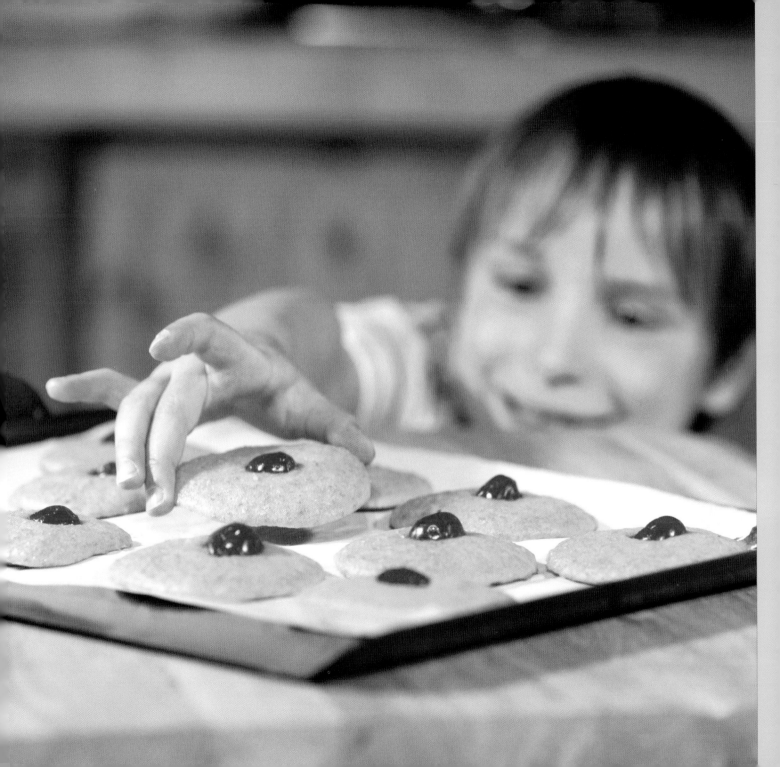

Ingrédients vedettes

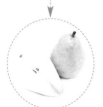

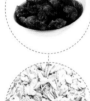

Carrés aux fruits

» *20 carrés*
» *Préparation : 15 min*
» *Cuisson : 45 min*

2 **poires** pelées et coupées en dés

500 ml (2 tasses) de **framboises** surgelées

250 ml (1 tasse) de **canneberges séchées**

125 ml (1/2 tasse) d'**eau**

1 **œuf**

1 **banane** bien mûre écrasée à la fourchette

80 ml (1/3 tasse) d'**huile végétale**

5 ml (1 c. à thé) de **vanille**

625 ml (2 1/2 tasses) de **flocons d'avoine** à cuisson rapide (gruau)

250 ml (1 tasse) de chapelure de **biscuits Graham**

5 ml (1 c. à thé) de **cannelle** moulue

2 ml (1/2 c. à thé) d'**huile végétale** (pour le moule)

1. Préchauffer le four à 180 °C (350 °F). Placer la grille au centre du four.
2. Dans une casserole moyenne, mélanger les poires, les framboises, les canneberges et l'eau. Couvrir et cuire 30 minutes à feu moyen en remuant de temps en temps pour obtenir la consistance d'une confiture.
3. Pendant ce temps, dans un grand bol, battre l'œuf à la fourchette. Incorporer la banane, l'huile et la vanille.
4. Dans un autre bol, mélanger l'avoine, la chapelure et la cannelle.
5. Transvider les ingrédients secs dans les ingrédients liquides.
6. Réserver 250 ml (1 tasse) du mélange pour la garniture. Transvider le reste du mélange dans un moule carré d'environ 22,5 cm (9 po) de côté légèrement huilé à l'aide d'un pinceau de cuisine. Bien presser les céréales au fond du moule.
7. Précuire la croûte au four pendant 10 minutes.
8. Transvider les fruits sur la croûte. Parsemer les céréales réservées sur les fruits en formant des petites grappes avec les doigts. Ne pas presser.
9. Cuire au four 15 minutes ou jusqu'à ce que la garniture de céréales soit dorée.
10. Laisser refroidir, puis tailler en carrés. Conserver dans un plat hermétique.

Info à croquer

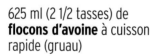

Les biscuits Graham sont étonnamment faibles en gras, si on les compare aux autres biscuits sucrés du commerce. On peut les déguster tels quels en collation, les tartiner de beurre d'arachide ou les servir avec du yogourt. En chapelure, ils forment des croûtes à tarte allégées et donnent du croustillant aux muffins. Et ne les oubliez surtout pas en camping. En sandwich avec des guimauves grillées sur un feu de camp, ça restera gravé dans la mémoire de vos enfants !

VALEUR NUTRITIVE
(1 carré)
Énergie : **137 Cal**
Protéines : **3 g**
Matières grasses : **5 g**
Glucides : **21 g**
Fibres : **3 g**
Sodium : **24 mg**
Calcium : **16 mg**

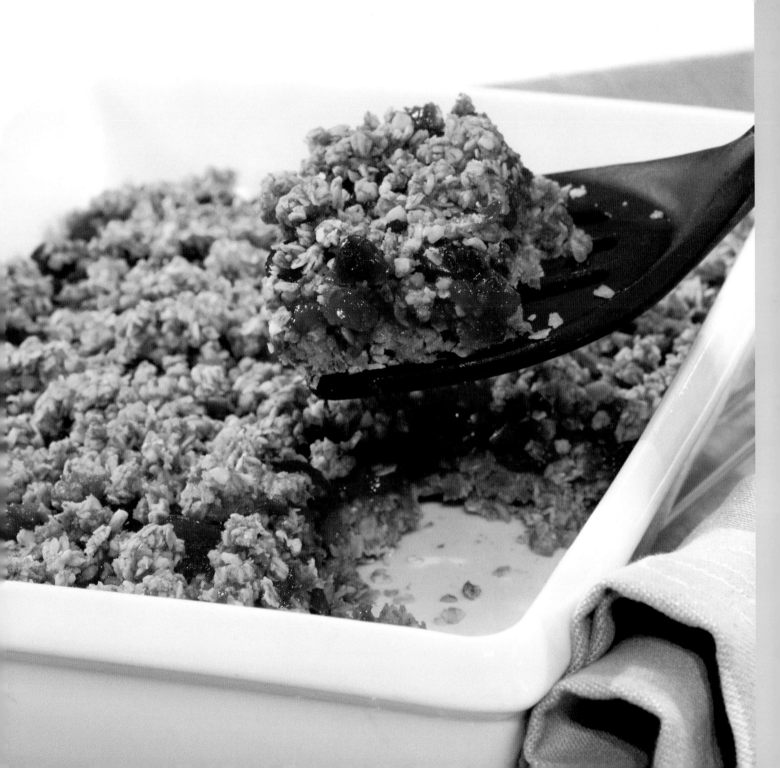

Sucette glacée tutti frutti

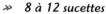

» **8 à 12 sucettes**
» **Préparation : 10 min**
» **Cuisson : 2 min**
» **Attente : 3 h**

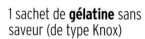

1 sachet de **gélatine** sans
saveur (de type Knox)

60 ml (1/4 tasse) d'**eau froide**

60 ml (1/4 tasse) d'**eau
bouillante**

750 ml (3 tasses) de **fruits** frais
ou surgelés, dégelés (pêches,
mangues, melon, fraises) ou
de salade de fruits égouttée

125 ml (1/2 tasse) de **lait
en poudre**

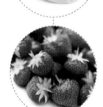

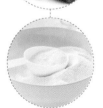

1. Mélanger la gélatine et l'eau froide et laisser reposer 2 minutes. Ajouter ensuite l'eau bouillante et remuer jusqu'à ce que la gélatine soit complètement dissoute.
2. Au robot culinaire ou au mélangeur électrique (*blender*), réduire les fruits en purée. Ajouter la gélatine et mélanger.
3. Verser la moitié de la purée de fruits dans un bol et ajouter le lait en poudre. Mélanger avec un fouet.
4. Remplir des moules à sucettes glacées en alternant entre la purée de fruits pure et la purée mélangée au lait de façon à créer plusieurs étages.
5. Placer un bâtonnet dans chaque moule et congeler au moins 3 heures. Se conserve jusqu'à un mois au congélateur.
6. Pour servir, passer les moules sous l'eau chaude afin de démouler les sucettes glacées.

Pur plaisir

Info à croquer

Chez moi, il y a toujours des sucettes glacées au congélateur. C'est un dessert à la fois amusant, nutritif et économique. Ça fait changement du yogourt et c'est un bon dépanneur lorsque je n'ai pas eu le temps de cuisiner un dessert maison. Simple comme tout à préparer, il suffit de posséder des contenants à sucettes glacées, vendus dans les magasins à rayons. Variez vos sucettes en utilisant différents fruits. Vous pouvez même utiliser vos restes de smoothie de la page 84.

**VALEUR
NUTRITIVE**
(1 sucette)
Énergie : **32 Cal**
Protéines : **3 g**
Matières grasses : **0 g**
Glucides : **6 g**
Fibres : **1 g**
Sodium : **28 mg**
Calcium : **69 mg**

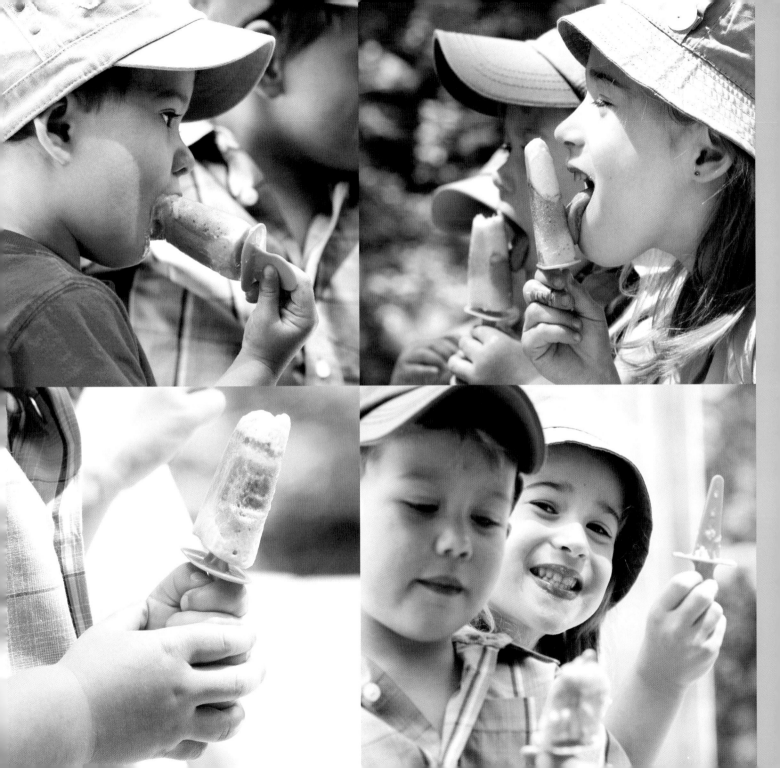

Biscuits croquants à l'orange

Ingrédients vedettes

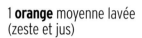

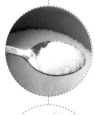

» *18 biscuits*
» *Préparation : 15 min*
» *Cuisson : 20 min*

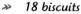

1 **orange** moyenne lavée (zeste et jus)

125 ml (1/2 tasse) de **beurre** ramolli

125 ml (1/2 tasse) de **sucre**

500 ml (2 tasses) de **flocons d'avoine** à cuisson rapide (gruau)

250 ml (1 tasse) de **farine de blé entier**

30 ml (2 c. à soupe) de **sucre à glacer** (facultatif, pour décorer)

1. Préchauffer le four à 180 °F (350 °C). Placer la grille au centre du four.
2. Prélever les zestes de l'orange à l'aide d'un zesteur ou du côté le plus fin d'une râpe à fromage.
3. Dans un grand bol, mélanger à la fourchette le zeste, le beurre et le sucre. Presser l'orange, ajouter le jus dans le bol et mélanger.
4. Ajouter l'avoine et la farine aux autres ingrédients liquides et bien mélanger.
5. Former des boules de la grosseur d'une balle de golf, les placer sur une plaque de cuisson doublée de papier parchemin, les aplatir à l'aide des doigts ou d'une fourchette.
6. Cuire au four 20 minutes ou jusqu'à ce que les biscuits soient légèrement dorés.
7. Laisser refroidir, puis décorer de sucre à glacer saupoudré à l'aide d'un tamis. Si désiré, créer des pochoirs en papier et les placer sur les biscuits avant de saupoudrer le sucre pour créer des formes amusantes.

Info à croquer

Je suis consciente que les fruits et les légumes biologiques ne sont pas à la portée de toutes les bourses. Et l'important, c'est de manger des fruits et des légumes chaque jour, qu'ils soient biologiques ou pas. Toutefois, si vous pouvez les acheter bios, faites-le. Votre famille sera moins exposée aux pesticides et vous encouragerez une agriculture plus écologique. Côté santé, cela vaut surtout la peine lorsque l'on consomme la pelure de l'aliment, comme c'est le cas pour le zeste des agrumes dans cette recette.

VALEUR NUTRITIVE
(1 biscuit)
Énergie : **164 Cal**
Protéines : **4 g**
Matières grasses : **6 g**
Glucides : **24 g**
Fibres : **3 g**
Sodium : **1 mg**
Calcium : **16 mg**

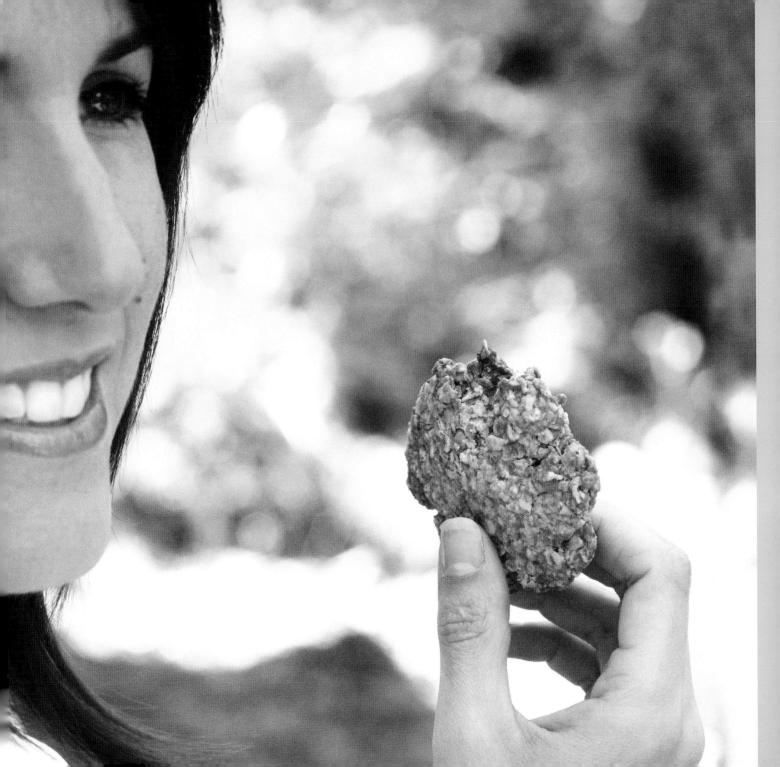

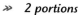

Smoothie à la grenade

» *2 portions*
» *Préparation : 5 min*
» *Cuisson : aucune*

1 **banane** mûre

250 ml (1 tasse) de **fraises**
fraîches ou surgelées, dégelées

125 ml (1/2 tasse) de **lait
en poudre**

250 ml (1 tasse) de **jus
de grenade** pur

4 ou 5 **glaçons**

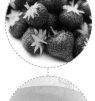

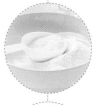

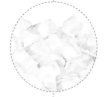

1. Au mélangeur électrique (*blender*), fouetter tous les ingrédients
   sauf les glaçons pour obtenir une consistance homogène.
2. Ajouter les glaçons et fouetter de nouveau pour les concasser.
3. Verser dans deux grands verres et déguster immédiatement.

Smoothie « ménage du frigo »!

Info à croquer

*Ne confondez pas le jus de grenade avec le sirop
de grenadine. Le sirop contient beaucoup de sucre
et peu d'antioxydants. Pour cette recette, choisissez
un jus de grenade 100 % pur ou un jus de grenade pur
mélangé à d'autres jus purs, comme ceux de canneberges
ou de bleuets. Très concentrés, ces jus ajouteront beaucoup de
saveur à vos smoothies. Si vous souhaitez les servir en jus, diluez-les avec
un peu d'eau froide ou même avec de l'eau pétillante, pour une boisson
gazeuse « santé » !*

**VALEUR
NUTRITIVE**
(*par portion*)

Énergie : **280 Cal**
Protéines : **12 g**
Matières grasses : **1 g**
Glucides : **59 g**
Fibres : **4 g**
Sodium : **173 mg**
Calcium : **402 mg**

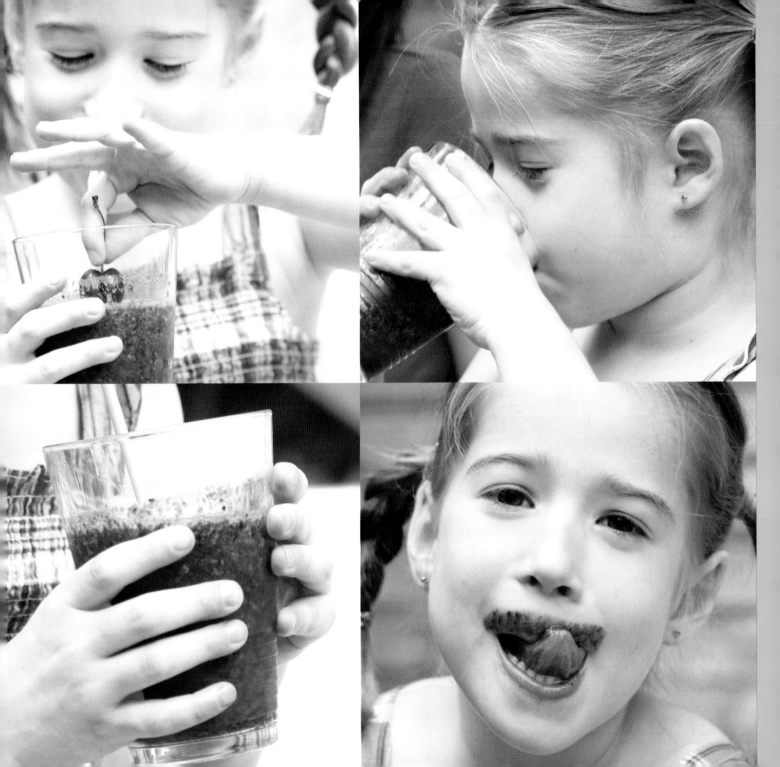

Lassi à la mangue

Ingrédients vedettes

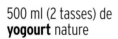

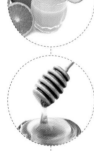

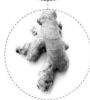

» **4 portions**
» **Préparation : 7 min**
» **Cuisson : aucune**

500 ml (2 tasses) de **yogourt** nature

500 ml (2 tasses) de **mangue** surgelée, dégelée

125 ml (1/2 tasse) de **jus d'orange** concentré non dilué*

10 ml (2 c. à thé) de **gingembre frais** haché finement

15 ml (1 c. à soupe) de **miel**

125 ml (1/2 tasse) de **glaçons**

1 quartier de **lime** (facultatif, pour givrer les verres)

30 ml (2 c. à soupe) de **sucre** (facultatif, pour givrer les verres)

* Vendu en épicerie dans l'allée des jus surgelés.

1. Au mélangeur électrique (*blender*), fouetter tous les ingrédients sauf les glaçons pour obtenir une consistance homogène.
2. Ajouter les glaçons et fouetter de nouveau pour les concasser.
3. Pour givrer les verres, frotter un quartier de lime sur le rebord des verres, puis les tremper dans un petit bol contenant le sucre.
4. Verser le lassi dans les verres et déguster immédiatement.

Info à croquer

D'origine indienne, le lassi est une boisson rafraîchissante à base de yogourt et d'aromates, comme le gingembre, le cumin, la menthe ou l'eau de rose. On peut le préparer en version sucrée ou salée. Le lassi ressemble à un smoothie, tout en étant plus liquide et désaltérant. Bien que la préparation à la mangue soit ma préférée, j'adore aussi le lassi préparé avec du concombre et de la menthe. Il n'y a pas mieux lorsque le mercure grimpe !

VALEUR NUTRITIVE
(par portion)
Énergie : **229 Cal**
Protéines : **8 g**
Matières grasses : **2 g**
Glucides : **47 g**
Fibres : **2 g**
Sodium : **89 mg**
Calcium : **245 mg**

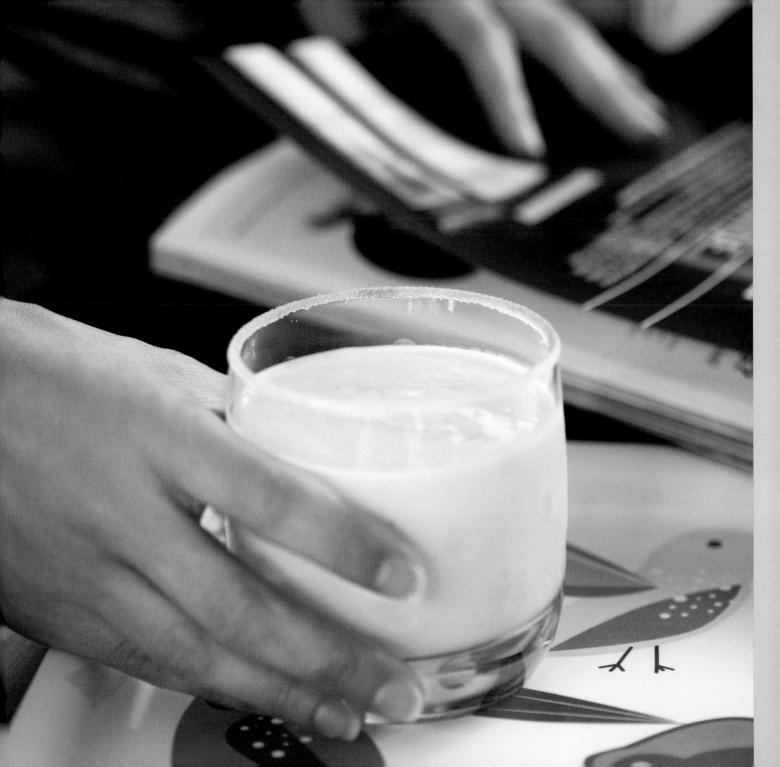

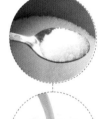

Chocolat chaud maison

» *2 portions*
» *Préparation : 5 min*
» *Cuisson : 5 min*

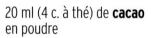

20 ml (4 c. à thé) de **cacao** en poudre

10 ml (2 c. à thé) de **sucre**

625 ml (2 1/2 tasses) de **lait**

Cannelle moulue ou **cacao** en poudre (facultatif, pour décorer)

1. Dans une casserole, mélanger le cacao et le sucre. Ajouter 500 ml (2 tasses) de lait et chauffer à feu moyen en fouettant régulièrement jusqu'à ce que le lait frémisse. Ne pas porter à ébullition.
2. Pendant ce temps, verser le reste du lait dans un verre et le faire mousser à l'aide d'un mousseur à lait (disponible dans les boutiques d'accessoires de cuisine). Si désiré, remplacer la mousse de lait par de la crème fouettée.
3. Verser le chocolat chaud dans des tasses, garnir de mousse de lait et saupoudrer de cannelle ou de cacao, au goût.

Info à croquer

Avez-vous déjà consulté la liste des ingrédients des poudres pour chocolat chaud instantané ? C'est étourdissant ! Pourtant, cette recette prouve que c'est possible de préparer un délicieux chocolat chaud avec seulement trois ingrédients ! Vous pouvez accompagner votre chocolat chaud d'un bâton de cannelle trempé dans le chocolat noir. En utilisant ce bâton pour remuer le chocolat chaud, le chocolat fondra dans le lait et le bâton diffusera un léger goût de cannelle. Chic et délicieux !

VALEUR NUTRITIVE
(par portion)
Énergie : **156 Cal**
Protéines : **11 g**
Matières grasses : **3 g**
Glucides : **23 g**
Fibres : **2 g**
Sodium : **135 mg**
Calcium : **399 mg**

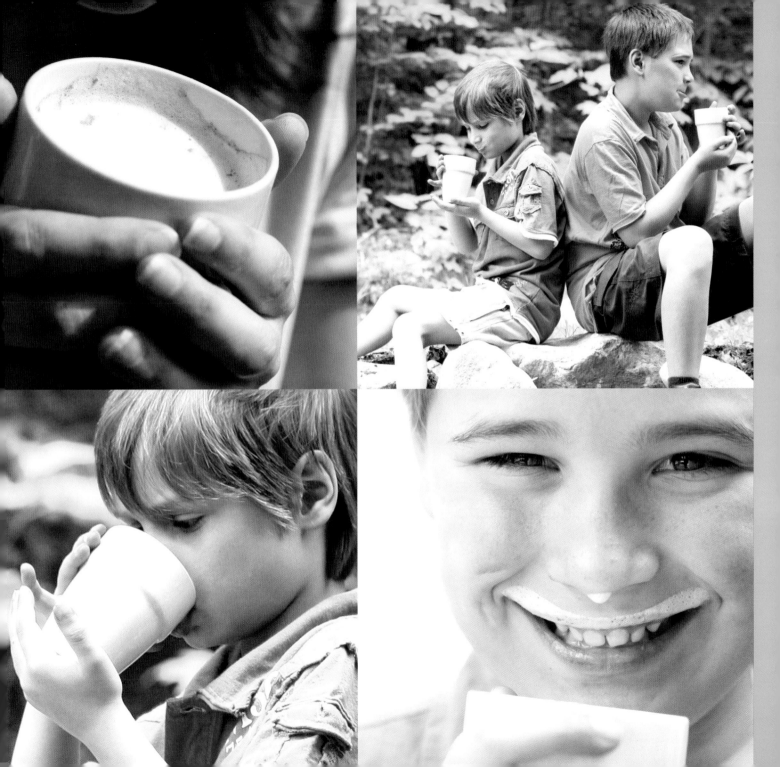

Grappes de noix à l'orange

Ingrédients vedettes

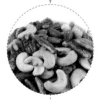

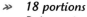

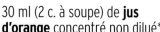

» *18 portions*
» *Préparation : 10 min*
» *Cuisson : 50 min*

30 ml (2 c. à soupe) de **jus d'orange** concentré non dilué*

30 ml (2 c. à soupe) de zeste d'**orange**

30 ml (2 c. à soupe) de **sucre**

1 blanc d'**œuf**

2 ml (1/2 c. à thé) de **cannelle** moulue

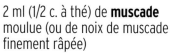

2 ml (1/2 c. à thé) de **muscade** moulue (ou de noix de muscade finement râpée)

750 ml (3 tasses) de **noix** naturelles, mélangées (amandes, pacanes, noisettes, noix de Grenoble)

* Vendu en épicerie dans l'allée des jus surgelés.

1. Préchauffer le four à 125 °C (250 °F). Placer la grille au centre du four.
2. Dans un grand bol, mélanger tous les ingrédients sauf les noix.
3. Ajouter les noix et mélanger pour bien enrober.
4. Transvider sur une plaque de cuisson doublée de papier parchemin. Les noix devraient se toucher.
5. Cuire au four de 50 à 60 minutes ou jusqu'à ce que les noix soient dorées.
6. Laisser refroidir et briser la galette de noix en petites grappes de 4 ou 5 noix.

S'offre bien en cadeau...

Info à croquer

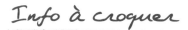

Lorsque vous choisissez vos noix à l'épicerie, privilégiez les noix naturelles ou celles qui sont rôties à sec. Consultez la liste des ingrédients pour vous assurer que les noix n'ont pas été rôties dans l'huile. Si vous lisez le mot « huile » dans la liste des ingrédients, dites-vous que ces noix seront plus riches en gras que les noix naturelles. La noix est un aliment nourrissant, plein de protéines et naturellement gras. Alors pas besoin de lui en rajouter... Visez la simplicité !

VALEUR NUTRITIVE
(par portion)
Énergie : **148 Cal**
Protéines : **5 g**
Matières grasses : **12 g**
Glucides : **9 g**
Fibres : **3 g**
Sodium : **3 mg**
Calcium : **65 mg**

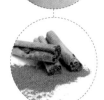

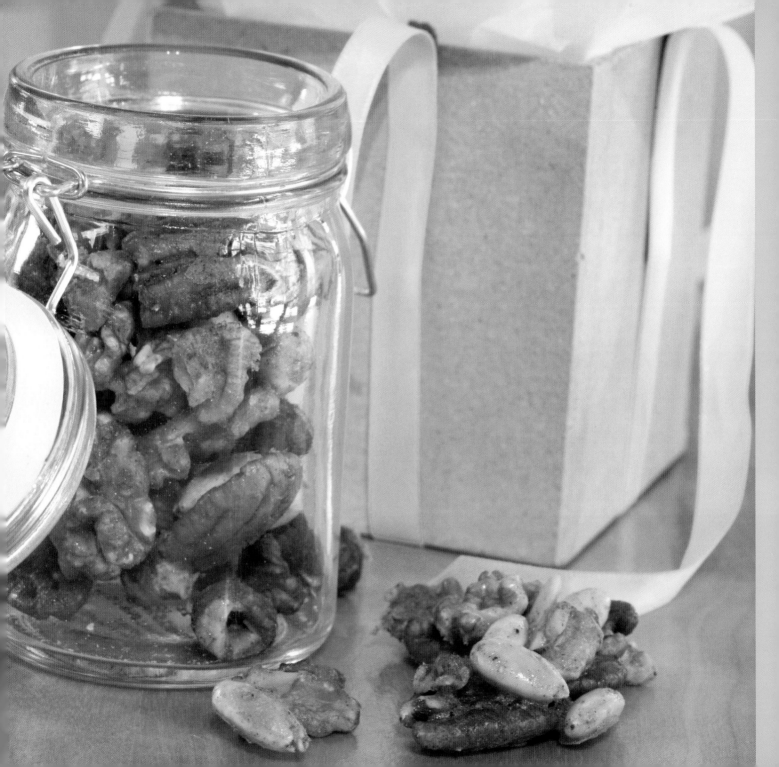

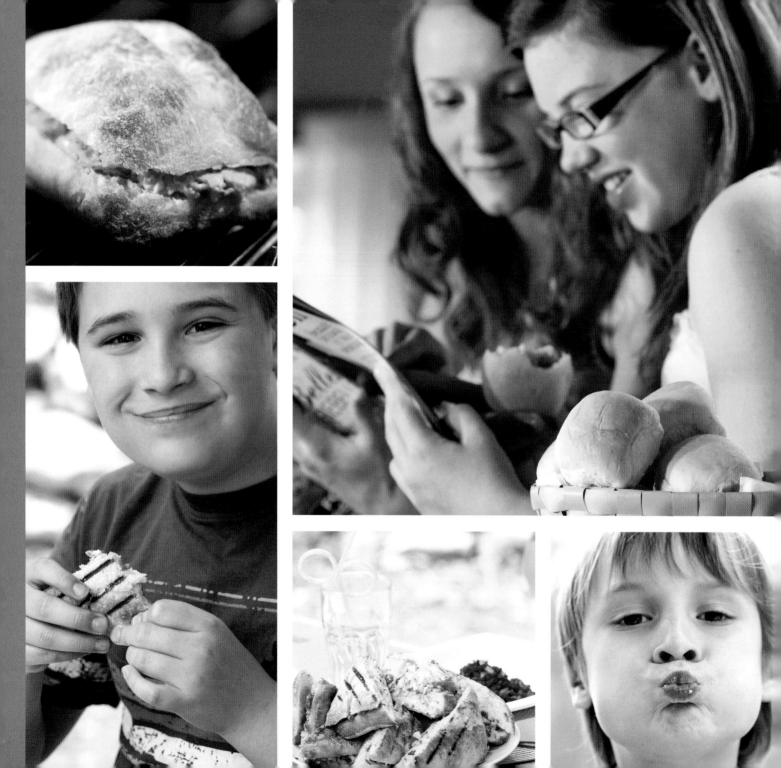

Petite faim

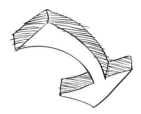

Pas besoin de se casser la tête pour bien nourrir un enfant. Parfois, le samedi midi, je prépare un repas en pièces détachées. Des cubes de poulet ou de jambon, du fromage, des crudités, des craquelins... et on grignote le repas en planifiant le reste de notre journée. Ce n'est pas compliqué et tout le monde est heureux.

Il y a toujours un moment dans la semaine où l'on est hyper pressés. La circulation a été particulièrement lourde ce soir ? L'entraînement de hockey aura lieu plus tôt que d'habitude ? Il y a une réunion de parents à l'école ? Bref, des idées de repas minute, il nous en faut toujours !

Je cuisine souvent des repas en double et j'en congèle la moitié pour me dépanner à un autre moment. Et de temps en temps, la fin de semaine, je prépare une grosse soupe, une marmite géante de sauce à spaghetti, un poulet, un rôti de bœuf, un super chili ou une ratatouille. C'est rassurant de savoir qu'il y a un plat au congélateur qui nous attend à la maison. Grâce à ce truc, vous aurez les meilleurs surgelés en ville.

Lorsque je manque de temps, ou d'énergie, pour cuisiner et que je n'ai plus de plats au congélateur pour me dépanner, je vise la simplicité. On se prépare alors des sandwichs. Pain, poulet, thon ou charcuteries, fromage, laitue, tomates, condiments, tout est placé au centre de la table et chacun se concocte un sandwich à son goût. Ce n'est pas de la grande gastronomie, mais ce congé de cuisine fait du bien !

« Pour savoir si un plat a été apprécié, je lui demande combien de fois par mois elle voudrait en avoir, une fois par semaine étant excellent et une fois de temps en temps veut dire que ce n'était pas très bon! »

Éric, papa d'une fille de 14 ans

3 recettes rapides...

pour contenter les petits appétits!

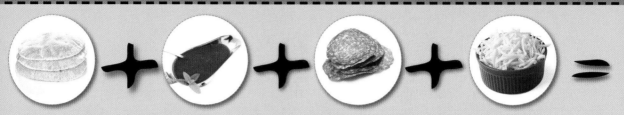

PIZZA MINUTE

Garnir des pains pitas à la manière d'une pizza et cuire au four sous le gril (à *broil*) quelques minutes.

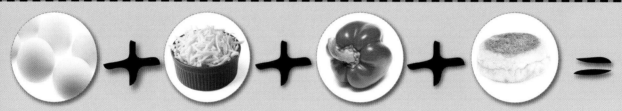

COCO RAPIDO

Dans un bol, mélanger un œuf battu, 2 c. à soupe de fromage râpé et la même quantité de poivron rouge en dés. Cuire 1 ou 2 minutes au micro-ondes pendant que les muffins anglais se font dorer la couenne dans le grille-pain.

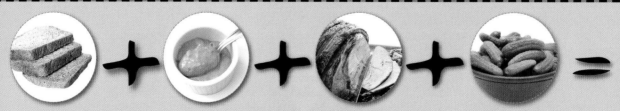

ROULÉS AU PORC

Placer une tranche de pain de blé entier sur une planche, aplatir avec un rouleau à pâtisserie. Tartiner de moutarde douce ou de Dijon, garnir de fines tranches de rôti de porc (maison ou du commerce) et aligner des petits cornichons au centre de la tranche de pain. Rouler, presser pour maintenir en place et couper en tronçons de 2,5 cm (1 po).

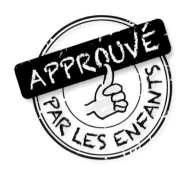

APPROUVÉ PAR LES ENFANTS

Petite faim

Grilled-cheese remixé

Frittata pizza

Quesadillas

Mini-frittata aux nouilles

Pizza-pochette

Omelette jaune serin

Salade mexicaine dans un bol de tortillas

Pâtés jamaïcains

Trempette à la grecque

Paninis tout garnis

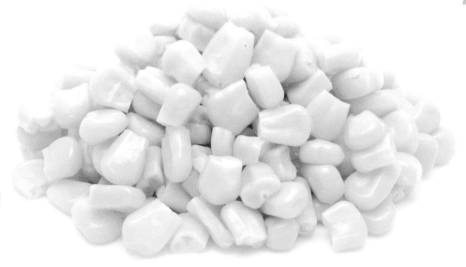

Grilled-cheese remixé

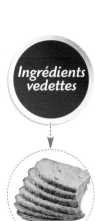

Ingrédients vedettes

» *6 portions*
» *Préparation : 10 min*
» *Cuisson : 15 min*

12 tranches de **pain de seigle** (pain à « smoked meat ») ou de pain de blé entier

2 **pêches** mûres dénoyautées et tranchées finement (avec la pelure)

180 ml (3/4 tasse) de **cheddar fort** râpé (environ 75 g / 2,5 oz)

30 ml (2 c. à soupe) de **miel**

5 ml (1 c. à thé) d'**huile de sésame grillé**

30 ml (2 c. à soupe) de **beurre**

30 ml (2 c. à soupe) de **graines de sésame**

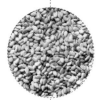

1. Placer 6 tranches de pain sur une surface de travail.
2. Répartir la moitié du fromage sur les 6 tranches de pain.
3. Déposer les pêches sur le fromage. Ajouter 5 ml (1 c. à thé) de miel et quelques gouttes d'huile de sésame sur chaque tranche.
4. Répartir le reste du fromage et refermer avec les 6 autres tranches de pain.
5. Tartiner de beurre le dessus des 6 sandwichs. Saupoudrer de graines de sésame. Tourner les sandwichs de côté et répéter l'opération.
6. Dans une poêle antiadhésive, cuire les sandwichs à feu moyen de 5 à 7 minutes de chaque côté, jusqu'à ce que le pain soit doré. Pendant la cuisson, presser les sandwichs à l'aide d'une spatule.
7. Couper en deux et servir.

À essayer avec des pommes

Info à croquer

Le pain de seigle est nourrissant, riche en fibres et savoureux, et en plus, il remplace agréablement le pain de blé ! Le seigle est une céréale réputée pour son effet rassasiant. Choisissez un pain contenant au moins 3 g de fibres par tranche. Ainsi, vous aurez moins tendance à grignoter entre les repas. Et pour une transition en douceur, essayez les pains mi-seigle, mi-blé. Leur goût est plus doux. S'il vous reste du pain de seigle après cette recette, intégrez-le au gâteau de la page 266.

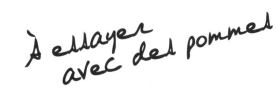

VALEUR NUTRITIVE
(par portion)
Énergie : **314 Cal**
Protéines : **10 g**
Matières grasses : **13 g**
Glucides : **42 g**
Fibres : **5 g**
Sodium : **291 mg**
Calcium : **143 mg**

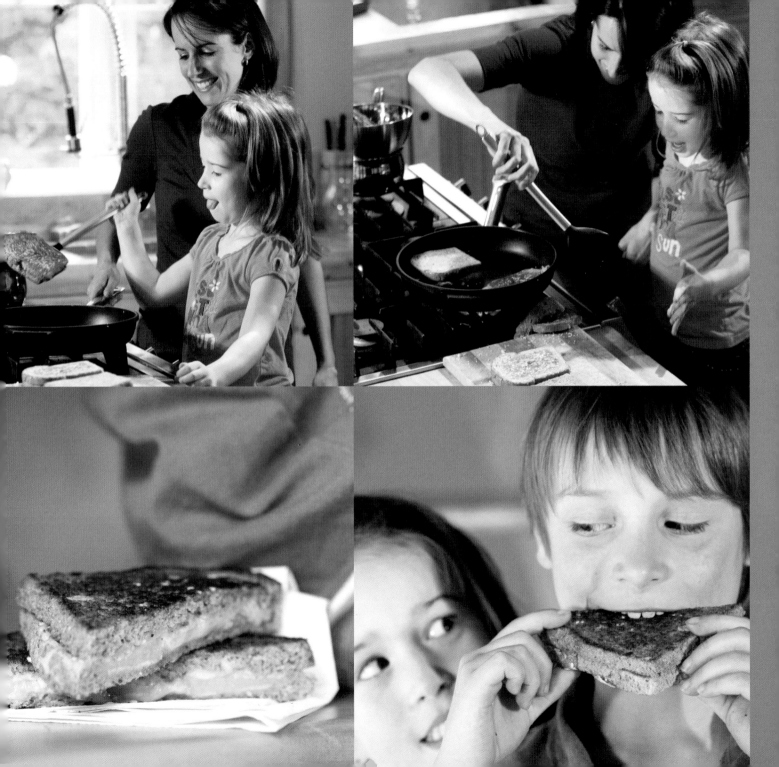

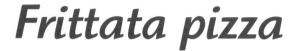

Frittata pizza

» **6 portions**
» **Préparation : 10 min**
» **Cuisson : 25 min**

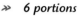

6 **œufs**

45 ml (3 c. à soupe) de **lait**

15 ml (1 c. à soupe) de **fines herbes séchées**

Poivre et **sel**

2 ml (1/2 c. à thé) d'**huile végétale** (pour la cuisson)

125 ml (1/2 tasse) de **sauce à pizza** du commerce

60 g (2 oz) de **simili-pepperoni végétarien** (environ 20 tranches)

6 **champignons blancs** tranchés

1/4 de **poivron vert** en fines lanières

1/4 de **poivron jaune** en fines lanières

250 ml (1 tasse) de **mozzarella** râpé (environ 100 g / 3,5 oz)

1. Préchauffer le four à 200 °C (400 °F). Placer la grille au centre du four.
2. Dans un grand bol, fouetter les œufs et le lait. Incorporer les fines herbes, poivrer généreusement et ajouter une petite pincée de sel, si désiré.
3. À l'aide d'un pinceau de cuisine, badigeonner d'huile une grande poêle allant au four.
4. Verser la préparation d'œuf dans la poêle et cuire à feu moyen-doux. Remuer la préparation à l'aide d'une spatule de caoutchouc jusqu'à ce qu'elle commence à figer. Couvrir et poursuivre la cuisson 2 ou 3 minutes pour que l'omelette soit cuite sans que le fond soit doré.
5. Étendre la sauce à pizza sur l'omelette et garnir de simili-pepperoni, de champignons, de poivrons et de fromage.
6. Placer la poêle dans le four, cuire 5 minutes à 200 °C (400 °F), puis sans déplacer la poêle, poursuivre la cuisson sous le gril (à *broil*) pendant 10 minutes ou jusqu'à ce que le fromage soit doré.
7. Servir accompagné d'une salade verte.

Info à croquer

La frittata pizza est une valeur sûre pour les enfants. Comme une pizza, vous pouvez la garnir de mille et une façons. Variez les légumes, les fromages et complétez avec des olives ou du basilic frais. Vous pouvez, bien sûr, y ajouter quelques tranches de pepperoni ou, mieux, du simili-pepperoni (végétarien). Fait à base de soya et de blé, celui-ci est une option « santé » aux charcuteries, puisqu'il ne contient que peu de gras et pas de nitrites. Et lorsqu'il est dissimulé parmi les autres ingrédients, on n'y voit que du feu !

VALEUR NUTRITIVE
(par portion)
Énergie : **153 Cal**
Protéines : **13 g**
Matières grasses : **9 g**
Glucides : **6 g**
Fibres : **1 g**
Sodium : **298 mg**
Calcium : **125 mg**

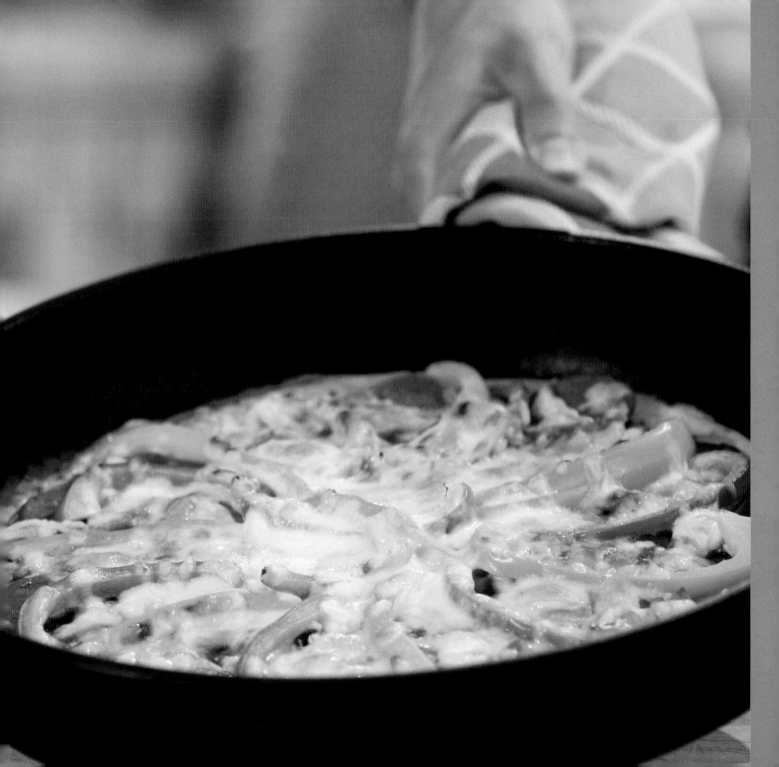

Quasadillas

Ingrédients vedettes

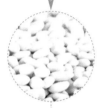

» 6 portions
» Préparation : 15 min
» Cuisson : 20 min

1 conserve de 540 ml (19 oz) de **haricots blancs**, rincés et égouttés

125 ml (1/2 tasse) de **maïs** surgelé

125 ml (1/2 tasse) de **cheddar** râpé (environ 50 g / 1,75 oz)

125 ml (1/2 tasse) de **salsa** du commerce

1/2 **poivron rouge** en petits dés

60 ml (1/4 tasse) de **coriandre fraîche** hachée finement

8 grandes **tortillas** de blé entier

5 ml (1 c. à thé) d'**huile végétale**

Pour le service (facultatif)
150 ml (2/3 tasse) de **salsa** maison ou du commerce

150 ml (2/3 tasse) de **crème sure** à 5 % m.g.

1. Préchauffer le four à 180 °C (350 °F). Placer la grille au centre du four.
2. Dans un grand bol, piler les haricots à l'aide d'un pilon à pommes de terre.
3. Ajouter le maïs, le fromage, la salsa, le poivron et la coriandre, puis mélanger.
4. Placer 4 tortillas sur 2 plaques de cuisson doublées de papier parchemin.
5. Répartir la garniture aux haricots sur les 4 tortillas. Laisser environ 2,5 cm (1 po) libre sur le pourtour de chaque tortilla.
6. Refermer avec les 4 autres tortillas. Presser pour bien sceller. Badigeonner d'huile à l'aide d'un pinceau de cuisine.
7. Cuire au four 20 minutes ou jusqu'à ce que le dessus des quesadillas soit doré.
8. Laisser reposer 5 minutes avant de trancher chaque quesadilla en 6 pointes à l'aide d'un couteau du chef. Déposer les pointes de quesadilla dans une assiette de service et placer au centre de la table. Calculer 4 pointes par personne. Garnir de crème sure et de salsa si désiré.

Info à croquer

C'est une recette parfaite pour apprivoiser les légumineuses. D'abord parce que les enfants aiment les plats mexicains et ensuite, parce que ce plat se mange avec les doigts. On met donc toutes les chances de notre côté ! Les haricots ne sont pilés que grossièrement ; alors on sent leur présence, mais ils ne prennent pas toute la place. J'ai testé cette recette auprès de plusieurs « anti-légumineuses affranchis » et, croyez-moi, ces quesadillas passent le test haut la main !

VALEUR NUTRITIVE
(par portion)
Énergie : **335 Cal**
Protéines : **15 g**
Matières grasses : **8 g**
Glucides : **50 g**
Fibres : **8 g**
Sodium : **342 mg**
Calcium : **210 mg**

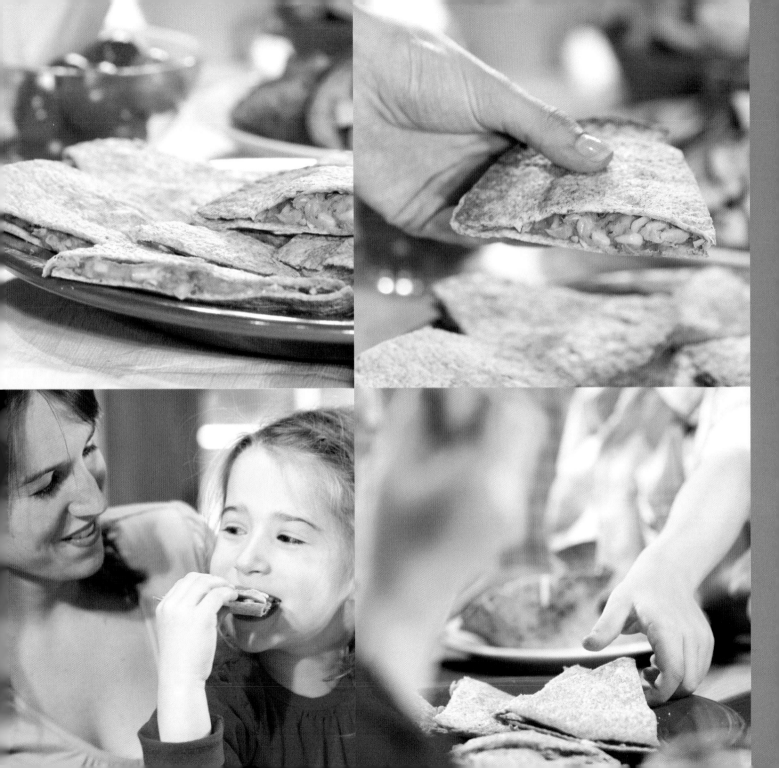

Mini-frittata aux nouilles

Ingrédients vedettes

- » *4 portions*
- » *Préparation : 10 min*
- » *Cuisson : 20 min*

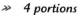

4 œufs

30 ml (2 c. à soupe) de **lait**

15 ml (1 c. à soupe) de **fines herbes séchées**

Poivre et **sel**

500 ml (2 tasses) de **fusilli** ou de rotini aux légumes ou environ 250 ml (1 tasse) de pâtes sèches cuites dans l'eau bouillante selon les indications de l'emballage

250 ml (1 tasse) de **poulet** cuit coupé en dés

1/2 **poivron rouge** en dés

1/2 **poivron jaune** ou orange en dés

250 ml (1 tasse) de **mozzarella** râpé (environ 100 g / 3,5 oz)

1. Préchauffer le four à 200 °C (400 °F). Placer la grille au centre du four.
2. Dans un grand bol, fouetter les œufs et le lait. Incorporer les fines herbes, poivrer généreusement et ajouter une petite pincée de sel si désiré.
3. Distribuer les pâtes, le poulet et les poivrons dans des ramequins ou des petits moules à quiche individuels légèrement huilés.
4. Verser la préparation d'œuf dans chaque moule.
5. Répartir le fromage sur chaque portion.
6. Cuire au four 20 minutes ou jusqu'à ce que le fromage soit doré.
7. Laisser refroidir 5 minutes avant de servir.
8. Accompagner de crudités ou d'une salade verte.

Info à croquer

Lorsque vous cuisinez du poulet, faites-en cuire toujours plus que ce qu'il vous faut pour votre recette. Vous aurez de précieux restes de poulet cuit, parfaits pour préparer cette recette en un temps record. Le poulet cuit se conservera pendant trois ou quatre jours au réfrigérateur, ou jusqu'à quatre mois au congélateur. Décongelez-le au frigo et utilisez-le pour garnir les sandwichs et les salades ou pour transformer une soupe aux légumes en repas complet.

VALEUR NUTRITIVE
(par portion)

Énergie : **105 Cal**
Protéines : **9 g**
Matières grasses : **4 g**
Glucides : **7 g**
Fibres : **1 g**
Sodium : **106 mg**
Calcium : **68 mg**

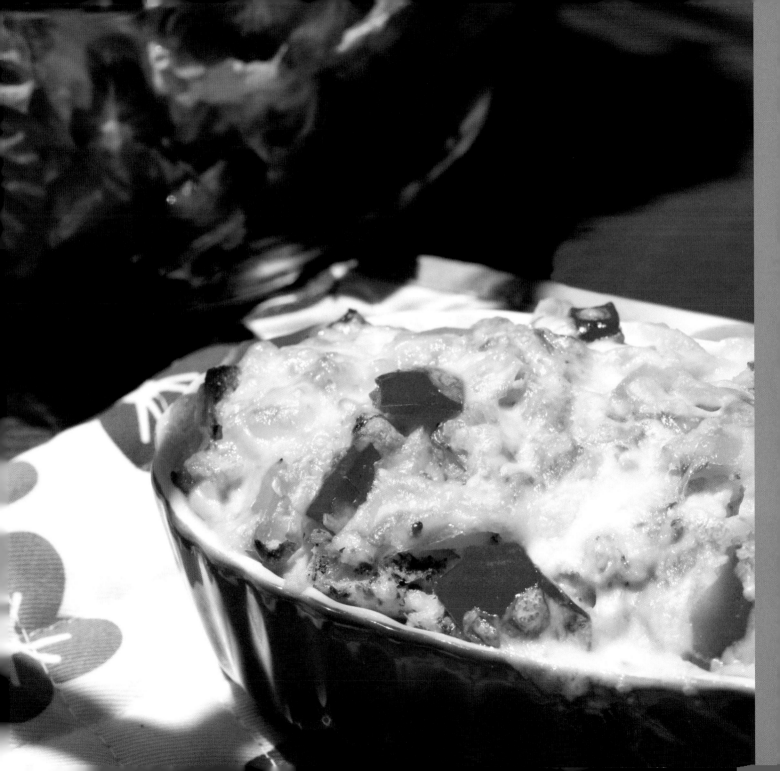

Pizza-pochette

Ingrédients vedettes

» *12 pochettes*
» *Préparation : 15 min*
» *Cuisson : 15 min*

1/2 **poivron jaune** en petits dés

5 **champignons** hachés finement

30 g (1 oz) de **simili-pepperoni végétarien** (environ 10 tranches) haché finement

80 ml (1/3 tasse) de **sauce à pizza** du commerce

125 ml (1/2 tasse) de **mozzarrella** râpé (environ 50 g / 1,75 oz)

12 petites **boules de pain précuites** (de type « dorer et servir »)

10 ml (2 c. à thé) d'**huile végétale** (facultatif, pour badigeonner les pochettes)

1. Préchauffer le four à 180 °C (350 °F). Placer la grille au centre du four.
2. Dans un bol, mélanger le poivron, les champignons, le simili-pepperoni, la sauce et le fromage.
3. Couper une calotte sous chaque petit pain. La conserver. Creuser le pain en retirant une partie de la mie.
4. Garnir les pains d'environ 30 ml (2 c. à soupe) de garniture et replacer la calotte sous le pain pour refermer.
5. Placer les pains sur une plaque de cuisson doublée de papier parchemin. Presser légèrement pour sceller. Badigeonner chaque pain d'un peu d'huile à l'aide d'un pinceau de cuisine.
6. Cuire au four 15 minutes ou jusqu'à ce que les pains soient dorés.
7. Laisser refroidir 5 minutes avant de servir.

Un succès chez moi !

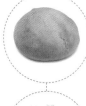

Info à croquer

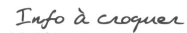

Mon principe de base lorsque je fais l'épicerie : j'achète les aliments le plus près possible de ce que Dame-Nature a créé. C'est fou tout ce que l'on peut cuisiner avec des produits frais et des ingrédients de base, comme des fruits, des légumes, des épices... Ensuite, je transforme ces denrées en délices pour les papilles. C'est ce qui m'a motivée à créer des pizzas-pochettes moins salées, moins grasses, plus nutritives et tout aussi appréciées que celles qui sont offertes dans l'allée des surgelés.

VALEUR NUTRITIVE
(1 pochette)
Énergie : **110 Cal**
Protéines : **5 g**
Matières grasses : **4 g**
Glucides : **15 g**
Fibres : **1 g**
Sodium : **197 mg**
Calcium : **74 mg**

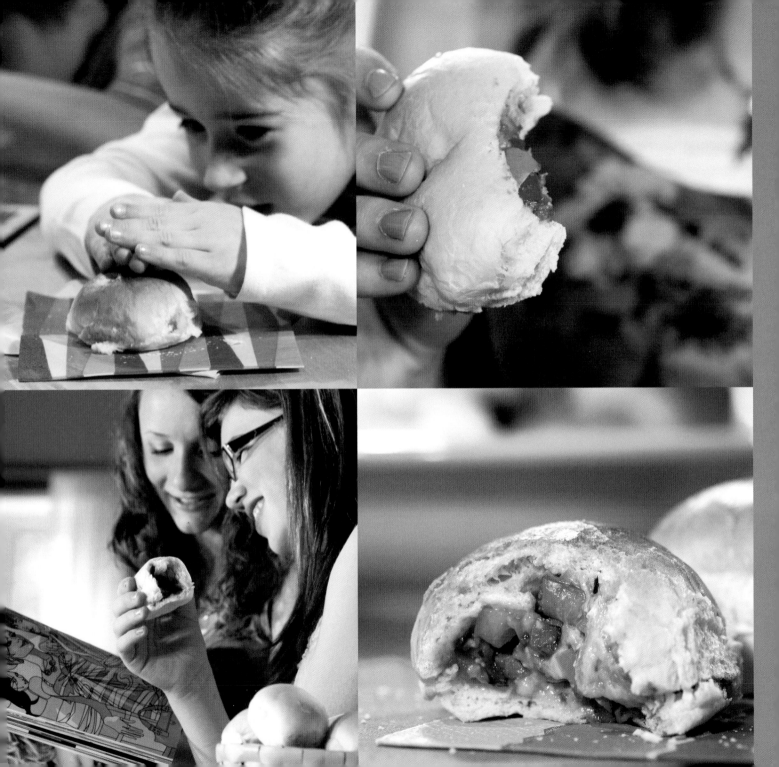

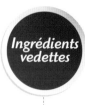

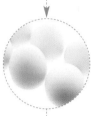

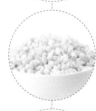

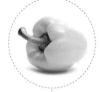

Omelette jaune serin

» *6 portions*
» *Préparation : 10 min*
» *Cuisson : 20 min*

1/2 **oignon jaune** haché finement

5 ml (1 c. à thé) d'**huile végétale**

1 **carotte** râpée

1 gousse d'**ail** hachée

1 **courgette** verte (zucchini) pelée et hachée finement

125 ml (1/2 tasse) de **maïs** surgelé

1/2 **poivron jaune** en petits dés

4 **œufs**

30 ml (2 c. à soupe) d'**eau**

Poivre et **sel**

125 ml (1/2 tasse) de **cheddar orange** râpé (environ 50 g / 1,75 oz)

1. Dans une grande poêle antiadhésive, faire sauter dans l'huile l'oignon et la carotte 5 minutes à feu moyen-vif. Ajouter l'ail, la courgette, le maïs et le poivron. Poursuivre la cuisson 5 minutes.
2. Dans un grand bol, fouetter les œufs et l'eau. Poivrer généreusement et ajouter une petite pincée de sel si désiré.
3. Verser la préparation d'œuf sur les légumes et cuire à feu moyen-doux. Remuer à l'aide d'une spatule de caoutchouc jusqu'à ce que les œufs commencent à figer. Ajouter le fromage, couvrir et poursuivre la cuisson 5 minutes ou jusqu'à ce que les œufs soient entièrement cuits et que le fromage soit fondu.
4. Si désiré, terminer la cuisson sous le gril (à *broil*) pour faire dorer le fromage.

Info à croquer

J'aime bien cuisiner des plats « monochromes ». Des quoi ? Oui, oui, des plats basés sur une seule couleur. Avez-vous remarqué ? Cette omelette contient une foule d'ingrédients orangés : les œufs, le fromage, les poivrons, le maïs, la carotte... Vous pouvez bâtir ainsi des salades de fruits verts, des smoothies ne contenant que des fruits et des légumes rouges, et des soupes... toutes mauves ! C'est un défi amusant, et plus il y a de fruits et de légumes différents, plus votre recette sera nutritive.

VALEUR NUTRITIVE
(par portion)
Énergie : **120 Cal**
Protéines : **8 g**
Matières grasses : **7 g**
Glucides : **7 g**
Fibres : **1 g**
Sodium : **143 mg**
Calcium : **99 mg**

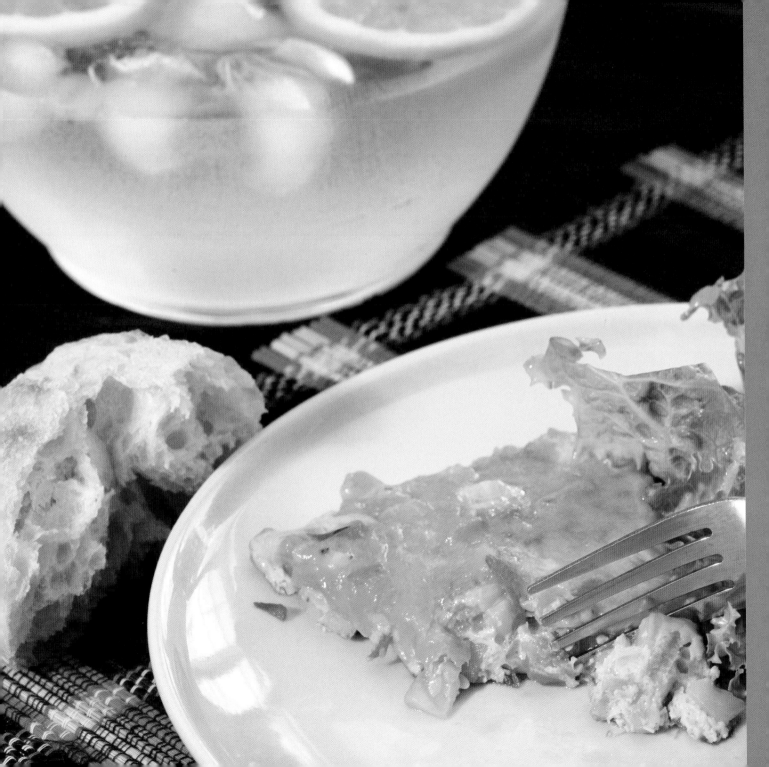

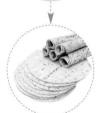

Salade mexicaine dans un bol de tortillas

» **6 portions**
» **Préparation : 15 min**
» **Cuisson : 15 min**

6 petites **tortillas** mexicaines aux légumes ou aux tomates séchées

5 ml (1 c. à thé) d'**huile végétale**

30 ml (2 c. à soupe) de **coriandre fraîche** hachée finement

30 ml (2 c. à soupe) d'**huile végétale**

Jus de 1/2 **citron**

5 ml (1 c. à thé) de **cumin** moulu

Poivre et **sel**

1/2 **avocat** mûr en dés

250 ml (1 tasse) de **poulet cuit** en dés

1 **tomate** en dés

150 ml (2/3 tasse) de **maïs** surgelé

2 **concombres** libanais en dés (avec la pelure)

1 **poivron orange** en dés

1. Préchauffer le four à 180 °C (350 °F). Placer la grille au centre du four.
2. Badigeonner les tortillas d'huile à l'aide d'un pinceau de cuisine. Former un cône et déposer chaque tortilla dans un ramequin d'environ 7,5 cm (3 po) de diamètre.
3. Cuire au four les tortillas dans les ramequins pendant 15 minutes.
4. Pendant ce temps, dans un grand bol, mélanger la coriandre, la deuxième quantité d'huile, le jus de citron et le cumin. Poivrer généreusement et ajouter une petite pincée de sel si désiré.
5. Incorporer l'avocat à la vinaigrette. Ajouter ensuite le reste des ingrédients et mélanger délicatement.
6. Lorsque les cônes de tortillas sont dorés, les sortir du four, les garnir du mélange de légumes et servir immédiatement.

N'oubliez pas de manger le bol !

Info à croquer

Je parie que ces bols de tortillas feront beaucoup jaser ! De la vaisselle qui se mange, c'est cool ! Essayez aussi ma version sucrée pour servir des petits fruits. Choisissez des tortillas nature, badigeonnez-les d'huile et saupoudrez-les de sucre avant la cuisson. L'été, je prépare aussi des cornets pour la crème glacée selon le même principe. Au lieu d'utiliser un ramequin, je forme un cône avec la tortilla (côté givré vers l'extérieur) et je le maintiens en place avec une aiguille que je retire après la cuisson. Délicieux !

VALEUR NUTRITIVE
(par portion)
Énergie : **217 Cal**
Protéines : **11 g**
Matières grasses : **9 g**
Glucides : **24 g**
Fibres : **3 g**
Sodium : **239 mg**
Calcium : **58 mg**

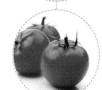

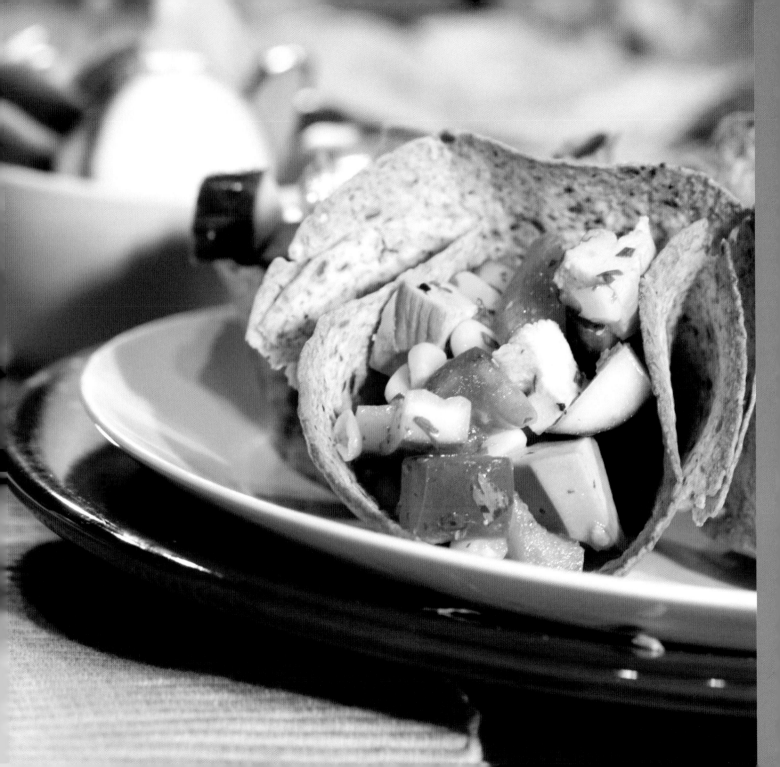

Pâtés jamaïcains

» *12 pâtés*
» *Préparation : 30 min*
» *Cuisson : 45 min*

Garniture
450 g (1 lb) de **poulet** haché

1 **oignon** jaune haché

1 gousse d'**ail** hachée

1 **poivron rouge** en petits dés

150 ml (2/3 tasse) de **maïs** surgelé

30 ml (2 c. à soupe) de **sauce soya**

15 ml (1 c. à soupe) de **sauce chili** (de type Heinz)

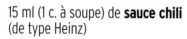

15 ml (1 c. à soupe) de **fines herbes séchées**

2 ml (1/2 c. à thé) de chacun : **cumin** moulu, **gingembre** moulu, **piment de la Jamaïque** (*all-spice*)

Pâte
750 ml (3 tasses) de **farine de blé entier**

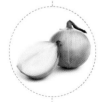

250 ml (1 tasse) de **beurre** froid en cubes

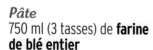

45 ml (3 c. à soupe) d'**eau** froide

1 **œuf** battu (facultatif, pour dorer la pâte)

1. Préchauffer le four à 180 °C (350 °F).
2. Dans une poêle antiadhésive, cuire le poulet à feu moyen-vif sans ajouter de matière grasse. Égrainer la viande à l'aide d'une cuillère de bois. Ne pas trop remuer. Égoutter le gras. Ajouter l'oignon et l'ail, et poursuivre la cuisson 5 minutes. Ajouter le reste des ingrédients de la garniture, remuer et retirer du feu.
3. Pour la pâte, verser la farine dans le robot culinaire et tourner quelques secondes avant d'ajouter le beurre, quelques cubes à la fois, en laissant le robot tourner. Lorsque la pâte forme de petits grains, ajouter l'eau une cuillère à la fois jusqu'à ce que la pâte forme une boule. Retirer la boule de pâte du robot et la séparer en deux parties.
4. À l'aide d'un rouleau à pâtisserie, abaisser la pâte sur une surface légèrement enfarinée jusqu'à environ 0,5 cm (1/4 po) d'épaisseur.
5. Tailler la pâte en 5 rectangles. Garnir chaque rectangle d'un peu de garniture au poulet. Refermer la pâte pour reproduire la forme d'un pâté impérial (*egg-roll*).
6. Placer sur une plaque de cuisson. Badigeonner d'un peu d'œuf.
7. Répéter les étapes 4 à 6 avec l'autre boule de pâte.
8. Former une boule avec les retailles de pâte et répéter les étapes 4 à 6.
9. Cuire au four 35 minutes ou jusqu'à ce que les pâtés soient dorés.

Info à croquer

En visitant les écoles du Québec pour évaluer l'alimentation offerte dans les cafétérias, j'ai goûté aux fameux pâtés jamaïcains. Très populaires, ils ont depuis été retirés de bien des écoles parce qu'ils étaient trop gras et trop salés. Je vous en propose une version « santé », pour faire plaisir à vos ados nostalgiques ou simplement pour faire changement !

VALEUR NUTRITIVE
(par portion)
Énergie : **269 Cal**
Protéines : **12 g**
Matières grasses : **14 g**
Glucides : **26 g**
Fibres : **5 g**
Sodium : **140 mg**
Calcium : **27 mg**

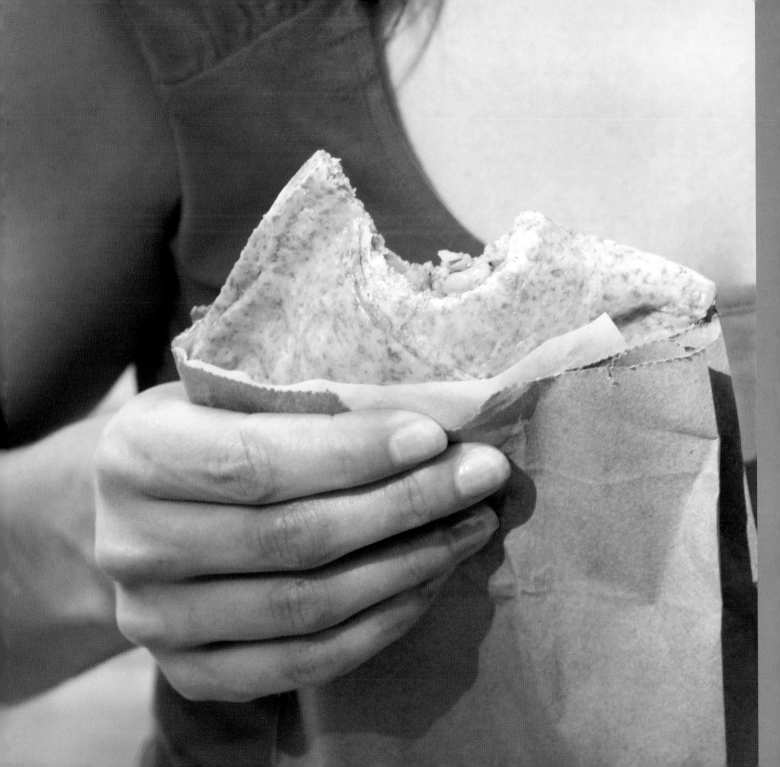

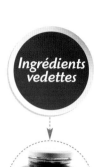

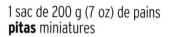

Ingrédients vedettes

Trempette à la grecque

» *6 portions*
» *Préparation : 15 min*
» *Cuisson : 10 min*

1 sac de 200 g (7 oz) de pains **pitas** miniatures

10 ml (2 c. à thé) d'**huile végétale**

1 conserve de 540 ml (19 oz) de **haricots blancs** rincés et égouttés

1 petite gousse d'**ail**

125 ml (1/2 tasse) de **yogourt** nature

80 ml (1/3 tasse) de **poivron rouge** mariné

1/2 **citron** (zeste et jus)

60 ml (1/4 tasse) de **feta** émietté

30 ml (2 c. à soupe) d'**origan grec** frais haché finement

1 **concombre** anglais coupé en tranches

2 **poivrons** coupés en lanières (1 jaune et 1 orange)

1 petit casseau de **tomates cerises**

125 ml à 250 ml (1/2 à 1 tasse) d'**olives Kalamata** (au goût)

1. Préchauffer le four à 180 °C (350 °F). Placer la grille au centre du four.
2. Badigeonner d'huile un côté des pitas. Déposer sur une plaque de cuisson doublée de papier parchemin et cuire au four de 8 à 10 minutes ou jusqu'à ce que les pitas soient dorés.
3. Pendant ce temps, réduire les haricots blancs et l'ail en purée au robot culinaire. Ajouter le yogourt, le poivron mariné, le zeste et le jus de citron. Mixer jusqu'à l'obtention d'une consistance crémeuse.
4. Transvider la trempette dans un bol. Garnir de feta et d'origan, et accompagner de crudités, d'olives et de pitas grillés.

Info à croquer

Dans une cuisine, il y a plein de petits électroménagers et de gadgets inutiles qui finissent par encombrer les armoires. Mais ce n'est pas le cas du robot culinaire. Je le classe dans la catégorie des incontournables ! Il permet de concocter de délicieuses purées pour bébé, de hacher des légumes en un rien de temps et de créer des tartinades et des trempettes à la fois nutritives et onctueuses. Décidément, je ne pourrais pas me passer de mon robot !

VALEUR NUTRITIVE
(par portion)
Énergie : **288 Cal**
Protéines : **13 g**
Matières grasses : **5 g**
Glucides : **49 g**
Fibres : **8 g**
Sodium : **390 mg**
Calcium : **209 mg**

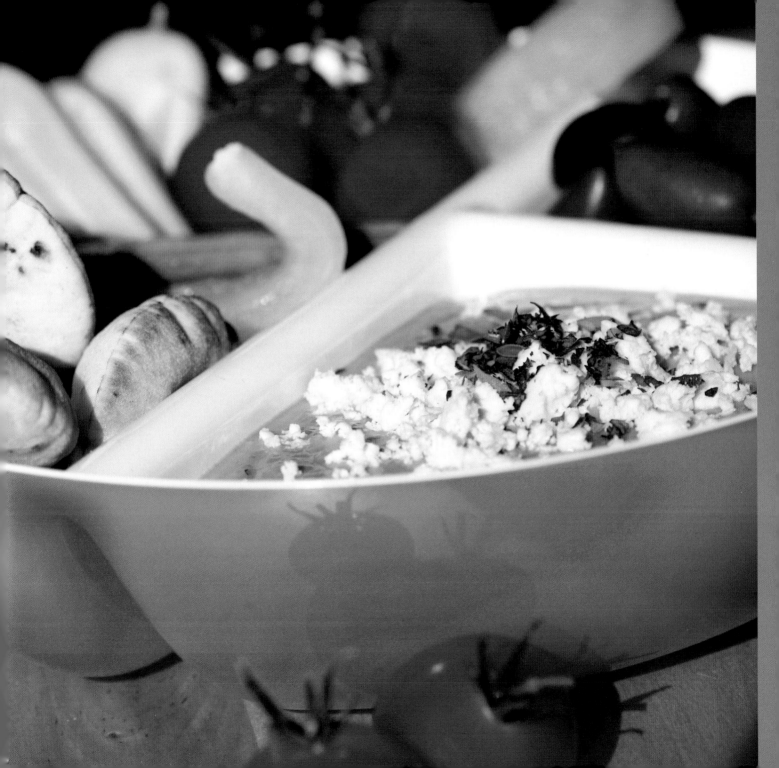

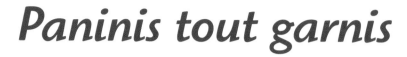

Paninis tout garnis

Ingrédients vedettes

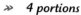

» 4 portions
» Préparation : 15 min
» Cuisson : 20 min

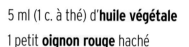

5 ml (1 c. à thé) d'**huile végétale**

1 petit **oignon rouge** haché

1 petite **courgette verte** (zucchini) hachée

125 ml (1/2 tasse) de **poivron rouge** mariné haché

250 ml (1 tasse) de **poulet** cuit, haché au couteau

100 g (3,5 oz) de **fromage de chèvre**

125 ml (1/2 tasse) de **cheddar** râpé (environ 50 g / 1,75 oz)

30 ml (2 c. à soupe) de **basilic** frais haché (facultatif)

Poivre

8 petits **pains ciabatta** (ou 4 gros)

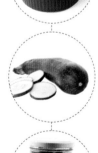

1. Dans une poêle striée, verser l'huile et faire sauter l'oignon 5 minutes à feu moyen-vif. Ajouter la courgette et poursuivre la cuisson 5 minutes.
2. Dans un grand bol, mélanger tous les ingrédients sauf les pains.
3. Couper les pains en deux sur le sens de l'épaisseur. Répartir la garniture à l'intérieur des pains.
4. Cuire dans la poêle striée à feu moyen-vif. Aplatir les paninis à l'aide d'une brique recouverte de papier aluminium ou à l'aide d'un autre objet lourd.
5. Couper les paninis en deux et servir.

Info à croquer

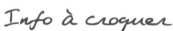

Oh là là ! Vous auriez dû voir la vitesse à laquelle ces paninis sont disparus lors de la séance de photos pour ce livre ! Il fallait retenir les enfants pour que Christian, mon photographe, ait le temps de les prendre en photo. Un pain croustillant, du poulet, du fromage, plein des légumes et voilà, ce n'est pas plus compliqué que ça ! Même ma fille, qui n'aime pas beaucoup les zucchinis, et son ami, qui n'aime pas vraiment les légumes, peu importe lesquels, ont adoré cette recette. Ne perdez donc pas espoir !

VALEUR NUTRITIVE
(par portion)
Énergie : **317 Cal**
Protéines : **23 g**
Matières grasses : **14 g**
Glucides : **23 g**
Fibres : **2 g**
Sodium : **431 mg**
Calcium : **196 mg**

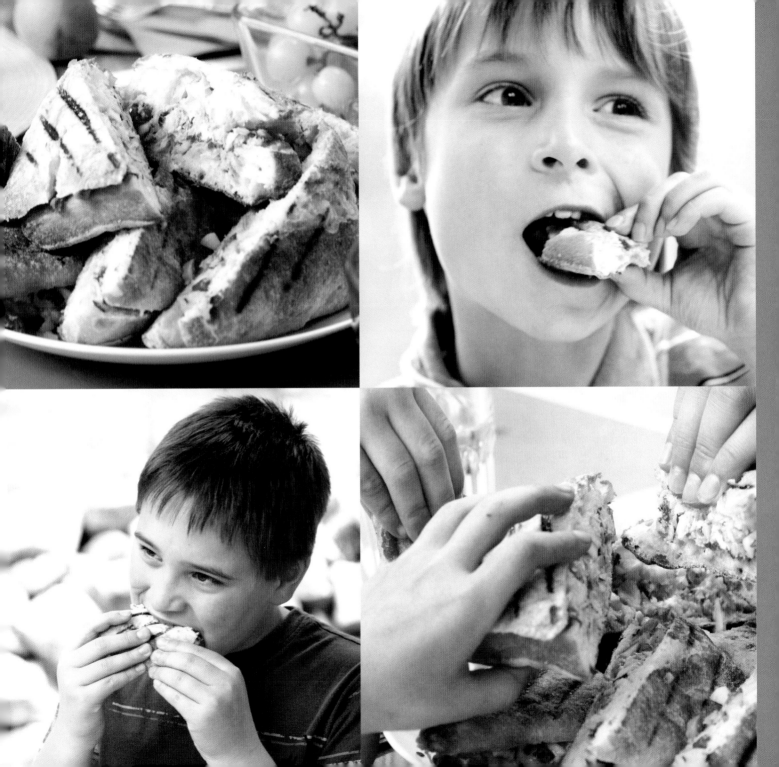

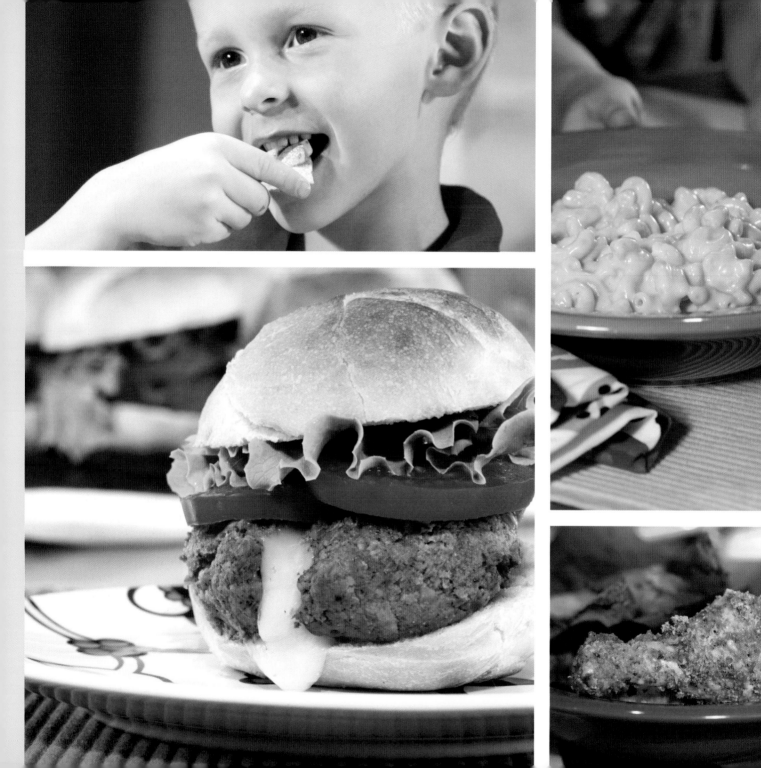

Succès assuré

Ce n'est un secret pour personne, la malbouffe plaît aux jeunes. Alors pourquoi ne pas «emprunter» des recettes de malbouffe et en faire de la «bonne bouffe»?

Je vous propose des plats **bons à s'en lécher les doigts**, mais sans tout le gras, le sel et les ingrédients mystères que l'on trouve dans la restauration rapide.

Pour gagner le cœur de vos enfants, préparez-leur des repas conviviaux, qui se mangent avec les mains, **sans fla-fla**. Les indétrônables burgers, paninis, pizzas, macaronis et croquettes peuvent être revisités en les préparant avec de **bons ingrédients**.

Un burger fait de viande hachée maigre, des croquettes avec une panure maison et de la «vraie» poitrine de poulet (et non un mélange de poulet, de gras et de farine), du macaroni avec des pâtes de blé entier et du «vrai» fromage, des charcuteries contenant plus de viande et moins de sel...

Bref, misez sur la qualité des ingrédients et osez réinventer ces grands classiques pour que vos repas soient des succès assurés!

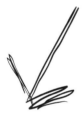

« Mes filles adorent tout ce qu'elles peuvent apprêter ou assembler elles-mêmes comme les tacos, burritos, burgers, salades-repas, pizzas maison... »

Martine, maman de deux filles
(6 et 14 ans)

3 recettes rapides...

pour enfin plaire à tous!

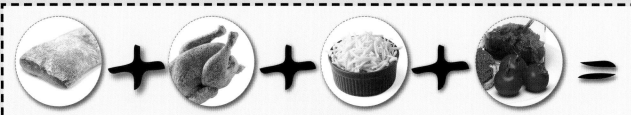

PANINI

Garnir un pain ciabatta coupé en deux avec du poulet cuit, du fromage et du pesto de basilic ou de tomates séchées. Griller dans un four à panini ou dans une poêle striée. Vite fait, bien fait !

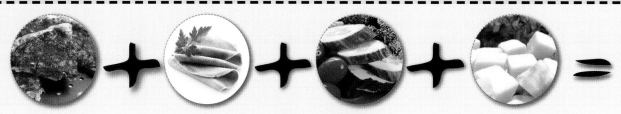

BUFFET MAISON

Un arrêt à la charcuterie du coin pour acheter une vraie bonne pizza froide à l'italienne. Couper la pizza en carrés et disposer dans un plat de service. Compléter avec des tranches de charcuterie, des crudités et différents fromages placés au centre de la table. Chacun se sert, comme lors d'un buffet !

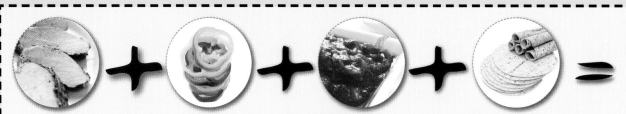

FAJITAS

Dans une poêle striée, griller des lanières de poulet et de poivrons colorés. Placer la poêle sur un sous-plat au centre de la table. Chacun garnit une tortilla de poulet et de poivrons, ajoute de la salsa, roule et déguste.

Succès assuré

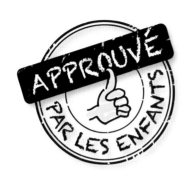

Burgers surprises
Pâte à pizza maison
Pilons de poulet en croûte
Pains de viande miniatures
Macaronis au fromage
Burgers au poulet pané
Saucisses maison
« Ailes » de poulet buffalo
Macaronis Tex-Mex
Pilons de poulet qui collent les doigts
Sauce rosée
Pain maison

Burgers surprises

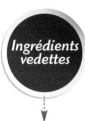
Ingrédients vedettes

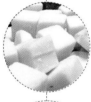

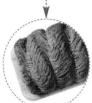

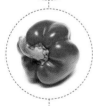

» **8 petits burgers**
» **Préparation : 15 min**
» **Cuisson : 25 min**

1 **carotte** pelée

1/2 **oignon** coupé en 2

1/2 **poivron rouge** coupé en 2

6 **champignons**

340 g (3/4 lb) de **bœuf haché** mi-maigre ou extra-maigre

125 ml (1/2 tasse) de **chapelure** de blé entier assaisonnée à l'italienne

Poivre

45 g (1,5 oz) de **Monterey Jack** coupé en 8 petits cubes

8 petits **pains** ronds

1 **tomate** coupée en 8 tranches

8 feuilles de **laitue**

Condiments au goût

1. Au robot culinaire, hacher la carotte, l'oignon, le poivron et les champignons.
2. Transvider les légumes hachés dans une poêle antiadhésive et cuire à feu moyen-vif pendant 10 minutes pour que l'eau s'évapore des légumes. Remuer à quelques reprises.
3. Pendant ce temps, dans un grand bol, mélanger le bœuf haché, la chapelure et poivrer généreusement. Incorporer les légumes cuits. Diviser la préparation en 8 portions.
4. Placer un cube de fromage au centre de chaque galette et bien refermer pour éviter que le fromage ne s'échappe en fondant.
5. Dans la poêle utilisée à l'étape 2, cuire les galettes à feu moyen-doux 7 ou 8 minutes de chaque côté. Manipuler délicatement et éviter de retourner plusieurs fois.
6. Pendant la cuisson des galettes, couper les pains sur l'épaisseur, les ouvrir en deux et les cuire sous le gril du four (à *broil*) 4 ou 5 minutes ou jusqu'à ce qu'ils soient dorés.
7. Assembler les hamburgers en plaçant une galette au milieu de chaque pain. Garnir de tomate, de laitue et de condiments au goût.

Info à croquer

Chez moi, il y a des légumes dans l'assiette midi et soir, jour après jour. C'est comme ça ! Mais puisque je sais très bien que leur présence dans l'assiette ne signifie pas qu'ils se retrouveront automatiquement dans le bedon, j'aime bien en ajouter aussi à mes recettes. Et ce burger en est le parfait exemple. Les galettes forment un mélange savoureux de viande et de légumes hachés au robot. Et avec le fromage au cœur de chaque galette, cette recette connaît toujours beaucoup de succès.

VALEUR NUTRITIVE
(1 burger)
Énergie : **224 Cal**
Protéines : **15 g**
Matières grasses : **8 g**
Glucides : **23 g**
Fibres : **2 g**
Sodium : **309 mg**
Calcium : **105 mg**

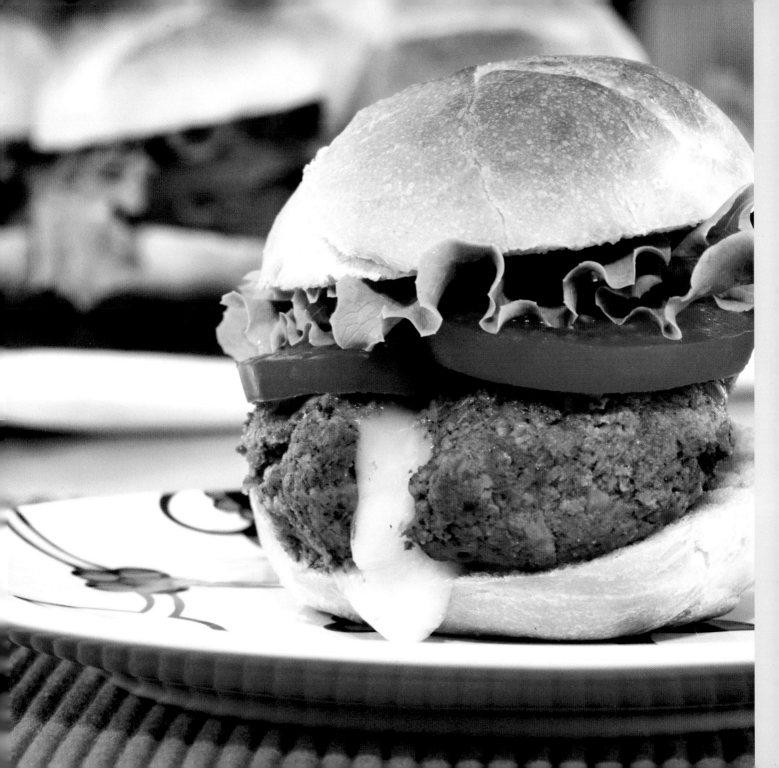

Pâte à pizza maison

Ingrédients vedettes

» *1 croûte épaisse ou 2 croûtes minces*
» *Préparation : 10 min*
» *Cuisson : 15 min*

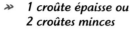

125 ml (1/2 tasse) de **farine à pain** (ou farine tout usage non blanchie)

250 ml (1 tasse) de **farine de blé entier**

10 ml (2 c. à thé) ou 1 sachet de 8 g de **levure sèche** formule pizza ou de levure à levée rapide (de type Fleischmann's)

2 ml (1/2 c. à thé) de **sel**

5 ml (1 c. à thé) de **sucre**

150 ml (2/3 tasse) d'**eau** chaude

30 ml (2 c. à soupe) d'**huile végétale**

Semoule de maïs (facultatif, pour la cuisson)

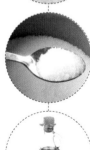

1. Préchauffer le four à 220 °C (450 °F). Placer la grille au centre du four.
2. Dans un bol, mélanger la farine à pain, la moitié de la farine de blé entier, la levure, le sel et le sucre.
3. Former un puits au centre et y verser l'eau et l'huile. Mélanger jusqu'à la formation d'une boule de pâte collante.
4. Saupoudrer le reste de la farine sur une surface de travail. Déposer la pâte et pétrir à la main jusqu'à ce que toute la farine libre soit intégrée à la pâte (environ 5 minutes).
5. Étendre la pâte sur une ou deux plaques à pizza, selon l'épaisseur de croûte souhaitée. Utiliser un rouleau à pâtisserie si désiré.
6. Garnir au goût et cuire au four pendant 15 minutes.

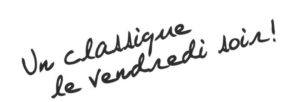

Un classique le vendredi soir !

Info à croquer

Les pizzas surgelées et les pizzas du restaurant ont un point en commun : elles sont des mines de sel ! C'est ce qui nous a motivés à préparer notre pizza à la maison. C'est souvent le vendredi soir que l'on cuisine cette recette en famille. On s'amuse à pétrir la pâte et ensuite, on fait soit une grande pizza familiale ou des petites pizzas individuelles, que l'on garnit en laissant libre cours à notre créativité. Vous verrez, ce n'est pas compliqué et votre pizza sera bien « meilleure qu'au resto » !

VALEUR NUTRITIVE
(1/4 croûte épaisse ou 1/2 croûte mince)
Énergie : **115 Cal**
Protéines : **4 g**
Matières grasses : **4 g**
Glucides : **18 g**
Fibres : **2 g**
Sodium : **118 mg**
Calcium : **7 mg**

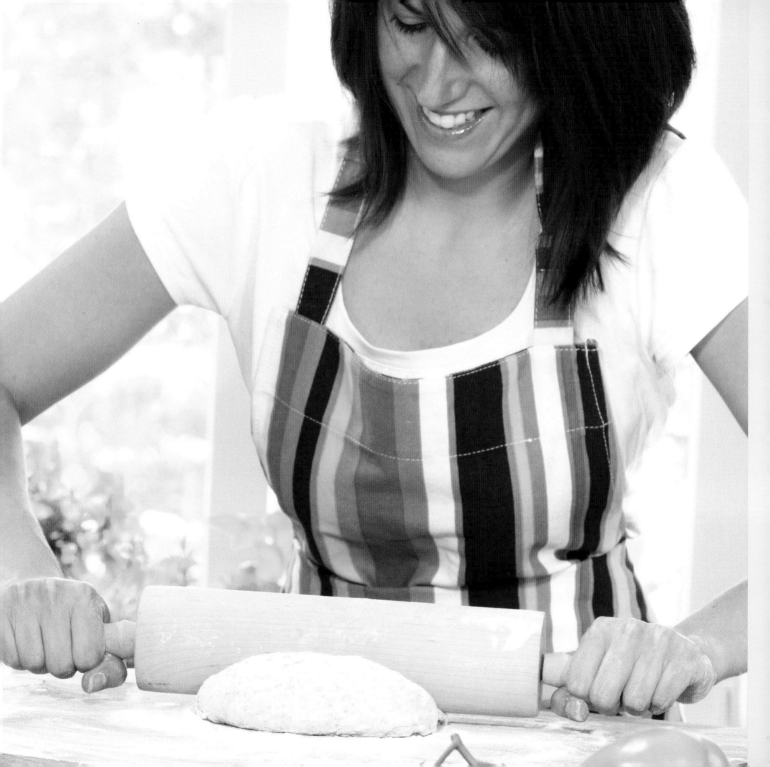

Pilons de poulet en croûte

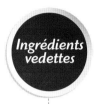

Ingrédients vedettes

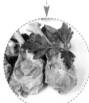

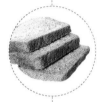

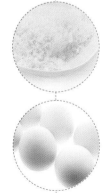

- » *12 pilons*
- » *Préparation : 20 min*
- » *Cuisson : 40 min*

6 tranches de **pain** frais de blé entier sans les croûtes

60 ml (1/4 tasse) de **parmesan** fraîchement râpé

15 ml (1 c. à soupe) d'**herbes de Provence**

5 ml (1 c. à thé) de **paprika**

2 ml (1/2 c. à thé) de **poudre d'ail**

2 **œufs**

150 ml (2/3 tasse) de **farine de blé entier**

Poivre et **sel**

12 **pilons** de poulet sans la peau

1. Préchauffer le four à 180 °C (350 °F). Placer la grille au centre du four.
2. Au robot culinaire, réduire le pain frais en chapelure. Transvider dans un grand bol. Ajouter le fromage, les herbes, le paprika et l'ail.
3. Dans un autre bol, battre les œufs à la fourchette.
4. Dans un troisième bol, verser la farine, poivrer généreusement et ajouter une petite pincée de sel si désiré.
5. Pour la panure, enrober d'abord chaque pilon de farine, tremper ensuite dans les œufs et terminer en enrobant de chapelure de pain frais.
6. Placer sur une plaque de cuisson doublée de papier parchemin. Cuire au four 40 minutes ou jusqu'à ce que la croûte soit bien dorée.
7. Servir avec des crudités et des frites cuites au four (voir page 190).

Info à croquer

Cette recette pourrait bien détrôner le poulet frit dans le cœur de vos enfants. Le secret de sa panure croustillante ? Le pain frais ! Bien important : achetez des pilons sans la peau ou retirez-la vous-même. Sinon, la chapelure ne collera pas bien et le résultat, en plus d'être plus gras, sera décevant. Sollicitez l'aide de vos enfants pour cette recette. S'ils n'ont pas peur de se salir un peu, je suis certaine qu'ils adoreront se plonger les mains dans les bols d'œufs ou de chapelure.

VALEUR NUTRITIVE
(2 pilons)
Énergie : **306 Cal**
Protéines : **35 g**
Matières grasses : **9 g**
Glucides : **22 g**
Fibres : **4 g**
Sodium : **355 mg**
Calcium : **111 mg**

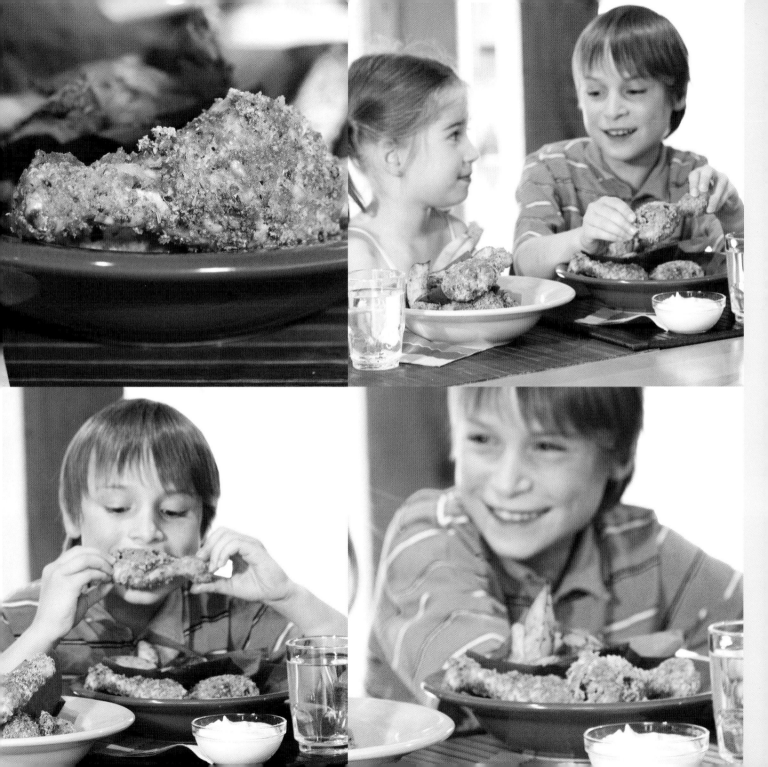

Pains de viande miniatures

Ingrédients vedettes

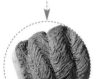

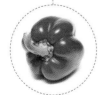

» *4 à 6 portions*
» *Préparation : 10 min*
» *Cuisson : 30 min*

1/2 **oignon** jaune coupé en 2

1 **courgette** jaune ou verte (zucchini)

1 **carotte** non pelée

1/2 **poivron rouge** coupé en 2

1 gousse d'**ail**

450 g (1 lb) de **bœuf haché** extra-maigre

125 ml (1/2 tasse) de **chapelure** de blé entier assaisonnée à l'italienne

15 ml (1 c. à table) d'**herbes de Provence**

Poivre

12 tranches minces de **prosciutto**

60 ml (1/4 tasse) de **pâte de tomate**

60 ml (1/4 tasse) de **parmesan** fraîchement râpé

1. Préchauffer le four à 200 °C (400 °F). Placer la grille au centre du four.
2. Hacher les légumes au robot culinaire. Égoutter si nécessaire.
3. Dans un grand bol, mélanger les légumes hachés, le bœuf, la chapelure, les herbes et poivrer généreusement.
4. Placer une tranche de prosciutto au fond de chaque trou d'un moule à muffins antiadhésif.
5. Répartir la préparation à base de viande sur chaque tranche de prosciutto.
6. Refermer le prosciutto sur la viande. Étendre la pâte de tomate sur chaque portion et saupoudrer de fromage.
7. Cuire au four 30 minutes. Servir avec une salade verte et des pommes de terre en purée, si désiré (voir page 194).

Astucieux !

Info à croquer

Ces petits pains de viande sont tellement mignons ! Tout ce qui est mini remporte un mégasuccès auprès des enfants. Alors, misez sur cette popularité et préparez ces pains de viande hyper nourrissants en ajoutant une variété des légumes hachés finement.
Et même si cette recette regorge de légumes « cachés », servez-en aussi à côté. C'est bien lorsque les enfants mangent des légumes à leur insu, mais c'est encore mieux lorsqu'ils le font consciemment !

VALEUR NUTRITIVE
(par portion)
Énergie : **257 Cal**
Protéines : **29 g**
Matières grasses : **10 g**
Glucides : **12 g**
Fibres : **2 g**
Sodium : **474 mg**
Calcium : **105 mg**

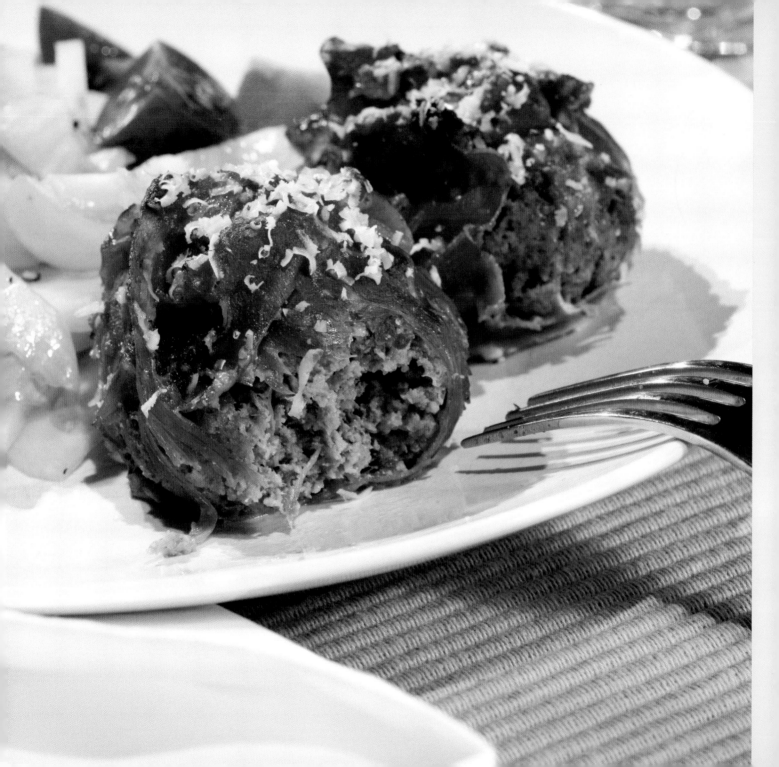

Macaronis au fromage

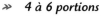

- » *4 à 6 portions*
- » *Préparation : 15 min*
- » *Cuisson : 20 min*

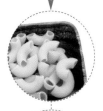

300 g (10 oz) de **macaronis** (ou autres pâtes courtes)

30 ml (2 c. à soupe) de **beurre**

30 ml (2 c. à soupe) de **farine tout usage** non blanchie

375 ml (1 1/2 tasse) de **lait**

250 ml (1 tasse) de **cheddar orange** fort râpé (environ 100 g / 3,5 oz)

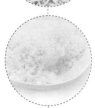

60 ml (1/4 tasse) de **parmesan** fraîchement râpé

45 ml (3 c. à soupe) de **sauce à pizza** douce ou piquante

1. Cuire les pâtes dans l'eau bouillante jusqu'à ce qu'elles soient *al dente*. Consulter le mode de cuisson sur l'emballage.
2. Pendant ce temps, dans une casserole moyenne, faire fondre le beurre à feu moyen. Saupoudrer la farine sur le beurre et bien mélanger. Cuire 2 ou 3 minutes avant d'ajouter 125 ml (1/2 tasse) de lait. Fouetter vigoureusement pour bien intégrer la farine au lait.
3. Verser le reste du lait et porter à ébullition en remuant constamment. Réduire à feu doux dès le premier bouillon. Ajouter les fromages et la sauce à pizza et mélanger jusqu'à ce que le fromage soit complètement fondu.
4. Incorporer délicatement les pâtes cuites et égouttées. Servir immédiatement.

Info à croquer

Dès les premiers instants, il était évident qu'une recette de macaronis au fromage se retrouverait dans mon livre. Avec courage, je me suis mesurée à cette icône pour en créer une version plus nutritive. À chaque tentative, je faisais goûter à des fans invétérés du « Mac and Cheese » et j'ajustais ma recette jusqu'à ce que j'obtienne leur approbation. Voici le résultat ! Ah oui, un conseil : si vous préparez la recette à l'avance, ajoutez-lui un peu plus de lait au moment de la réchauffer, ce sera meilleur !

VALEUR NUTRITIVE
(par portion)
Énergie : **386 Cal**
Protéines : **17 g**
Matières grasses : **12 g**
Glucides : **52 g**
Fibres : **2 g**
Sodium : **235 mg**
Calcium : **284 mg**

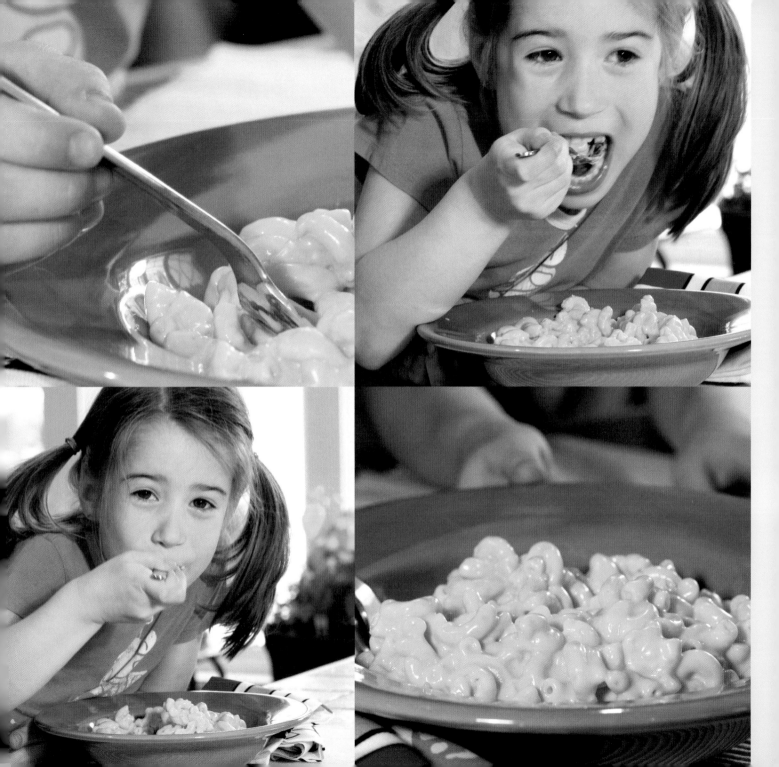

Burgers au poulet pané

>> *4 portions*
>> *Préparation : 15 min*
>> *Cuisson : 25 min*

125 ml (1/2 tasse) de **yogourt** nature

1/2 **citron** (zeste et jus)

15 ml (1 c. à soupe) de **moutarde** de Dijon

Poivre

2 demi-poitrines de **poulet** (environ 600 g / 1 1/3 lb)

375 ml (1 1/2 tasse) de **flocons de maïs** non sucrés émiettés avec les doigts (de type Corn Flakes)

125 ml (1/2 tasse) de **chapelure** de blé entier assaisonnée à l'italienne

60 ml (1/4 tasse) de **parmesan** fraîchement râpé

4 **pains ciabatta** carrés ou 4 gros pains à hamburger

Tranches de **tomate**

Feuilles de **laitue**

Mayonnaise (facultatif)

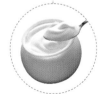

1. Préchauffer le four à 200 °C (400 °F). Placer la grille au centre du four.
2. Dans un bol, mélanger le yogourt, le zeste et le jus de citron, la moutarde et poivrer généreusement.
3. Couper les demi-poitrines en deux sur le sens de la largeur. Recouvrir d'une pellicule de plastique et aplatir les morceaux de poulet en frappant avec un marteau à viande ou une boîte de conserve.
4. Laisser reposer le poulet dans le yogourt de 5 à 10 minutes.
5. Pendant ce temps, dans un bol, mélanger les flocons de maïs, la chapelure et le fromage.
6. Plonger les morceaux de poulet marinés dans la chapelure. Déposer sur une plaque de cuisson doublée de papier parchemin.
7. Cuire au four 30 minutes. Pendant ce temps, préparer les garnitures pour les burgers. Mettre les pains au four pendant les 5 dernières minutes de la cuisson du poulet.
8. Assembler les burgers en plaçant un morceau de poulet pané au centre de chaque pain. Compléter avec des tranches de tomate, de la laitue et de la mayonnaise, si désiré.

Info à croquer

Je dois l'avouer, ce chapitre m'a donné du fil à retordre. Je voulais que chaque recette soit un vrai « succès assuré » pour votre famille. Des valeurs sûres. Mais puisque je retravaillais des classiques, je m'exposais aussi aux comparaisons. Créer un burger de poulet pané meilleur pour la santé, mais aussi bon au goût que ceux des chaînes de restauration rapide, voilà tout un défi. Vous me direz ce que votre famille en a pensé !

VALEUR NUTRITIVE
(par portion)
Énergie : **461 Cal**
Protéines : **37 g**
Matières grasses : **10 g**
Glucides : **53 g**
Fibres : **4 g**
Sodium : **571 mg**
Calcium : **244 mg**

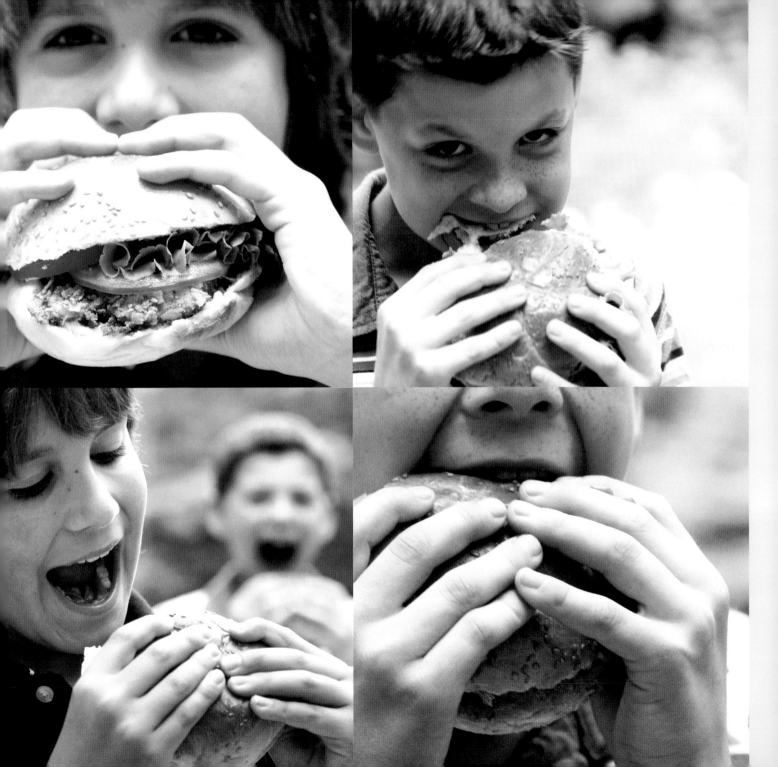

Saucisses maison

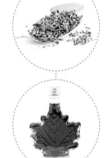

» **4 portions**
» **Préparation : 15 min**
» **Cuisson : 15 min**

450 g (1 lb) de **veau haché**

125 ml (1/2 tasse) de **chapelure** de blé entier

30 ml (2 c. à soupe) de **fines herbes à l'italienne**

15 ml (1 c. à soupe) de **sirop d'érable**

Poivre et **sel**

1 pincée de flocons de **piment fort** (facultatif)

1. Préchauffer le barbecue ou le four à 200 °C (400 °F). Placer la grille au centre du four.
2. Dans un grand bol, mélanger le veau, la chapelure, les herbes et le sirop. Poivrer généreusement et ajouter une petite pincée de sel si désiré.
3. Pour une version épicée, ajouter une pincée de piment fort.
4. Diviser la préparation en 8 boules. Façonner chaque boule en saucisse autour d'un pic à brochette.
5. Cuire au barbecue à intensité moyenne ou au four sur une plaque doublée d'une grille de cuisson pendant 15 minutes ou jusqu'à ce que les saucisses soient légèrement dorées.
6. Servir avec une salade verte et des pommes de terre rissolées.

Info à croquer

Pour cette recette, je me suis inspirée des fameuses saucisses de porc servies dans les restaurants au déjeuner. Ma fille les aime bien, alors j'ai décidé d'en faire une version maison. Ma recette, très simple, laisse place à l'improvisation. Vous pouvez « l'améliorer » en ajoutant des tomates séchées, du fromage, d'autres épices et en changeant le veau pour du poulet, du porc ou de l'agneau. Créez vos propres saucisses « artisanales » pour une fraction du prix de celles qui sont vendues dans les épiceries fines.

VALEUR NUTRITIVE
(par portion)
Énergie : **288 Cal**
Protéines : **24 g**
Matières grasses : **8 g**
Glucides : **13 g**
Fibres : **1 g**
Sodium : **307 mg**
Calcium : **87 mg**

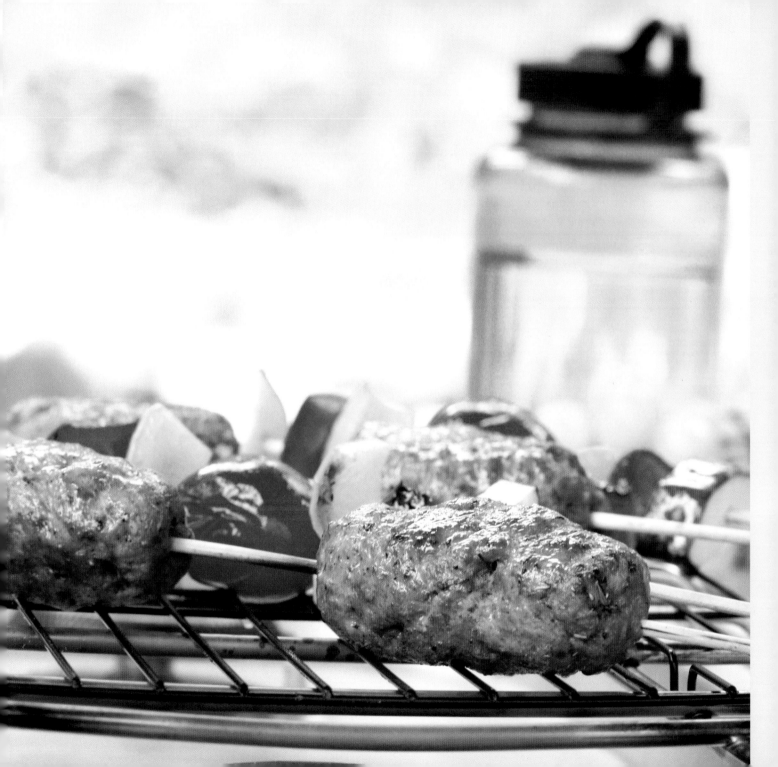

«Ailes» de poulet buffalo

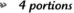

Ingrédients vedettes

» **4 portions**
» **Préparation : 10 min**
» **Cuisson : 10 min**

600 g (1 1/3 lb) de **haut de cuisse** de poulet désossé sans peau

30 ml (2 c. à soupe) de **farine de blé entier**

15 ml (1 c. à soupe) de **chapelure** de blé entier

15 ml (1 c. à soupe) de **paprika**

5 ml (1 c. à thé) de **poudre de chili** douce ou piquante

5 ml (1 c. à thé) de **cassonade**

5 ml (1 c. à thé) de **cumin** moulu

1 pincée de **piment de Cayenne**

30 ml (2 c. à soupe) d'**huile végétale**

80 ml (1/3 tasse) de **sauce barbecue** du commerce douce ou piquante

Crème sure (facultatif)

1. Couper chaque haut de cuisse en 3 larges lanières de façon à imiter la forme d'une aile de poulet.
2. Dans un grand sac hermétique pour congélation, mélanger la farine, la chapelure, le paprika, le chili, la cassonade, le cumin et le piment.
3. Ajouter les morceaux de poulet, refermer le sac et secouer pour bien enrober chaque morceau.
4. Dans une poêle bien chaude, verser l'huile et déposer le poulet pour le faire griller à feu moyen. Manipuler délicatement à l'aide d'une pince. Retourner les morceaux lorsqu'ils sont dorés. Éviter de tourner plusieurs fois.
5. Déposer les morceaux de poulet dans un plat de service, napper de sauce barbecue et accompagner de crème sure si désiré. Servir avec des crudités.

Info à croquer

Les ailes de poulet sont l'aliment par excellence des amateurs de hockey ! Plus besoin de se rendre dans les bars sportifs : vous pouvez recréer une soirée tout aussi réussie en préparant ces ailes de poulet « santé ». Elles sont beaucoup moins grasses et salées que les « vraies » ailes de poulet buffalo. Invitez des amis et préparez d'autres plats festifs, comme les pizzas-pochettes de la page 104, les quesadillas de la page 100 et la salsa de la page 228.

VALEUR NUTRITIVE
(par portion)
Énergie : **284 Cal**
Protéines : **28 g**
Matières grasses : **12 g**
Glucides : **15 g**
Fibres : **2 g**
Sodium : **273 mg**
Calcium : **55 mg**

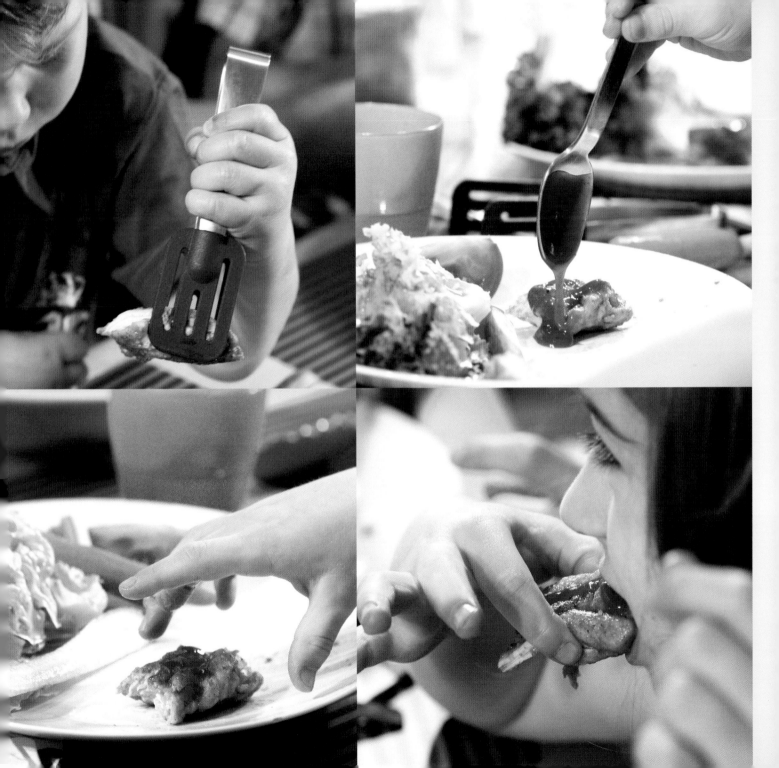

Macaronis Tex-Mex

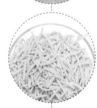

Ingrédients vedettes

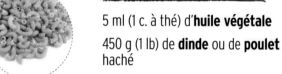

» **6 portions**
» **Préparation : 15 min**
» **Cuisson : 20 min**

5 ml (1 c. à thé) d'**huile végétale**

450 g (1 lb) de **dinde** ou de **poulet** haché

5 ml (1 c. à thé) de **cumin** moulu

5 ml (1 c. à thé) de **poudre de chili** douce ou piquante

Poivre

1/2 **oignon rouge** haché

1 gousse d'**ail** hachée

500 ml (2 tasses) de **macaronis** de blé entier

250 ml (1 tasse) de **maïs** surgelé

1 **poivron rouge** en dés

1 **poivron jaune** en dés

1 branche de **céleri** hachée

1 conserve de 796 ml (28 oz) de **tomates** en dés

250 ml (1 tasse) de **bouillon de poulet** maison ou du commerce, réduit en sodium

250 ml (1 tasse) de **cheddar orange** râpé (environ 100 g / 3,5 oz)

Crème sure (pour la garniture, facultatif)

1. Dans une grande poêle antiadhésive à hauts rebords, chauffer l'huile, ajouter la dinde et cuire 7 minutes à feu moyen-vif. Égrainer la dinde à l'aide d'une cuillère de bois. Ne pas trop remuer. Égoutter le gras après la cuisson.
2. Ajouter les épices et l'oignon et poivrer généreusement.
3. Incorporer le maïs, les macaronis, les poivrons et le céleri.
4. Verser ensuite la conserve de tomates avec le jus et ajouter le bouillon.
5. Couvrir et cuire à feu moyen pendant 30 minutes ou jusqu'à ce que les pâtes soient *al dente* et que le liquide soit presque tout absorbé.
6. Saupoudrer de fromage, garnir de crème sure et servir au centre de la table.

Tout cuit dans la même poêle !

Info à croquer

Je crois qu'il n'y a pas plus convivial que de servir un plat familial au centre de la table. Chacun se sert une portion et en reprend à sa faim. Votre appétit varie d'un jour à l'autre, et c'est d'autant plus vrai pour les enfants. Un soir, ils mangent plus que nous alors que le lendemain, ils ont un appétit d'oiseau. On ne devrait pas les forcer à manger. Notre rôle de parent consiste à leur offrir des aliments sains et à les encourager à goûter, sans pression. La patience se chargera du reste.

VALEUR NUTRITIVE
(par portion)
Énergie : **354 Cal**
Protéines : **23 g**
Matières grasses : **12 g**
Glucides : **42 g**
Fibres : **6 g**
Sodium : **274 mg**
Calcium : **193 mg**

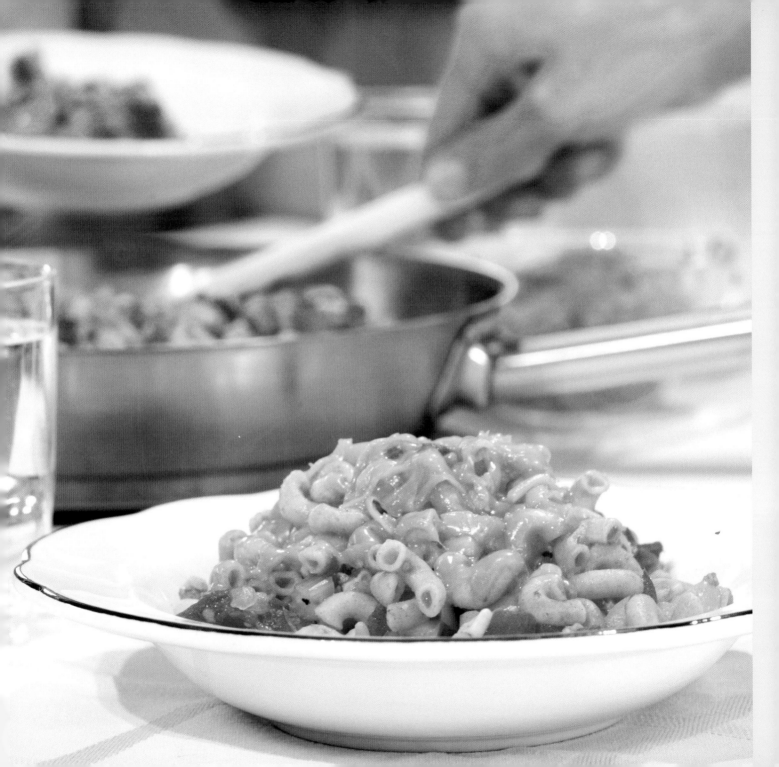

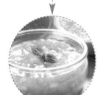

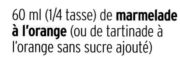

Pilons de poulet qui collent les doigts

» **4 portions**
» **Préparation : 10 min**
» **Cuisson : 60 min**

60 ml (1/4 tasse) de **marmelade à l'orange** (ou de tartinade à l'orange sans sucre ajouté)

60 ml (1/4 tasse) de **sauce hoisin**

30 ml (2 c. à soupe) de **vinaigre de riz**

30 ml (2 c. à soupe) de **miel**

12 **pilons de poulet** sans la peau

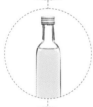

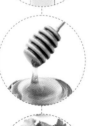

1. Préchauffer le four à 200 °C (400 °F). Placer la grille au centre du four.
2. Dans un grand sac de congélation hermétique, ajouter tous les ingrédients sauf le poulet. Refermer le sac et manipuler le tout avec les doigts pour bien mélanger.
3. Ajouter les pilons, refermer et manipuler de nouveau le sac pour bien enrober les pilons.
4. Transvider les pilons et la marinade dans un grand plat rectangulaire allant au four.
5. Cuire au four 60 minutes en retournant les pilons dans la sauce à la mi-cuisson.
6. Servir avec du riz et des légumes sautés à l'asiatique (voir page 224).

Succulent!

Info à croquer

On trouve la sauce hoisin, un condiment asiatique fait de haricots de soya fermentés, de patate douce, de sucre et d'épices, dans toutes les épiceries, aux côtés de la sauce soya. Il n'y a rien de tel pour donner un accent oriental à vos sautés, riz aux légumes et marinades pour la viande. Et ce sera la faute de cette sauce si les doigts de vos petits gloutons sont tout collés ce soir. C'est impoli de se lécher les doigts ? Allons, une fois n'est pas coutume !

VALEUR NUTRITIVE
(par portion)

Énergie : **339 Cal**
Protéines : **39 g**
Matières grasses : **7 g**
Glucides : **29 g**
Fibres : **1 g**
Sodium : **325 mg**
Calcium : **31 mg**

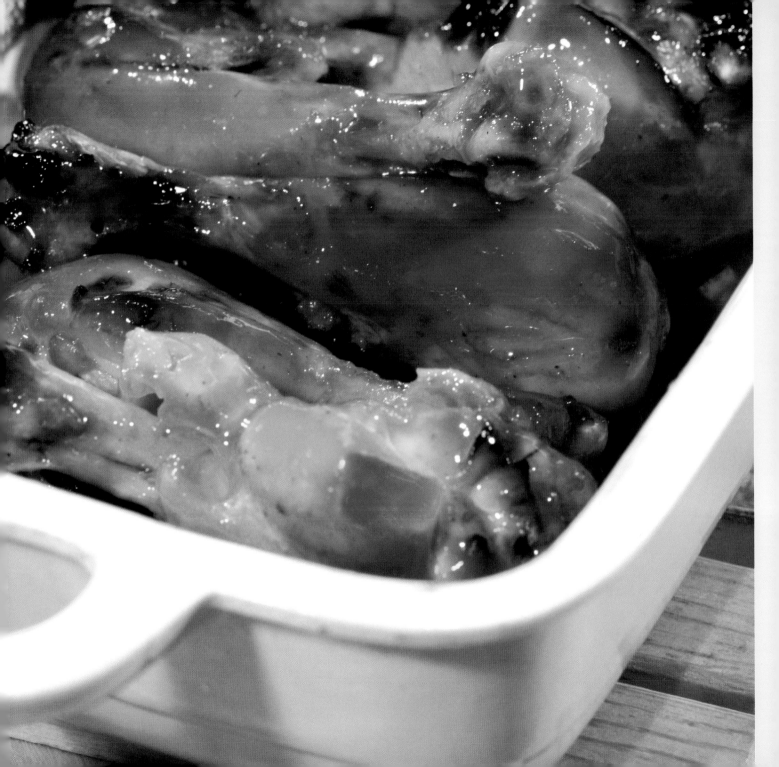

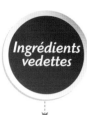

Ingrédients vedettes

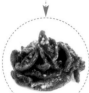

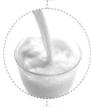

Sauce rosée

» *6 portions*
» *Préparation : 10 min*
» *Cuisson : 25 min*

125 ml (1/2 tasse) de **tomates séchées** dans l'huile hachées grossièrement (environ 10 morceaux)

1 petit **oignon** haché finement

1 conserve de 796 ml (28 oz) de **tomates** en dés égouttées

1 gousse d'**ail** hachée

500 ml (2 tasses) de **lait**

60 ml (1/4 tasse) de **farine** tout usage non blanchie

250 ml (1 tasse) de **mozzarella** allégé de type Allegro 4 % (environ 100 g / 3,5 oz)

15 ml (1 c. à soupe) d'**herbes de Provence**

Poivre et **sel**

1. Dans une casserole moyenne, cuire les tomates séchées et les oignons 7 minutes à feu moyen. Ne pas ajouter de matières grasses, l'huile contenue dans les tomates séchées suffira.
2. Incorporer les tomates égouttées et l'ail, couvrir et cuire 10 minutes.
3. Pendant ce temps, verser 250 ml (1 tasse) de lait dans un grand bol. Saupoudrer la farine en fine pluie et fouetter vigoureusement pour éviter que la farine ne forme des grumeaux.
4. Ajouter le reste du lait et verser la préparation dans une autre casserole. Chauffer à feu moyen en fouettant régulièrement jusqu'à épaississement. Ne pas porter à ébullition.
5. Pendant ce temps, réduire la préparation de tomates en purée au mélangeur électrique (*blender*).
6. Ajouter la purée de tomates et le fromage râpé à la préparation au lait. Incorporer les herbes, poivrer généreusement et saler uniquement si nécessaire.
7. Servir sur des pâtes de blé entier. Se conserve 5 jours au réfrigérateur.

Recette idéale pour prendre de l'avance

Info à croquer

Cette recette de sauce rosée est à faire rêver ! Elle est crémeuse et savoureuse, et ne contient que 3 grammes de gras par portion, alors que les sauces rosées vendues à l'épicerie ou au restaurant contiennent facilement 10 fois plus de gras ! Un conseil : préparez-la à l'avance. Cuisinée le week-end, elle fera votre bonheur, et celui de votre famille, lorsqu'un soir de semaine, tout le monde rentrera à la maison affamé et épuisé !

VALEUR NUTRITIVE
(par portion)

Énergie : **141 Cal**
Protéines : **12 g**
Matières grasses : **3 g**
Glucides : **17 g**
Fibres : **2 g**
Sodium : **436 mg**
Calcium : **304 mg**

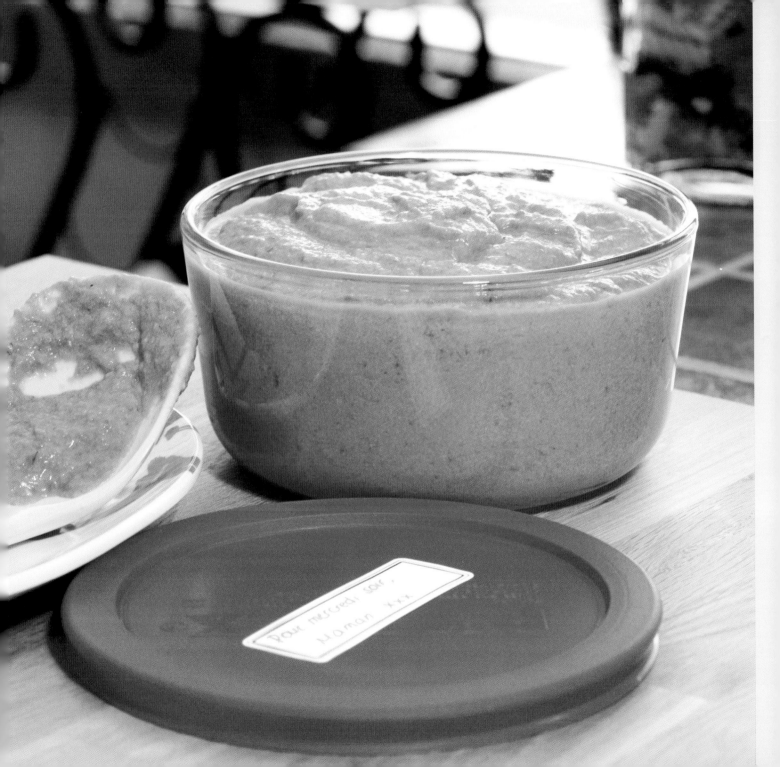

Pain maison

Ingrédients vedettes

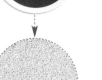

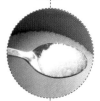

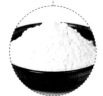

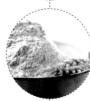

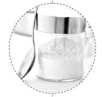

» **4 petites baguettes**
» **Préparation : 15 min**
» **Cuisson : 12 min**
» **Attente : 35 min**

10 ml (2 c. à thé) ou 1 sachet de 8 g de **levure sèche** active traditionnelle (de type Fleischmann's)

180 ml (3/4 tasse) d'**eau** chaude (mais non bouillante)

10 ml (2 c. à thé) de **sucre**

250 ml (1 tasse) de **farine à pain**

125 ml (1/2 tasse) de **farine de blé entier**

2 ml (1/2 c. à thé) de **sel**

45 ml (3 c. à soupe) d'**huile végétale**

1. Préchauffer le four à 245 °C (475 °F). Placer la grille au centre du four.
2. Dans un petit bol, mélanger la levure, l'eau et le sucre. Laisser reposer de 5 à 10 minutes, jusqu'à ce que le mélange forme des bulles.
3. Pendant ce temps, dans un grand bol, mélanger les farines et le sel. Former un puits au centre des ingrédients secs et verser la base de levure et 30 ml (2 c. à soupe) d'huile.
4. Bien mélanger jusqu'à la formation d'une boule. Sur une surface légèrement enfarinée, pétrir la pâte à la main environ 5 minutes.
5. Les étapes 3 et 4 peuvent être exécutées à l'aide d'un batteur sur socle avec crochet pétrisseur.
6. Former une boule avec la pâte. Badigeonner avec le reste d'huile. Recouvrir d'un linge humide et laisser gonfler 30 minutes. La pâte doublera de volume.
7. Dégonfler la pâte en lui donnant un coup de poing. Séparer la pâte en 4, former des petites baguettes et cuire au four 12 minutes ou jusqu'à ce que les pains soient dorés.

Info à croquer

Préparer son pain maison peut sembler intimidant. Pourtant, c'est simple comme tout ! Ma fille adore mettre la main à la pâte et même si elle s'y prend un peu maladroitement, nous n'avons jamais raté cette recette. Elle est toujours aussi fascinée lorsque la pâte gonfle sous l'action de la levure. Pour elle, c'est presque de la magie ! Et les sandwichs sont tellement meilleurs avec le pain que l'on a fait soi-même ! Laissez de côté vos craintes et amusez-vous !

VALEUR NUTRITIVE
(1/2 petite baguette)
Énergie : **141 Cal**
Protéines : **3 g**
Matières grasses : **6 g**
Glucides : **19 g**
Fibres : **2 g**
Sodium : **147 mg**
Calcium : **6 mg**

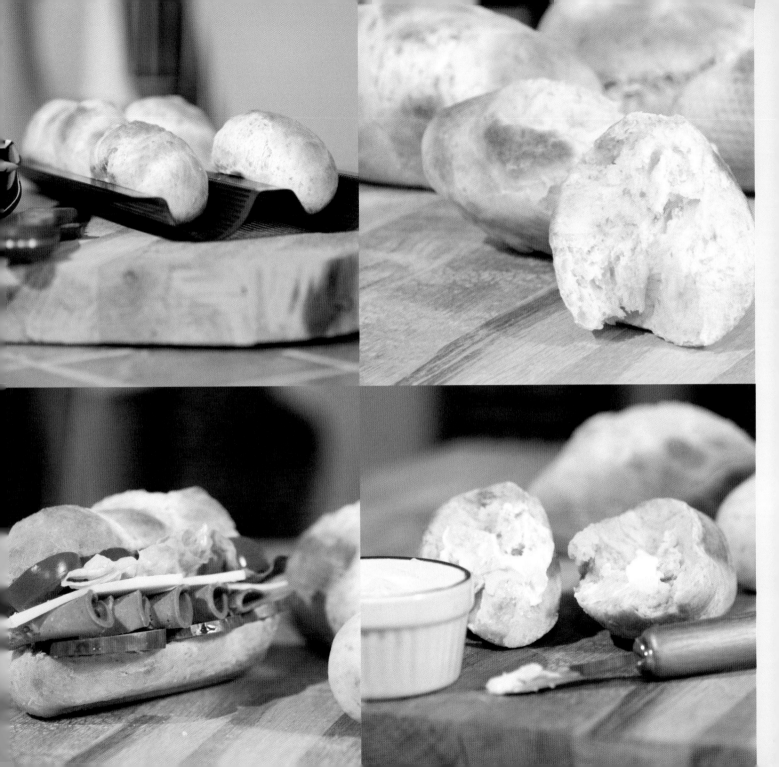

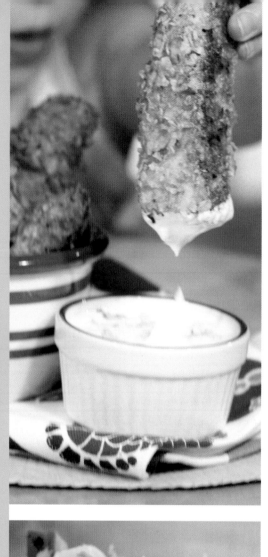
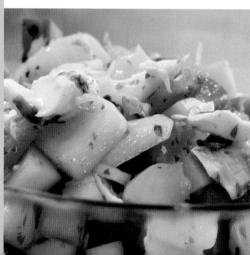
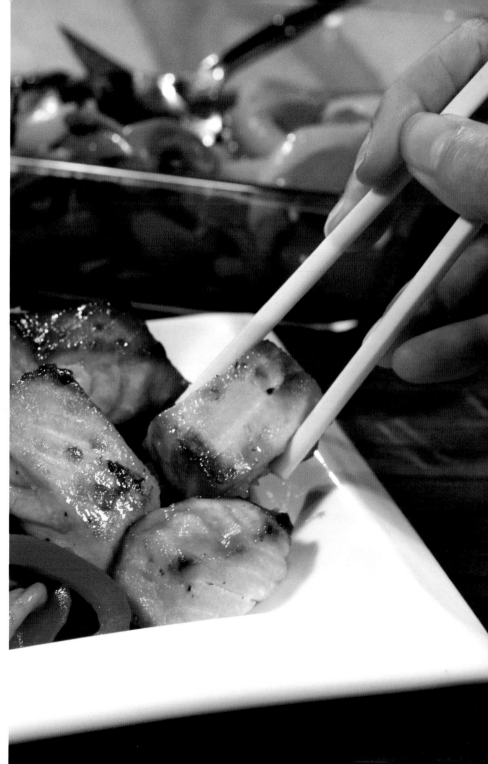

Pêche miraculeuse

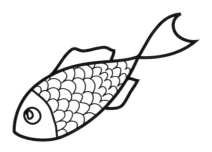

Vos enfants lèvent le nez sur le poisson ? Voici quelques trucs pour apprivoiser ces trésors d'eau douce et d'eau salée.

La fraîcheur fait toute la différence. Consommez le poisson le jour même de l'achat et demandez à votre poissonnier de vous guider vers ses nouveaux arrivages. Le goût et l'odeur d'un poisson très frais seront plus subtils et agréables. Choisissez aussi des filets sans arêtes.

Commencez par intégrer de petites quantités de poisson à des recettes que votre famille aime bien. Les pâtes, les roulés (wraps), les pizzas... De fil en aiguille vous pourrez envisager d'offrir des filets entiers. Misez alors sur des ingrédients gagnants. Votre garçon adore le fromage ? Gratinez votre filet de saumon. Votre plus grande adore la mangue ? Servez du mahi-mahi avec une marinade à la mangue. Votre conjoint aime la cuisine italienne ? Essayez la sole parmigiana ! Variez aussi les espèces. Vous en trouverez une qui plaît davantage à votre famille.

Évitez de trop cuire le poisson. Un poisson trop cuit sera sec, fade et décevant. Un poisson parfaitement cuit sera moelleux, sa chair encore humide sera tout juste opaque. Elle s'effeuillera à la fourchette, mais ne sera pas friable. Évitez la cuisson à la poêle pour commencer. Elle répand beaucoup d'odeurs dans la maison. La cuisson au four est plus « douce » pour les narines !

Ne sautez pas d'étapes. Commencez par le cuisiner une fois par deux semaines, pendant quelque temps, puis augmentez la fréquence graduellement.

« Le poisson est peu apprécié à la maison, mais j'avais quand même décidé de cuisiner des croquettes de poisson. À la fin du repas, mon conjoint et ma fille m'ont dit que cette recette de poulet était très bonne ! »

Marie-Claude, maman d'une fille de 6 ans

3 recettes rapides...
pour faire une place au poisson dans votre maison

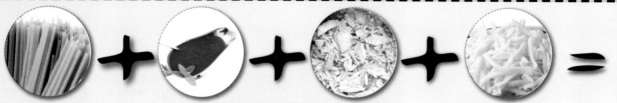

SPAGHETTI AU THON

Cuire les pâtes selon la méthode indiquée sur l'emballage. Dans une poêle allant au four, chauffer de la sauce tomate et ajouter du thon égoutté. Avec une fourchette, écraser le thon pour qu'il se mélange complètement à la sauce. Ajouter les pâtes égouttées, mélanger pour enrober, garnir de fromage mozzarella râpé. Griller au four (à broil) et servir.

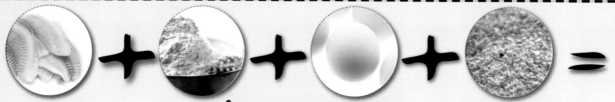

TARTINADE AU SAUMON

Dans un grand bol, mélanger à la fourchette une conserve de saumon (peau et os enlevés), 1/2 tasse de fromage à la crème et 1 c. à soupe de câpres hachés, jusqu'à ce que la préparation soit uniforme. Servir la tartinade sur des craquelins de blé entier.

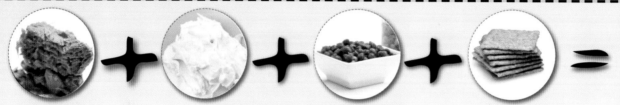

BÂTONNETS DE POISSON

Couper des filets de tilapia en deux sur la longueur. Placer la farine, l'œuf battu et la chapelure dans trois bols différents. Enrober chaque morceau de poisson d'abord de farine, ensuite d'œuf, puis de chapelure. Placer sur une plaque de cuisson et cuire 10 à 15 minutes à 200 °C (400 °F) jusqu'à ce que les bâtonnets soient dorés. Servir avec de la sauce tartare.

Pêche miraculeuse

Pâté au saumon sur croûte de riz

Mahi-mahi à l'ananas

Wrap à la mousse de thon

Bâtonnets de saumon pané et mayo au citron

Croquettes de tilapia et de crabe

Verrines de saumon

Parmentier de maquereau

Salade de poisson à la mangue

Sole parmigiana

Bouchées de saumon caramélisées

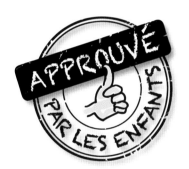

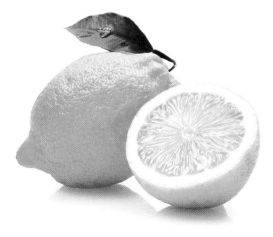

Ingrédients vedettes

Pâté au saumon sur croûte de riz

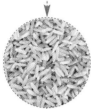

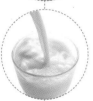

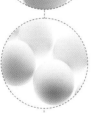

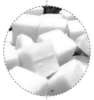

» **6 portions**
» **Préparation : 25 min**
» **Cuisson : 30 à 45 min**

180 ml (3/4 tasse) de **riz à grains entiers** étuvé (de type Uncle Ben's)

375 ml (1 1/2 tasse) de **bouillon de légumes** réduit en sodium

1 feuille de **laurier**

1 gousse d'**ail**

125 ml (1/2 tasse) de **lait**

125 ml (1/2 tasse) de **lait en poudre**

4 **œufs**

1 conserve de 418 g (15 oz) de **saumon** sockeye rouge, peau, arêtes et os enlevés

250 ml (1 tasse) de **Monterey Jack** râpé (environ 100 g / 3,5 oz)

5 ml (1 c. à thé) de **fines herbes séchées**

Poivre et **sel**

1. Préchauffer le four à 180 °C (350 °F). Placer la grille au centre du four.
2. Dans une casserole moyenne, déposer le riz, le bouillon, le laurier et l'ail. Porter à ébullition, couvrir, réduire à feu moyen-doux et cuire 15 à 20 minutes ou jusqu'à ce que le bouillon soit absorbé.
3. Pendant ce temps, dans un grand bol, dissoudre le lait en poudre dans le lait à l'aide d'un fouet. Ajouter les œufs et fouetter pour obtenir une préparation homogène.
4. Ajouter le saumon et 60 ml (1/4 tasse) de fromage râpé. Incorporer les fines herbes, poivrer généreusement et ajouter une petite pincée de sel si désiré.
5. Lorsque le riz est cuit, retirer l'ail et le laurier, transvider le riz dans une grande assiette à tarte à hauts rebords ou partager entre deux assiettes à tarte moins profondes. Bien presser le riz à l'aide d'une fourchette ou d'une spatule.
6. Verser la préparation de saumon sur le riz et garnir du reste de fromage.
7. Cuire au four 45 minutes pour un grand pâté ou 30 minutes pour 2 petits, ou jusqu'à ce que le fromage soit doré et qu'un couteau inséré au centre du pâté en ressorte chaud.

Info à croquer

Je vous l'accorde, le saumon en conserve est moins moelleux que le saumon frais. Mais on ne devrait pas le bouder pour autant. Il est économique et c'est pratique lorsqu'on n'a pas le temps de passer par la poissonnerie après le boulot. On trouve même des conserves de saumon sans peau ni arêtes pour vous épargner du travail. Cette recette, qui se prépare aussi à l'avance, est donc un plat tout indiqué pour les soirs de semaine très occupés.

VALEUR NUTRITIVE
(par portion)

Énergie : **371 Cal**
Protéines : **35 g**
Matières grasses : **14 g**
Glucides : **25 g**
Fibres : **1 g**
Sodium : **379 mg**
Calcium : **340 mg**

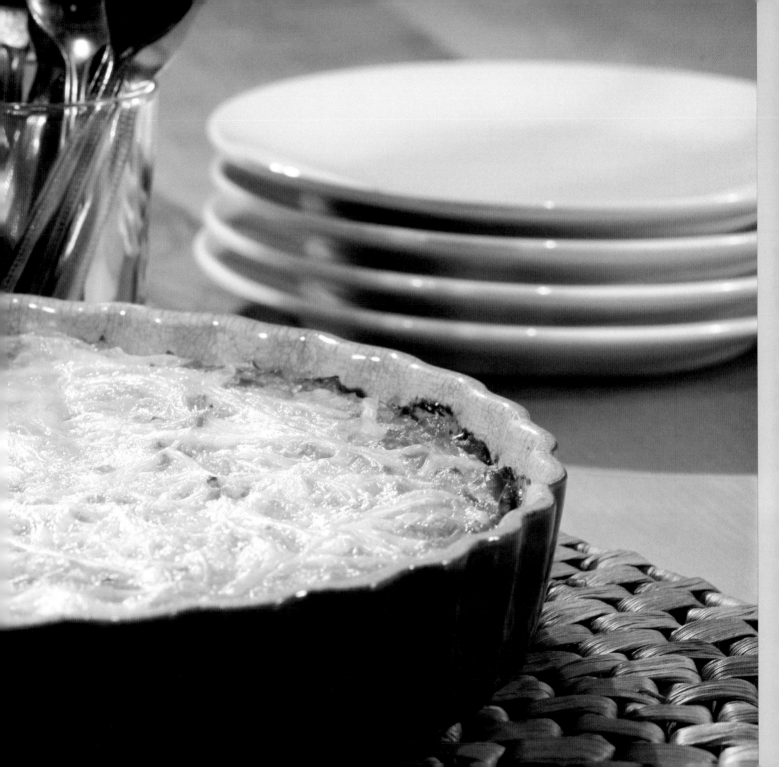

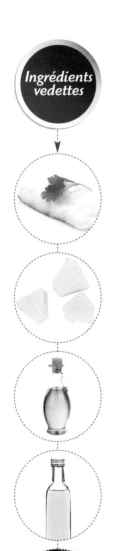

Mahi-mahi à l'ananas

» **4 portions**
» **Préparation : 15 min**
» **Cuisson : 15 min**

5 ml (1 c. à thé) d'**huile végétale**

4 morceaux de **mahi-mahi** d'environ 150 g (5 oz) chacun (ou autre poisson blanc à chair ferme)

500 ml (2 tasses) d'**ananas** frais en cubes ou de morceaux d'ananas surgelés, dégelés

15 ml (1 c. à soupe) de **vinaigre de riz**

Poivre et **sel**

1. Préchauffer le four à 135 °C (275 °F). Placer la grille au centre du four.
2. Dans une poêle bien chaude, verser l'huile et cuire le mahi-mahi à feu moyen-vif 5 minutes pour obtenir une croûte dorée. Retourner le poisson et cuire 5 minutes de plus. Éviter de trop manipuler le poisson. Placer sur une plaque de cuisson et terminer la cuisson au four.
3. Ajouter les ananas et déglacer la poêle à feu moyen-vif. Cuire les cubes d'ananas 5 minutes ou jusqu'à ce qu'ils soient légèrement dorés. Verser le vinaigre, poivrer généreusement et ajouter une petite pincée de sel si désiré.
4. Passer la sauce au mélangeur électrique (blender) pour obtenir une texture lisse. Ajuster les assaisonnements au goût. Un ananas plus mûr donnera une sauce plus sucrée et l'ajout d'une cuillère à thé de miel diminuera l'acidité d'un ananas moins sucré.
5. Pour servir, napper chaque portion de mahi-mahi d'un peu de sauce à l'ananas. Si désiré, accompagner de légumes sautés (page 224) ou de quinoa citronné (page 202).

Info à croquer

Le mahi-mahi est un gros poisson tropical, et sa chair ferme et blanche plaît même aux plus difficiles. Il sera délicieux poêlé comme un steak. Une croûte se formera à l'extérieur du poisson et l'intérieur conservera sa tendreté. De plus, les fruits et le mahi-mahi font très bon ménage ! C'est une stratégie gagnante pour que les enfants apprivoisent le poisson. Essayez-le aussi avec de la mangue ou des pêches. Un plat exotique prêt en peu de temps !

VALEUR NUTRITIVE
(par portion)
Énergie : **196 Cal**
Protéines : **31 g**
Matières grasses : **4 g**
Glucides : **11 g**
Fibres : **1 g**
Sodium : **118 mg**
Calcium : **26 mg**

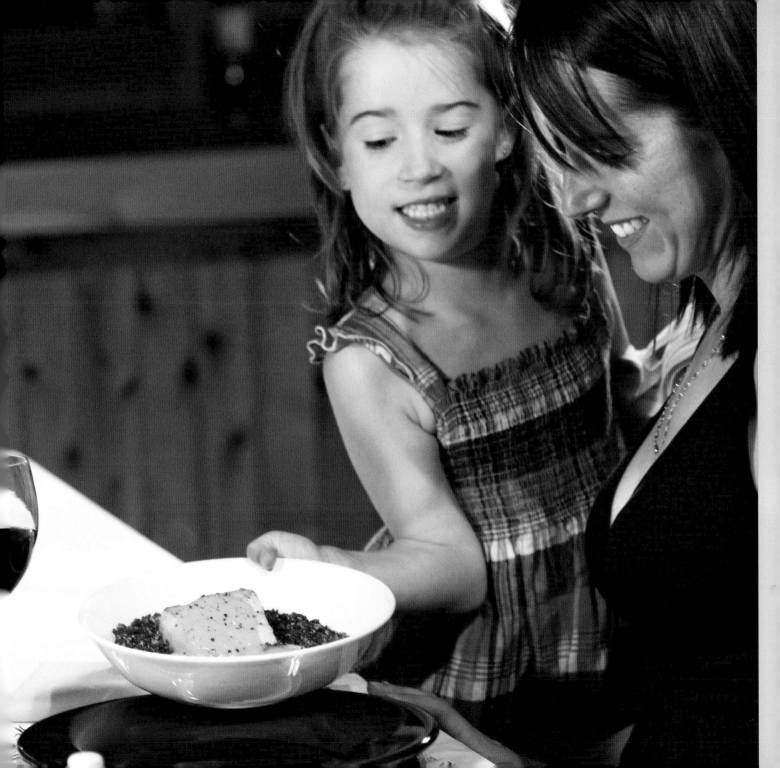

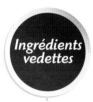

Wrap à la mousse de thon

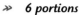

» *6 portions*
» *Préparation : 10 min*
» *Cuisson : aucune*

225 g (1/2 lb) de **fromage de chèvre** non affiné

2 conserves de 120 g (4 oz) de **thon** pâle en morceaux, égoutté

250 ml (1 tasse) de **basilic** frais

Zeste de 1/2 **citron**

Poivre concassé

6 petites **tortillas** aux poivrons rouges ou aux tomates séchées

6 feuilles de **laitue** frisée

2 **tomates** coupées en 6 tranches

2 **concombres** libanais coupés en petits bâtonnets

1. Au robot culinaire, mélanger le fromage, le thon, le basilic et le zeste jusqu'à l'obtention d'une mousse lisse et crémeuse. Poivrer généreusement et mélanger de nouveau.
2. Répartir la mousse sur les tortillas en laissant environ 1 cm (1/2 po) libre sur le pourtour de chaque tortilla.
3. Garnir chaque portion d'une feuille de laitue, de deux tranches de tomate et de quelques bâtonnets de concombre.
4. Rouler chaque tortilla pour former un *wrap*, attacher avec une ficelle ou de la corde de boucherie et servir.

Info à croquer

Pour apprivoiser le poisson, alternez entre les recettes où le poisson est plus présent, comme le mahi-mahi de la page 150 et des recettes où le poisson est plus discret, comme celle-ci. Un conseil, ne trompez pas vos enfants en disant que c'est du poulet. Lorsqu'ils auront découvert votre subterfuge, ils ne vous feront plus confiance. Dites-leur la vérité et laissez le goût de cette recette les convaincre qu'après tout, c'est bon, du poisson !

VALEUR NUTRITIVE
(par portion)

Énergie : **234 Cal**
Protéines : **19 g**
Matières grasses : **9 g**
Glucides : **19 g**
Fibres : **2 g**
Sodium : **256 mg**
Calcium : **103 mg**

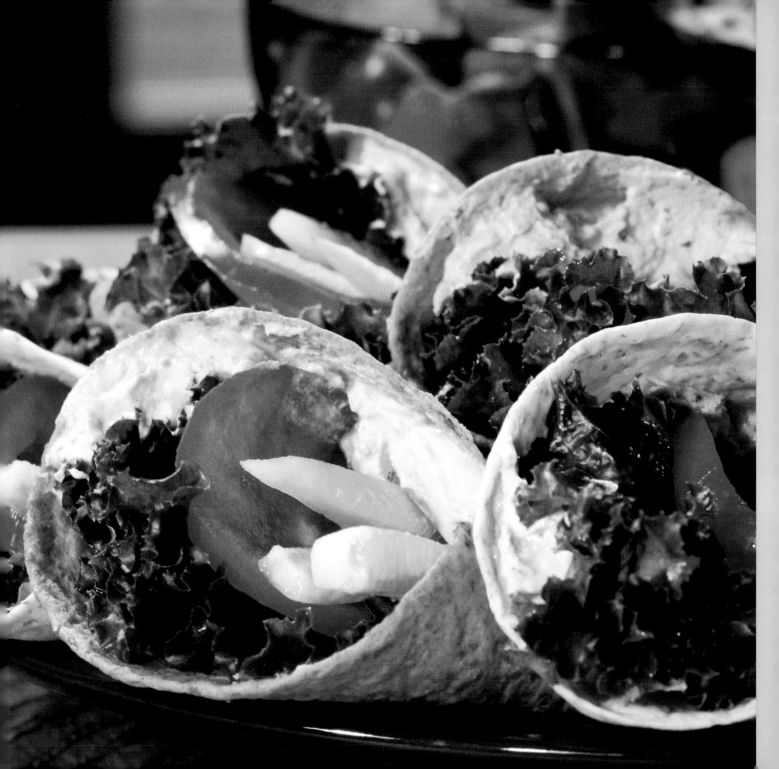

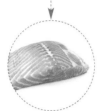

Bâtonnets de saumon pané et mayo au citron

» **4 portions**
» **Préparation : 15 min**
» **Cuisson : 20 min**

Saumon
125 ml (1/2 tasse) de **farine de maïs**

Poivre et **sel**

2 **œufs**

750 ml (3 tasses) de **flocons de maïs** natures écrasés avec les doigts (de type Corn Flakes)

15 ml (1 c. à soupe) de **fines herbes séchées**

10 ml (2 c. à thé) de **paprika** doux

5 ml (1 c. à thé) de **cumin** moulu

Zeste de 1 **citron**

450 g (1 lb) de **saumon** coupé en bâtonnets de 2,5 cm (1 po) de largeur

Mayo au citron
60 ml (1/4 tasse) de **mayonnaise** allégée (du commerce)

60 ml (1/4 tasse) de **yogourt** nature

Jus de 1 **citron**

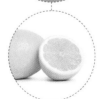

1. Préchauffer le four à 200 °C (400 °F). Placer la grille au centre du four.
2. Mettre la farine de maïs dans un bol à soupe creux. Poivrer généreusement et ajouter une petite pincée de sel si désiré.
3. Casser les œufs dans un deuxième bol et les battre à la fourchette.
4. Dans un troisième bol, mélanger les flocons de maïs, les fines herbes, le paprika, le cumin et le zeste de citron.
5. Tremper les bâtonnets de saumon d'abord dans la farine de maïs, ensuite dans l'œuf, puis rouler dans le mélange de céréales.
6. Placer les bâtonnets sur une plaque de cuisson doublée de papier parchemin. Cuire au four de 15 à 20 minutes ou jusqu'à ce que la croûte de céréales soit dorée.
7. Pendant ce temps, mélanger les ingrédients de la mayo au citron.
8. Servir le saumon avec la mayo au citron et accompagner d'une salade verte ou de crudités.

Info à croquer

Paner du poisson avec des céréales pour le petit-déjeuner peut paraître surprenant, mais c'est pourtant un bon truc pour obtenir une panure super croustillante. Pour accompagner les bâtonnets de poisson, je prépare une mayonnaise mélangée à du yogourt nature et du jus de citron. Ça me permet de réduire la teneur en gras de la trempette tout en rehaussant son goût. Vous pouvez y ajouter des épices cajun ou mexicaines et la servir avec des crudités ou même comme sauce à salade.

VALEUR NUTRITIVE
(par portion)
Énergie : **415 Cal**
Protéines : **29 g**
Matières grasses : **18 g**
Glucides : **34 g**
Fibres : **3 g**
Sodium : **298 mg**
Calcium : **77 mg**

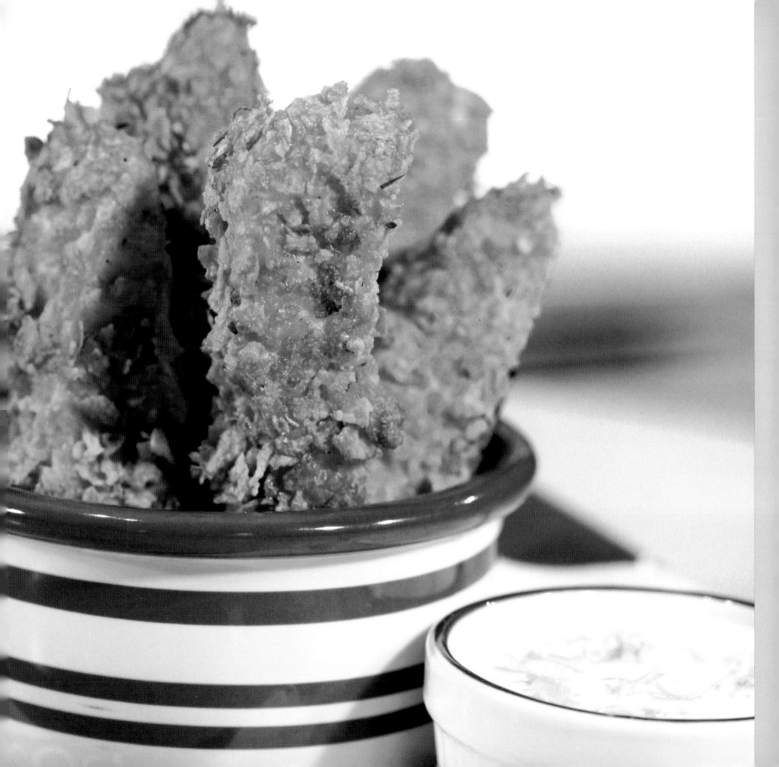

Croquettes de tilapia et de crabe

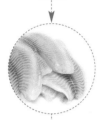
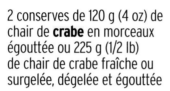
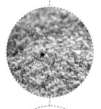

» *4 portions*
» *Préparation : 15 min*
» *Cuisson : 10 min*

250 g (1/2 lb) de **tilapia** (environ 1 gros filet)

2 conserves de 120 g (4 oz) de chair de **crabe** en morceaux égouttée ou 225 g (1/2 lb) de chair de crabe fraîche ou surgelée, dégelée et égouttée

180 ml (3/4 tasse) d'**emmental** râpé (environ 75 g / 2,5 oz)

180 ml (3/4 tasse) de **chapelure** de blé entier assaisonnée à l'italienne

1 **œuf**

1 **citron** (zeste et jus)

Poivre

5 ml (1 c. à thé) d'**huile végétale** (pour la cuisson)

Sauce cocktail

1. Placer le tilapia entre deux feuilles de papier essuie-tout. Précuire au four à micro-ondes 3 minutes à intensité maximale. Laisser tiédir quelques minutes avant d'ajouter au reste des ingrédients.
2. Pendant ce temps, dans un grand bol, mélanger le crabe, le fromage, 125 ml (1/2 tasse) de chapelure, l'œuf, le jus de citron et la moitié du zeste. Poivrer généreusement.
3. Dans un petit bol, mélanger le reste de la chapelure et le reste du zeste.
4. Défaire le tilapia en flocons et l'ajouter à la préparation de crabe. Former des boules de la grosseur d'un œuf, les aplatir légèrement avec les mains et les rouler dans la chapelure citronnée.
5. Chauffer l'huile dans une poêle et répartir uniformément à l'aide d'un pinceau de cuisine. Déposer les galettes et cuire à feu moyen-doux 5 minutes de chaque côté.
6. Servir avec de la sauce cocktail et accompagner d'une salade verte.

Info à croquer

J'ai toujours des conserves de chair de crabe dans mon garde-manger. Ça fait changement du thon et du saumon, et c'est un très bon dépanneur lorsque les idées viennent à manquer. Eh oui, je ne suis pas à l'abri des pannes d'inspiration ! Pour un souper vite fait, j'ajoute de la chair de crabe dans une crêpe roulée, nappée de béchamel et de fromage, dans une quiche ou dans une salade de pâtes et de légumes. C'est tellement bon !

VALEUR NUTRITIVE
(par portion)
Énergie : **344 Cal**
Protéines : **36 g**
Matières grasses : **12 g**
Glucides : **20 g**
Fibres : **4 g**
Sodium : **514 mg**
Calcium : **364 mg**

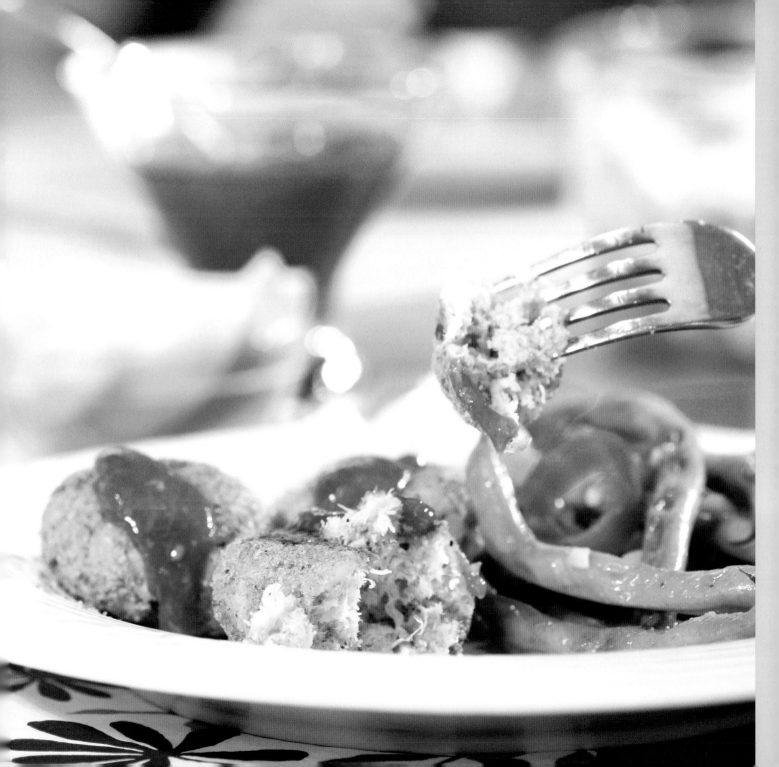

Verrines de saumon

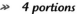
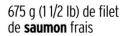
Ingrédients vedettes

» *4 portions*
» *Préparation : 15 min*
» *Cuisson : 20 min*

675 g (1 1/2 lb) de filet de **saumon** frais

1 **citron** (zeste et jus)

15 ml (1 c. à soupe) d'**aneth séché**

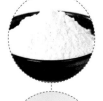

375 ml (1 1/2 tasse) de **lait**

60 ml (1/4 tasse) de **farine** tout usage non blanchie

15 ml (1 c. à soupe) de **fines herbes séchées**

Poivre et **sel**

150 g (5 oz) de **fromage de chèvre**

1. Préchauffer le gril du four *(à broil)*. Placer la grille au centre du four.
2. Déposer le filet de saumon sur une plaque de cuisson doublée de papier aluminium. Arroser de jus de citron et conserver le zeste pour la sauce. Saupoudrer d'aneth et cuire 10 à 15 minutes selon l'épaisseur du filet pour que le saumon soit doré à l'extérieur et cuit à l'intérieur. Le saumon est cuit lorsque sa chair est opaque, mais encore humide. Sortir du four et défaire en flocons à la fourchette.
3. Pendant la cuisson du poisson, dans un grand bol, verser la moitié du lait et saupoudrer la farine en fine pluie. Fouetter vigoureusement pour éviter la formation de grumeaux. Ajouter le reste du lait, les herbes et le zeste. Poivrer généreusement et ajouter une petite pincée de sel si désiré.
4. Transvider dans une casserole moyenne. Chauffer à feu moyen en fouettant de temps en temps. Lorsque le mélange commence à frémir, fouetter vigoureusement jusqu'à ce qu'il épaississe. Ajouter le fromage de chèvre, mélanger pour le faire fondre et retirer du feu.
5. Pour assembler les verrines, choisir 4 verres à jus d'environ 250 ml (1 tasse). Alterner entre les étages de sauce au fromage et les étages de saumon. Terminer avec du saumon. Servir avec une salade ou un autre accompagnement de légumes.

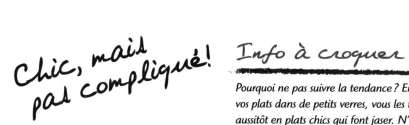

Chic, mais pas compliqué!

Info à croquer

Pourquoi ne pas suivre la tendance ? En servant vos plats dans de petits verres, vous les transformez aussitôt en plats chics qui font jaser. N'utilisez pas les verres les plus fragiles avec votre marmaille. Un simple verre à jus suffit. Ils se croiront au restaurant ! Poussez plus loin le concept et dressez une table des grands soirs, ou à l'opposé, pique-niquez sur le gazon ou dans le salon ! C'est souvent en brisant la routine que les enfants redécouvrent le plaisir de manger en famille.

VALEUR NUTRITIVE
(par portion)
Énergie : **417 Cal**
Protéines : **39 g**
Matières grasses : **21 g**
Glucides : **14 g**
Fibres : **2 g**
Sodium : **261 mg**
Calcium : **200 mg**

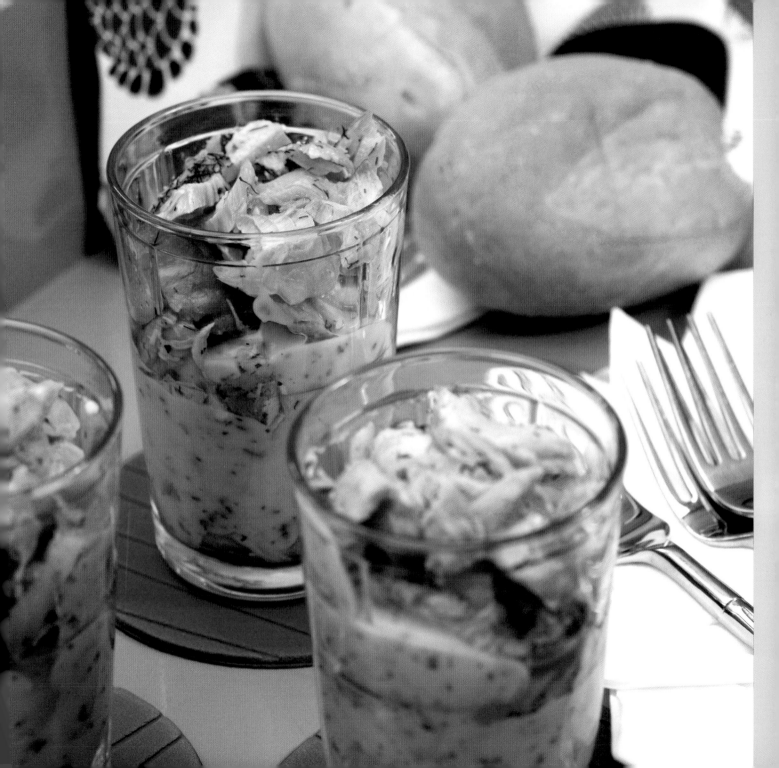

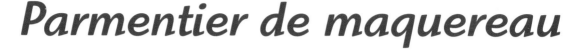

Parmentier de maquereau

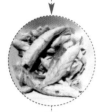

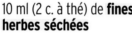

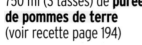

» *4 à 6 portions*
» *Préparation : 10 min*
» *Cuisson : 30 min*

250 g (1/2 lb) de filet de **maquereau** en conserve dans l'huile (2 boîtes de 125 g)

1/2 **oignon** haché

1 **courgette** verte (zucchini) pelée et hachée

2 **carottes** râpées non pelées

1 **poivron rouge** en petits dés

10 ml (2 c. à thé) de **fines herbes séchées**

Poivre

750 ml (3 tasses) de **purée de pommes de terre** (voir recette page 194)

125 ml (1/2 tasse) de **mozzarella** râpé (environ 50 g / 1,75 oz)

1. Préchauffer le four à 180 °C (350 °F). Placer la grille au centre du four.
2. Prélever 10 ml (2 c. à thé) de l'huile des maquereaux et égoutter le reste dans une passoire ou un tamis.
3. Dans une poêle bien chaude, verser l'huile et faire revenir l'oignon, la courgette et les carottes à feu moyen-vif de 5 à 7 minutes. Ajouter le maquereau et le poivron et retirer du feu. Égoutter le surplus de gras.
4. Dans un plat à soufflé ou dans un moule carré de 22,5 cm (9 po) de côté, mettre le mélange de légumes et de poisson, garnir de purée de pommes de terre et parsemer de fromage.
5. Cuire au four de 20 à 25 minutes ou jusqu'à ce que le fromage soit doré et qu'un couteau inséré au centre des pommes de terre ressorte chaud. Sortir du four et laisser reposer 5 minutes avant de servir.

Pur réconfort !

Info à croquer

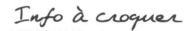

Le hachis parmentier, c'est la version européenne de notre cher pâté chinois québécois. Oubliez le trio steak, blé d'Inde, patates et essayez cette version à base de maquereau, un poisson très riche en oméga-3. Dès que j'ai un reste de purée de pommes de terre, je prépare cette recette réconfortante. Vous pouvez utiliser les légumes et le fromage que vous voulez, ce sera toujours un succès !

VALEUR NUTRITIVE
(par portion)
Énergie : **246 Cal**
Protéines : **18 g**
Matières grasses : **7 g**
Glucides : **29 g**
Fibres : **40 g**
Sodium : **425 mg**
Calcium : **232 mg**

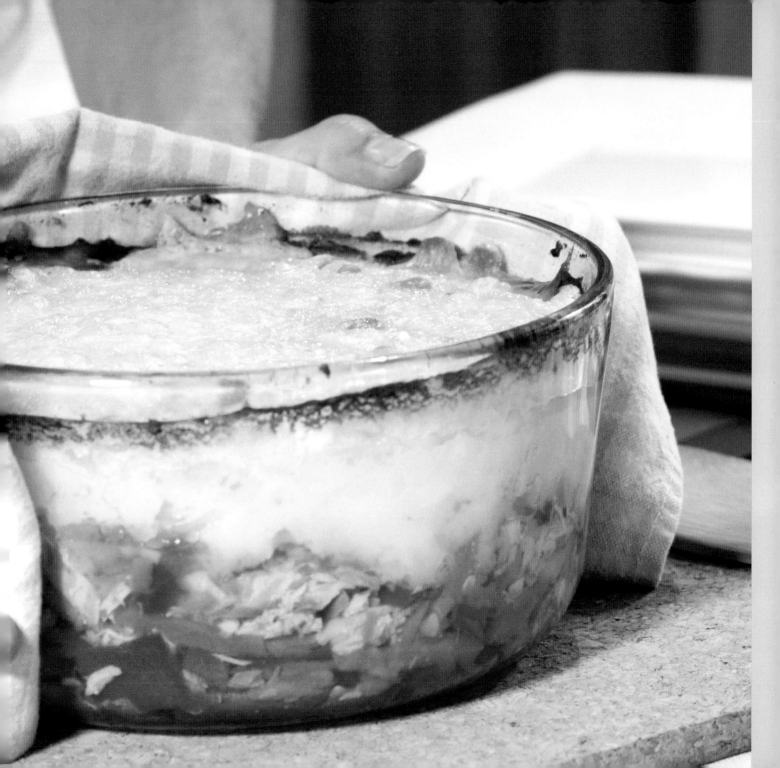

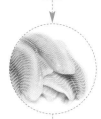

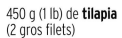

Ingrédients vedettes

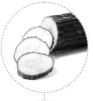

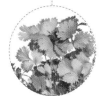

Salade de poisson à la mangue

» **4 portions**
» **Préparation : 10 min**
» **Cuisson : 3 min**

450 g (1 lb) de **tilapia**
(2 gros filets)

250 ml (1 tasse) de **mangue**
fraîche ou surgelée en petits
dés de 1 cm (1/4 po) de côté

1 **concombre** moyen pelé,
coupé en dés

1 **poivron rouge** en dés

60 ml (1/4 tasse) de **coriandre**
fraîche hachée finement

2 **oignons verts** hachés
finement

1 **citron** (zeste et jus)

15 ml (1 c. à soupe) d'**huile
d'olive**

Poivre et **sel**

1. Placer le tilapia entre deux feuilles de papier essuie-tout. Précuire au four à micro-ondes 3 minutes. Défaire en flocons à l'aide d'une fourchette. Laisser refroidir quelques minutes.
2. Pendant ce temps, dans un grand bol, mélanger le reste des ingrédients. Poivrer généreusement et ajouter une petite pincée de sel si désiré.
3. Incorporer le poisson. Mélanger délicatement et servir accompagné de pain frais ou de craquelins.

Info à croquer

La cuisson du poisson au four à micro-ondes offre plusieurs avantages. C'est rapide, vous n'ajoutez pas de gras, vous salissez peu de vaisselle et l'odeur de poisson sera peu présente dans la maison. Pour cette recette ou pour un plat cuisiné comme les croquettes de tilapia de la page 156, c'est l'idéal. Dans cette salade, vous pouvez remplacer le tilapia par un autre poisson, mais évitez les espèces qui s'effilochent trop facilement, comme l'aiglefin ou le pangasius.

VALEUR NUTRITIVE
(par portion)
Énergie : **189 Cal**
Protéines : **24 g**
Matières grasses : **6 g**
Glucides : **14 g**
Fibres : **4 g**
Sodium : **102 mg**
Calcium : **46 mg**

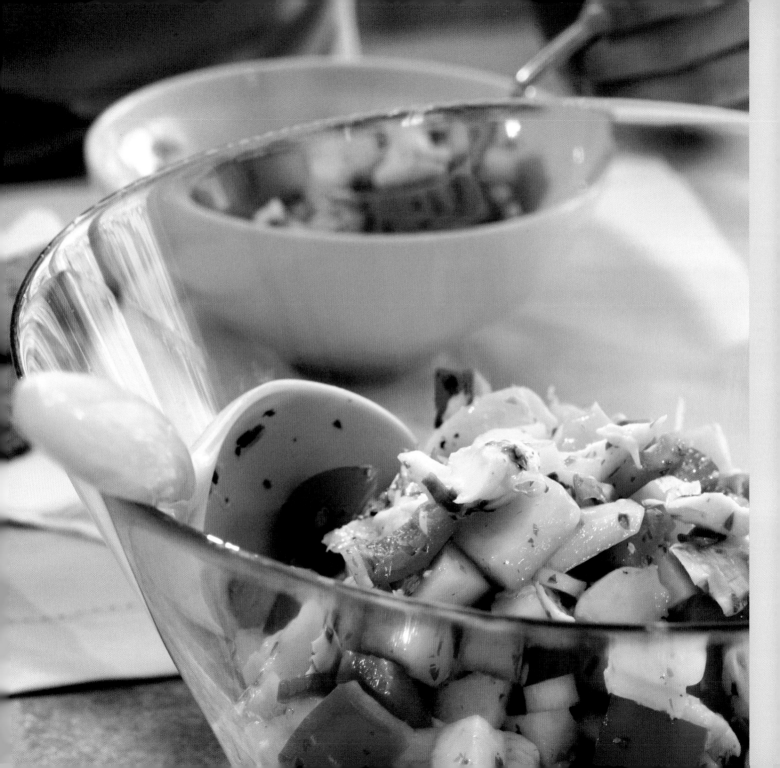

Sole parmigiana

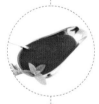

» *4 portions*
» *Préparation : 10 min*
» *Cuisson : 25 min*

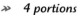

4 filets de **sole** d'environ 120 g (4 oz) chacun

80 ml (1/3 tasse) de **farine de blé entier**

Poivre

2 **œufs**

375 ml (1 1/2 tasse) de **chapelure** de blé entier assaisonnée à l'italienne

10 ml (2 c. à thé) d'**huile d'olive**

150 ml (2/3 tasse) de **sauce tomate** maison ou du commerce, réduite en sodium

150 ml (2/3 tasse) de **mozzarella** râpée (environ 60 g / 2 oz)

30 ml (2 c. à soupe) de **parmesan** râpé

1. Préchauffer le gril du four *(à broil)*. Placer la grille au centre du four.
2. Mettre la farine dans un bol à soupe creux et poivrer généreusement. Battre les œufs à la fourchette dans un deuxième bol et verser la chapelure dans un troisième bol.
3. Tremper les filets de sole d'abord dans la farine, ensuite dans l'œuf battu, puis dans la chapelure.
4. Dans une poêle bien chaude, ajouter 5 ml (1 c. à thé) d'huile et y déposer 2 filets. Cuire à feu moyen-vif 5 minutes, retourner et cuire 5 minutes de plus jusqu'à ce que la panure soit dorée.
5. Placer les deux filets sur une plaque de cuisson doublée de papier parchemin et répéter l'opération avec les deux autres filets.
6. Garnir les filets panés avec la sauce tomate. Répartir la mozzarella, puis saupoudrer de parmesan.
7. Passer sous le gril *(à broil)* quelques minutes, jusqu'à ce que le fromage soit doré. Servir avec une salade verte et un petit à-côté de spaghettis de blé entier sautés à l'ail et à l'huile d'olive, si désiré.

Info à croquer

La technique culinaire qui consiste à tremper un aliment dans la farine, puis dans l'œuf et finalement dans la chapelure s'appelle « paner à l'anglaise ». La chapelure peut être remplacée par d'autres ingrédients, comme des amandes concassées, des graines de sésame ou des céréales non sucrées. Et ainsi garnie de sauce tomate et de fromage, la sole imite le veau parmigiana, un classique de la cuisine italienne. Si vous la servez avec des pâtes, je suis certaine que toute la famille s'en régalera !

VALEUR NUTRITIVE
(par portion)
Énergie : **368 Cal**
Protéines : **36 g**
Matières grasses : **12 g**
Glucides : **24 g**
Fibres : **3 g**
Sodium : **529 mg**
Calcium : **233 mg**

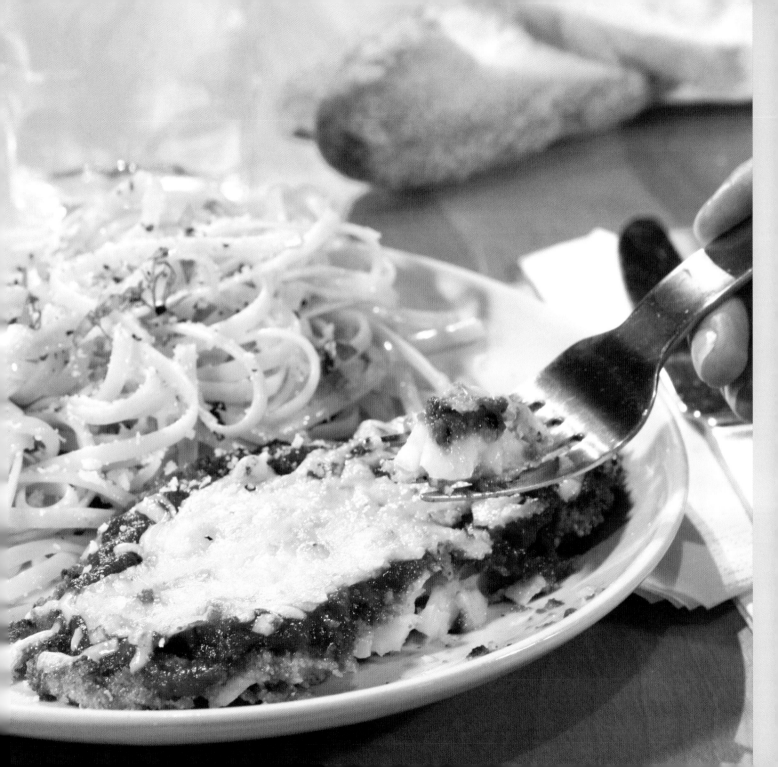

Ingrédients vedettes

Bouchées de saumon caramélisées

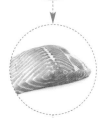

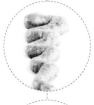

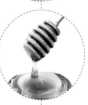

» *4 portions*
» *Préparation : 10 min*
» *Cuisson : 10 min*

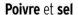

45 ml (3 c. à soupe) de **marmelade à l'orange** (ou de tartinade à l'orange sans sucre ajouté)

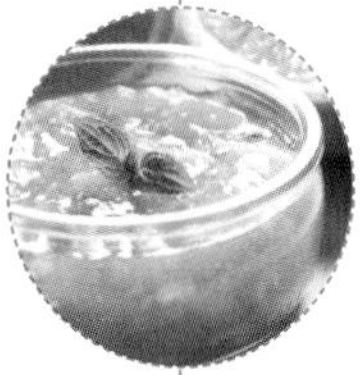

30 ml (2 c. à soupe) de **moutarde de Dijon**

30 ml (2 c. à soupe) de **miel**

Poivre et **sel**

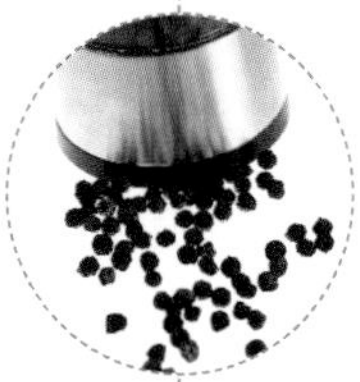

450 g (1 lb) de **saumon** frais sans la peau coupé en cubes de 2,5 cm (1 po) de côté

1. Préchauffer le gril du four *(à broil)*. Placer la grille au centre du four.
2. Dans un grand bol, mélanger la marmelade, la moutarde et le miel. Poivrer généreusement et ajouter une petite pincée de sel.
3. Ajouter les cubes de saumon et mélanger pour bien enrober.
4. Déposer le saumon sur une plaque de cuisson doublée de papier parchemin et cuire 8 à 10 minutes ou jusqu'à ce que le saumon soit doré et que les extrémités soient caramélisées. Servir sur des vermicelles de riz cuits et accompagner de légumes sautés.

Recette idéale pour apprivoiser le poisson

Info à croquer

La petite croûte sucrée et la chair moelleuse de ce saumon plairont aux plus difficiles, j'en suis certaine ! Et si cette recette plaît à votre famille autant qu'à la mienne, vous voudrez la cuisiner souvent ! Un conseil pour ne pas vous en lasser : remplacez le miel par du sirop d'érable, la marmelade à l'orange par d'autres tartinades aux fruits, comme celle à la mangue ou à l'ananas, et remplacez le saumon par un autre poisson à chair ferme, tel le mahi-mahi ou le doré.

VALEUR NUTRITIVE
(par portion)
Énergie : **279 Cal**
Protéines : **23 g**
Matières grasses : **12 g**
Glucides : **19 g**
Fibres : **0 g**
Sodium : **197 mg**
Calcium : **18 mg**

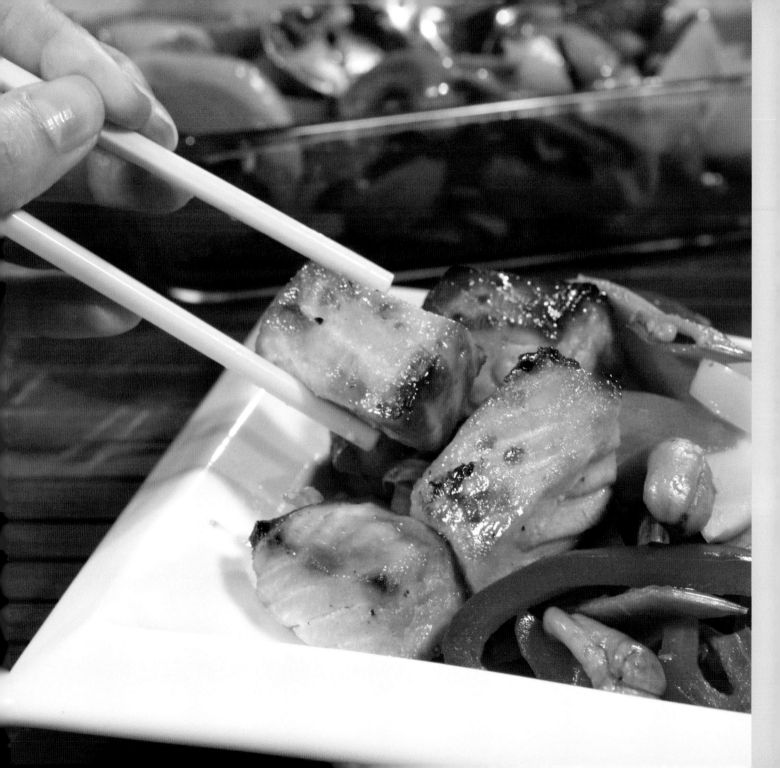

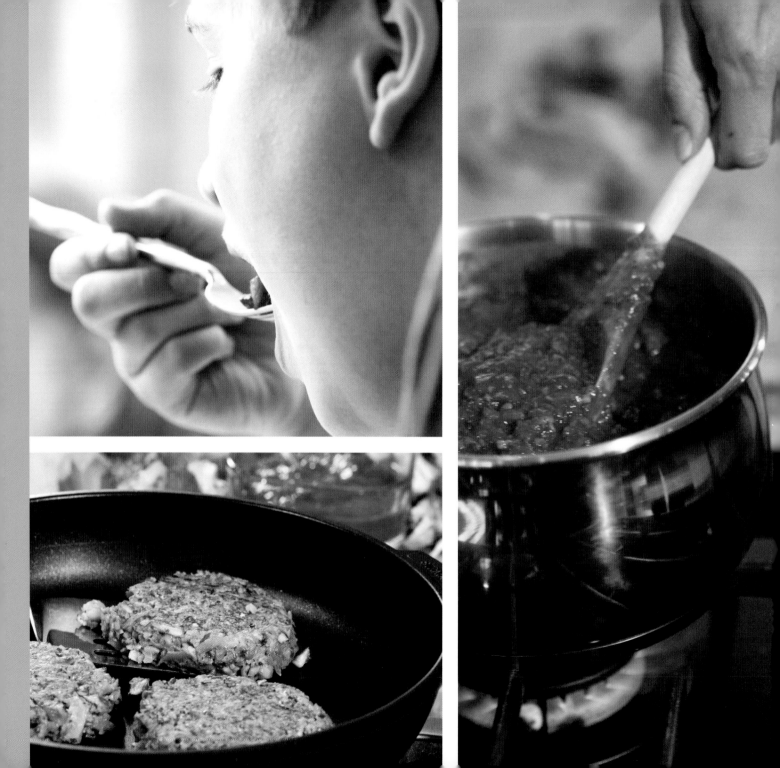

Végé, mais pas ensorcelé!

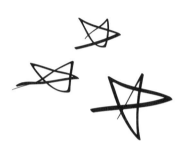

Les légumineuses vous font grimacer? Vos enfants paniquent lorsque vous prononcez le mot «tofu»? Un repas sans viande n'est pas un vrai repas, croyez-vous? Voici quelques trucs pour apprécier les repas végé, sans préjugés!

Commencez par de petites quantités de légumineuses ou de tofu et augmentez la dose au fil des semaines. Accordez-vous du temps et n'abandonnez pas. Plusieurs tentatives seront peut-être nécessaires avant que les légumineuses et le tofu passent au «conseil de famille»!

Un repas complètement végé peut être désarçonnant lorsqu'on a l'habitude de voir de la viande dans notre assiette. Commencez par ajouter des légumineuses à des recettes que votre famille aime déjà. Un peu de haricots rouges dans une soupe aux légumes transformera celle-ci en soupe minestrone! Servez aussi les légumineuses avec de la viande, d'où le succès du fameux chili con carne, alliant le bœuf et les haricots rouges.

Ce n'est pas parce qu'un riz aux haricots noirs n'a pas fait l'unanimité que vous devez condamner toutes les recettes de légumineuses. Haricots blancs, noirs, rouges, lentilles, pois chiches, gourganes, haricots de soya ou de lima: ce n'est pas le choix qui manque!

Ajoutez le tofu mou à vos smoothies. Le tofu ferme, quant à lui, se mélange à la ricotta dans les lasagnes et le tofu extraferme sera délicieux dans votre sauce à spaghetti. Faites des essais et ne baissez pas les bras après la première tentative!

« Ma recette de tofu général Tao a fait l'unanimité… jusqu'à ce que ma plus vieille réalise que ce n'était pas du poulet mais du tofu… On a bien rigolé! »

Nancy, maman de deux enfants
(11 et 13 ans)

3 recettes rapides...
pour oser un plat végé de temps en temps

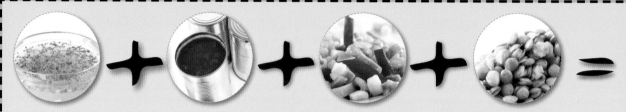

SOUPE-REPAS
Dans une casserole, porter à ébullition 1 litre de bouillon de légumes, 1 conserve de tomates en dés, 2 tasses de légumes surgelés et 1 conserve de lentilles rincées et égouttées. Laisser mijoter jusqu'à ce que les légumes soient tendres. Servir avec des craquelins de blé entier.

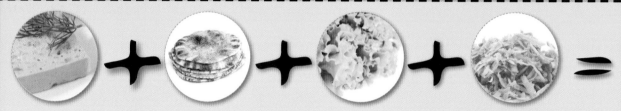

ROULÉ VÉGÉ
Pour un repas vite fait, étendre du végépâté ou une tartinade de tofu du commerce sur un pain pita de blé entier. Ajouter de la laitue émincée, des carottes râpées, rouler et déguster.

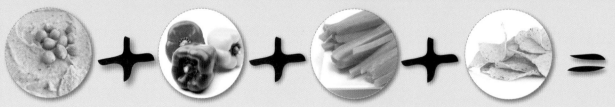

HOUMOUS ET CRUDITÉS
Pour s'initier aux légumineuses, il n'y a pas mieux que le houmous. C'est une tartinade soyeuse et savoureuse à base de pois chiches. Servez-la avec des crudités et des croustilles de tortillas... pour passer du Liban au Mexique à chaque bouchée!

Végé, mais pas ensorcelé !

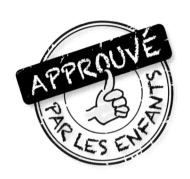

Chili ensoleillé

Croquettes de lentilles à l'indienne

Super sauce tomate

Nouilles chinoises

Tartelettes aux trois fromages

Riz frit chinois

Végé-burger et ketchup maison

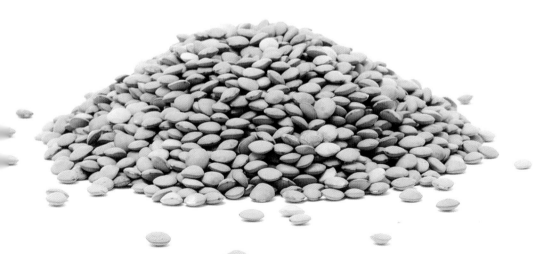

Chili ensoleillé

» *6 portions*
» *Préparation : 5 min*
» *Cuisson : 25 min*

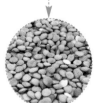

1/2 **oignon** jaune coupé en 2

1 **courgette** verte (zucchini)

1 branche de **céleri**

1 **carotte** non pelée

1 **poivron rouge** coupé en 4

1 conserve de 540 ml (19 oz) de **lentilles** rincées et égouttées

1 conserve de 796 ml (28 oz) de **tomates** broyées

15 ml (1 c. à soupe) de **fines herbes séchées**

15 ml (1 c. à soupe) de **paprika** doux

5 ml (1 c. à thé) de **poudre de chili** mexicain

5 ml (1 c. à thé) de **cumin** moulu

150 ml (2/3 tasse) de **cheddar orange** râpé (environ 60 g / 2 onces)

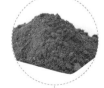

Nachos cuits au four ou pointes de tortillas grillées (facultatif)

1. Hacher les légumes au robot culinaire. Transvider dans une poêle antiadhésive, ajouter les lentilles, les tomates et les épices, puis mélanger.
2. Porter à ébullition, puis réduire à feu moyen-doux et laisser mijoter 20 minutes.
3. Pour servir, garnir chaque portion de fromage râpé et décorer en piquant des nachos autour du bol, la pointe vers l'extérieur, pour former des rayons de soleil.

Soirée mexicaine ! Olé !

Info à croquer

Pour préparer vos nachos maison, badigeonnez d'huile un côté des tortillas. Tranchez-les en pointes et placez-les sur une plaque de cuisson. Faites-les cuire 5 minutes à 200 °C (400 °F) et c'est tout ! Si vous êtes vraiment pressés, vous pouvez aussi choisir les nachos cuits au four vendus à l'épicerie. Ils sont très croustillants et savoureux, et en plus, ils contiennent environ 10 fois moins de gras que les nachos ordinaires. Ça vaut le coup de les essayer !

VALEUR NUTRITIVE
(par portion)
Énergie : **213 Cal**
Protéines : **13 g**
Matières grasses : **6 g**
Glucides : **30 g**
Fibres : **10 g**
Sodium : **307 mg**
Calcium : **186 mg**

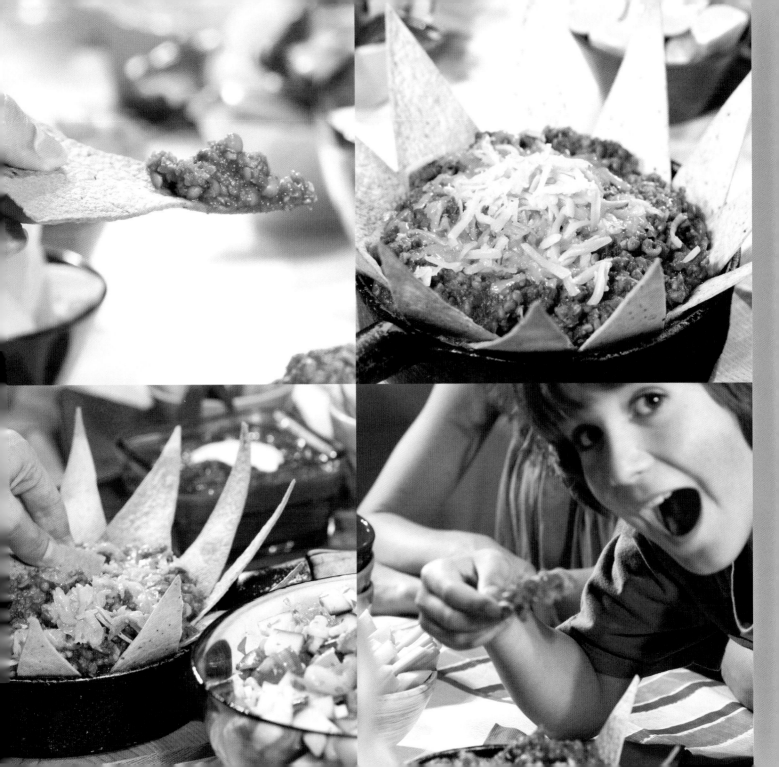

Croquettes de lentilles à l'indienne

Ingrédients vedettes

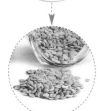

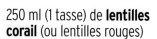

» *6 portions*
» *Préparation : 10 min*
» *Cuisson : 45 min*

250 ml (1 tasse) de **lentilles corail** (ou lentilles rouges)

1 **pomme de terre** blanche pelée, coupée en petits dés

2 **carottes** pelées, coupées en petits dés

500 ml (2 tasses) de **bouillon de légumes** réduit en sodium

125 ml (1/2 tasse) d'**eau**

250 ml (1 tasse) de **chapelure** de blé entier

10 ml (2 c. à thé) de **cari**

5 ml (1 c. à thé) de **curcuma**

Poivre et **sel**

1 **œuf** battu à la fourchette (pour la dorure, facultatif)

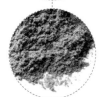

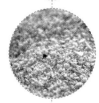

1. Préchauffer le four à 225 °C (450 °F). Placer la grille au centre du four.
2. Dans une grande casserole, mélanger les lentilles, la pomme de terre, les carottes, le bouillon et l'eau. Porter à ébullition, couvrir, réduire à feu doux et laisser mijoter 20 minutes ou jusqu'à ce que les carottes et les pommes de terre soient tendres.
3. Pendant ce temps, dans un bol, mélanger la chapelure, le cari et le curcuma. Poivrer généreusement et ajouter une petite pincée de sel si désiré.
4. Retirer le mélange de lentilles du feu, piler grossièrement avec un pilon à pommes de terre. Incorporer la chapelure et mélanger pour obtenir une préparation homogène. Laisser tiédir quelques minutes.
5. Sur une plaque de cuisson doublée de papier parchemin, déposer de petites portions de préparation (de la taille d'un œuf) en évitant de façonner. Des boules à peine formées et ayant une surface irrégulière donneront de meilleurs résultats.
6. Badigeonner d'œuf à l'aide d'un pinceau de cuisine.
7. Cuire au four 10 minutes à 225 °C (450 °F), puis terminer la cuisson 10 minutes sous le gril (à *broil*), sans déplacer la plaque de cuisson.
8. Servir accompagné de crudités ou d'une salade verte.

Info à croquer

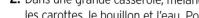

Vous ne trouverez pas les lentilles corail en conserve. Elles sont vendues en sac, dans la section des aliments en vrac, à côté des pois secs. Cette légumineuse ne nécessite pas de trempage et cuit très rapidement. Dans cette recette, elle éclatera et se mélangera aux légumes. Vous pouvez ajuster la quantité de cari selon les goûts de votre famille et aussi ajouter d'autres légumes racines, comme le céleri-rave ou le navet, en petite quantité. Ce sera délicieux !

VALEUR NUTRITIVE
(par portion)
Énergie : **252 Cal**
Protéines : **14 g**
Matières grasses : **3 g**
Glucides : **40 g**
Fibres : **7 g**
Sodium : **255 mg**
Calcium : **93 mg**

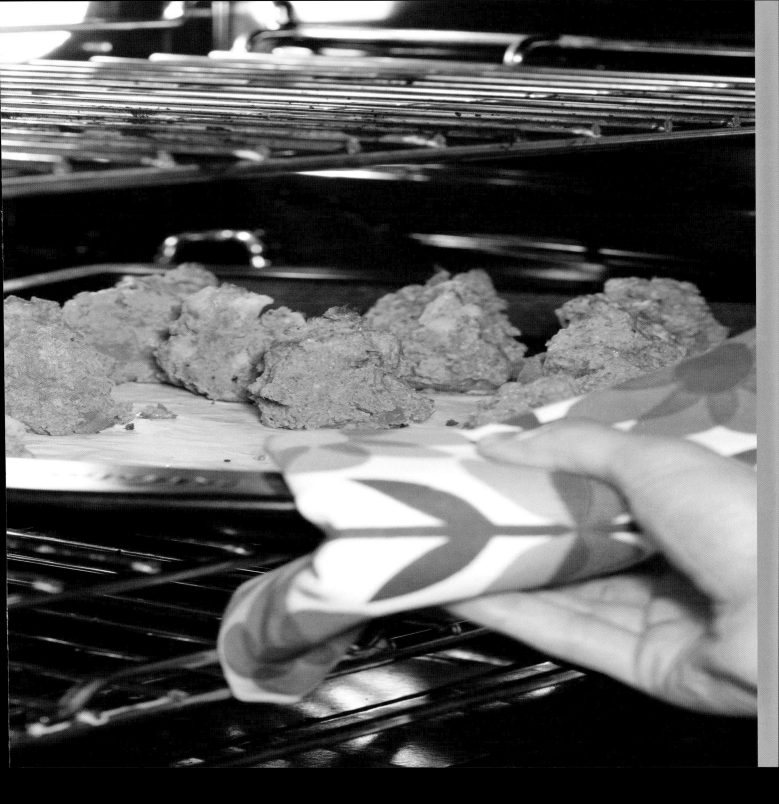

Super sauce tomate

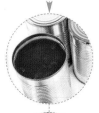

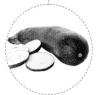

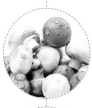

» **6 portions**
» **Préparation : 10 min**
» **Cuisson : 20 min**

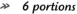

1 **oignon** jaune coupé en 4

6 ou 7 **champignons** blancs

1 **poivron** rouge, coupé en 4

1 **courgette** verte (zucchini)

1 paquet de 340 g (12 oz) de **simili-viande hachée à l'italienne** (de type Yves Veggie)

1 conserve de 796 ml (28 oz) de **tomates** broyées

60 ml (1/4 tasse) de **pâte de tomate**

15 ml (1 c. à soupe) de **fines herbes à l'italienne**

1. Hacher les oignons, les champignons, le poivron et la courgette au robot culinaire. Transvider dans une grande poêle antiadhésive. Ajouter la préparation de simili-viande et égrainer à l'aide d'une cuillère en bois.
2. Cuire à feu moyen-vif 5 minutes en remuant régulièrement. Ajouter les tomates, la pâte de tomate et les fines herbes, réduire à feu moyen-doux et laisser mijoter 15 minutes.
3. Servir sur des pâtes cuites ou utiliser pour préparer une lasagne.

Info à croquer

Malgré ses allures de sauce à la viande, cette sauce est bel et bien végétarienne. Elle ne contient pas de tofu, mais plutôt de la simili-viande hachée à l'italienne, une préparation à base de protéines de soya et de blé, mélangée à des épices et des légumes déshydratés.
On en trouve dans presque toutes les épiceries, dans le comptoir réfrigéré près des fruits et des légumes. Petite anecdote : la première fois que j'ai fait cette recette, ma famille m'a dit que ma sauce était meilleure que d'habitude !

VALEUR NUTRITIVE
(par portion)
Énergie : **101 Cal**
Protéines : **7 g**
Matières grasses : **1 g**
Glucides : **19 g**
Fibres : **6 g**
Sodium : **268 mg**
Calcium : **83 mg**

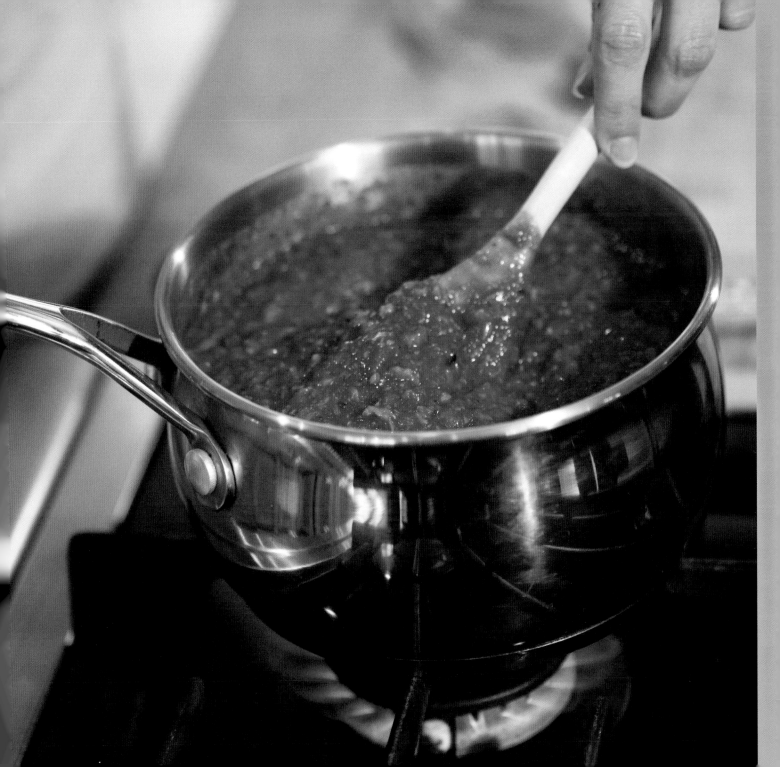

Nouilles chinoises

Ingrédients vedettes

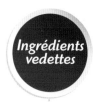

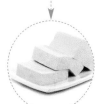

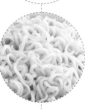

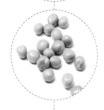

» **4 portions**
» **Préparation : 15 min**
» **Cuisson : 15 min**

225 g (1/2 lb) de **tofu** extra-ferme égoutté et égrainé avec les doigts

45 ml (3 c. à soupe) de **sauce soya**

45 ml (3 c. à soupe) de **sauce hoisin** (voir Info à la page 138)

225 g (1/2 lb) de **yet ca mein** (ou autre pâte de blé asiatique)

5 ml (1 c. à thé) d'**huile végétale**

125 ml (1/2 tasse) d'**oignon rouge** haché

1 **gousse d'ail** hachée

1/2 **poivron jaune** en petits dés

1/2 **poivron rouge** en petits dés

125 ml (1/2 tasse) de petits **pois verts** surgelés

180 ml (3/4 tasse) de **bouillon de légumes** réduit en sodium

1. Dans un grand bol, mélanger le tofu égrainé avec la sauce soya et la sauce hoisin. Laisser mariner quelques minutes.
2. Cuire les nouilles dans l'eau bouillante jusqu'à ce qu'elles soient tendres. Éviter de trop cuire. Égoutter et réserver.
3. Pendant la cuisson des nouilles, dans une poêle antiadhésive à hauts rebords, cuire l'oignon dans l'huile à feu moyen-vif 5 minutes. Ajouter le tofu, l'ail, les poivrons et les pois, puis cuire 5 minutes de plus.
4. Verser le bouillon, retirer du feu et ajouter les nouilles. Mélanger délicatement à l'aide de pinces de cuisine. Servir dans des bols.

Info à croquer

Les nouilles asiatiques, presque toujours de forme allongée pour symboliser la longévité, sont généralement faites à base de riz, de blé, de haricots ou de sarrasin. On en trouve maintenant plusieurs variétés au supermarché, mais si vous faites un détour dans une épicerie asiatique, vous en trouverez encore plus ! Toutes conviennent à cette recette. Personnellement, j'adore le yet ca mein, une nouille de blé mi-chinoise, mi-québécoise, qui me rappelle mon enfance. Elle n'est peut-être pas authentique, et après ?

VALEUR NUTRITIVE
(par portion)
Énergie : **187 Cal**
Protéines : **10 g**
Matières grasses : **5 g**
Glucides : **27 g**
Fibres : **3 g**
Sodium : **516 mg**
Calcium : **123 mg**

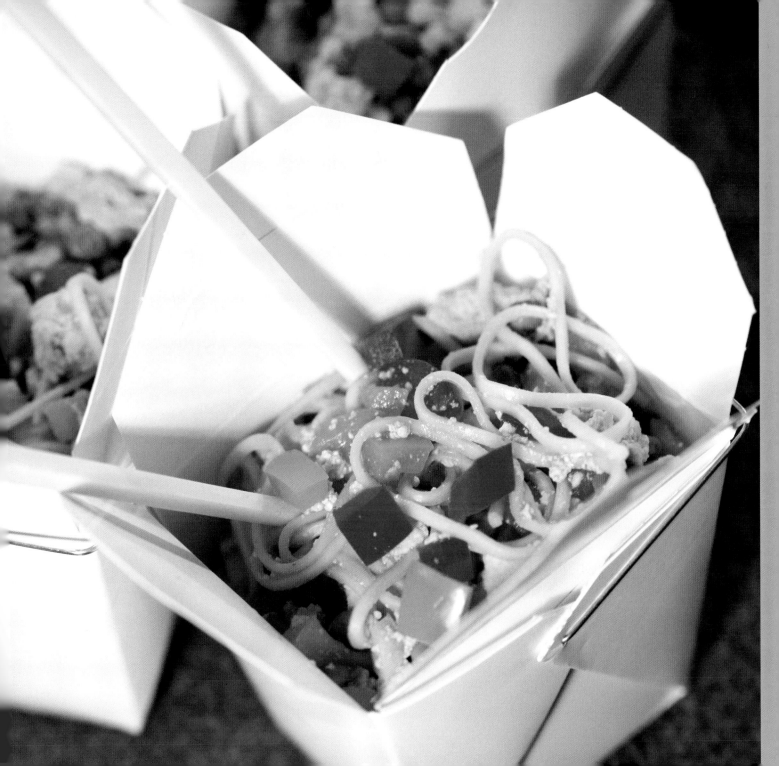

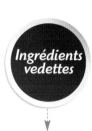
Tartelettes aux trois fromages

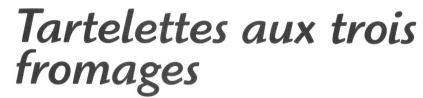

» *12 tartelettes*
» *Préparation : 10 min*
» *Cuisson : 40 min*

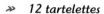

12 tranches de **pain** de blé entier

15 ml (1 c. à soupe) d'**huile végétale**

4 **œufs**

300 g (10 oz) de **ricotta** allégée

200 g (7 oz) de **tofu** mi-ferme

100 g (3,5 oz) de **provolone** râpé (ou autre fromage italien)

45 ml (3 c. à soupe) de **parmesan** fraîchement râpé

15 ml (1 c. à soupe) de **fines herbes à l'italienne**

Poivre

1. Préchauffer le four à 180 °C (350 °F). Placer la grille au centre du four.
2. Retirer la croûte des tranches de pain. Aplatir avec un rouleau à pâtisserie et badigeonner les tranches d'huile sur un seul côté à l'aide d'un pinceau de cuisine.
3. Enfoncer délicatement les tranches de pain dans un moule à muffin, côté huilé vers le bas.
4. Au mélangeur électrique (*blender*), fouetter les œufs, la ricotta et le tofu pour obtenir une préparation lisse et crémeuse. Transvider dans un grand bol.
5. Ajouter les autres fromages, les herbes et poivrer généreusement.
6. Répartir la préparation au fromage dans les croûtes de pain.
7. Cuire au four 40 minutes ou jusqu'à ce que les tartelettes soient gonflées et le dessus grillé. Servir accompagné d'une salade ou de crudités.

Info à croquer

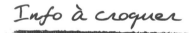

Je vous l'accorde, le tofu en soi est fade. Mais ne le boudez pas pour autant. Pour l'apprivoiser, il s'agit de le considérer comme un ingrédient, au même titre que la farine. Qui voudrait manger une cuillerée de farine ? Pourtant, la farine se transforme en gâteaux délicieux. C'est la même chose pour le tofu. Une bouchée de tofu, ce n'est pas terrible. Mais avec un peu d'imagination, le tofu se transforme en une foule de plats savoureux et nourrissants, comme ces tartelettes.

VALEUR NUTRITIVE
(1 tartelette)
Énergie : **185 Cal**
Protéines : **13 g**
Matières grasses : **9 g**
Glucides : **14 g**
Fibres : **2 g**
Sodium : **214 mg**
Calcium : **246 mg**

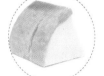

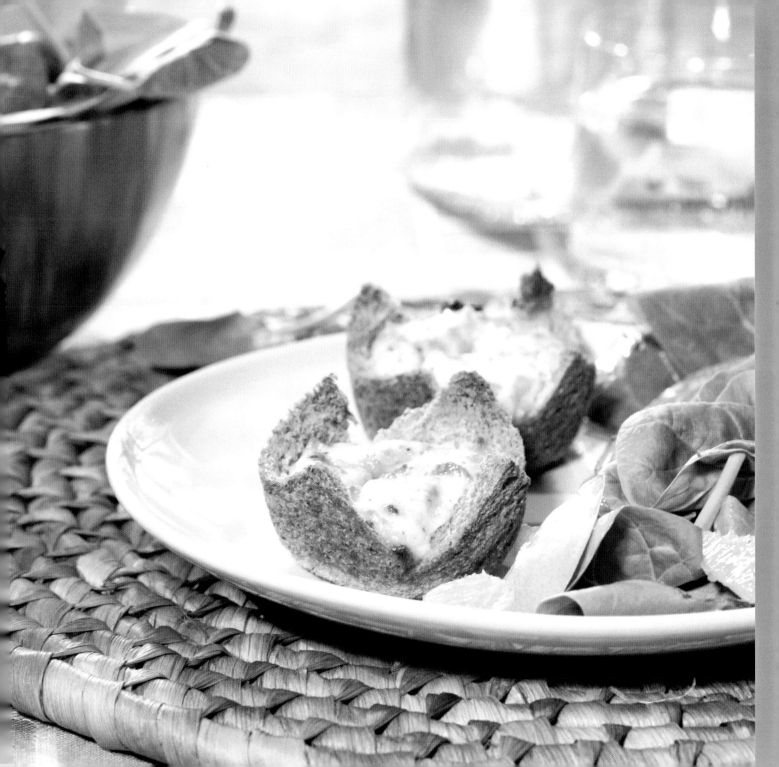

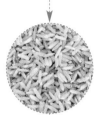

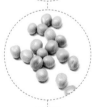

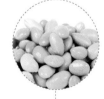

Ingrédients vedettes

Riz frit chinois

» *6 portions*
» *Préparation : 15 min*
» *Cuisson : 20 min*

250 ml (1 tasse) de **riz** à grains entiers étuvé (de type Uncle Ben's)

250 ml (1 tasse) de **bouillon de légumes** réduit en sodium

250 ml (1 tasse) d'**eau**

5 ml (1 c. à thé) d'**huile de sésame grillé**

1 gousse d'**ail** hachée

5 ml (1 c. à thé) de **gingembre** haché

1/2 **oignon** jaune haché

1 branche de **céleri** hachée

2 **carottes** râpées non pelées

1/2 **poivron rouge** haché

125 ml (1/2 tasse) de petits **pois verts** surgelés

250 ml (1 tasse) de **soya** (edamames) frais, en conserve (rincés et égouttés) ou surgelés

3 **œufs** (facultatif)

30 ml (2 c. à soupe) de **sauce soya**

45 ml (3 c. à soupe) de **sauce hoisin** (voir Info à la page 138)

1. Dans une casserole moyenne, mettre le riz, le bouillon et l'eau. Porter à ébullition, couvrir, réduire à feu moyen-doux et laisser mijoter 20 minutes ou jusqu'à ce que le riz soit tendre.
2. Pendant ce temps, dans une poêle antiadhésive à hauts rebords, chauffer l'huile et faire revenir l'ail, le gingembre, l'oignon, le céleri et les carottes 5 minutes à feu moyen.
3. Ajouter le poivron, les petits pois et les haricots de soya, puis cuire 5 minutes de plus.
4. Pendant ce temps, si désiré, faire une omelette en fouettant les œufs dans un grand bol avec 15 ml (1 c. à soupe) d'eau. Cuire à feu moyen-doux dans une poêle antiadhésive. Remuer pendant les premières minutes de cuisson et cesser de remuer lorsque les œufs commencent à figer. Cuire complètement et transvider sur une planche à découper. Tailler en petites lanières et réserver.
5. Retirer les légumes du feu. Verser la sauce soya et la sauce hoisin, puis mélanger pour enrober. Ajouter le riz cuit et les morceaux d'omelette (si désiré).
6. Mélanger délicatement et servir dans un bol.

Info à croquer

Les edamames sont des haricots de soya frais. Vendus en cosse dans les épiceries asiatiques, on les retrouve maintenant écossés dans la section des surgelés de plusieurs grandes épiceries. Ces légumineuses très nourrissantes ont une texture plus ferme que les légumineuses en conserve. J'aime les ajouter dans le riz frit, mais aussi dans les sautés et les soupes asiatiques. Si vous n'arrivez pas à en trouver, remplacez-les simplement par des haricots de soya en conserve, rincés et égouttés.

VALEUR NUTRITIVE
(par portion)
Énergie : **255 Cal**
Protéines : **13 g**
Matières grasses : **7 g**
Glucides : **36 g**
Fibres : **5 g**
Sodium : **338 mg**
Calcium : **72 mg**

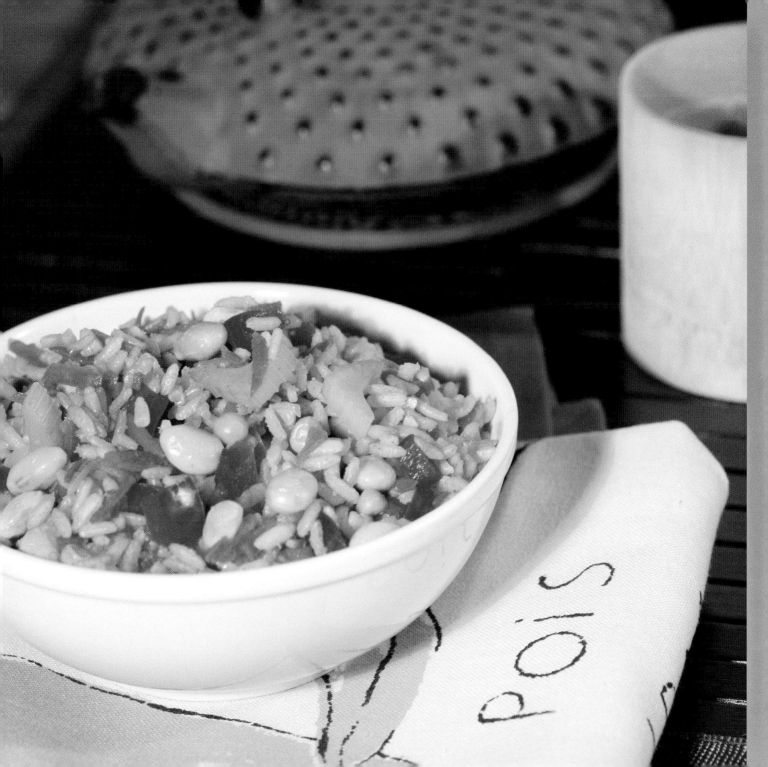

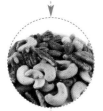

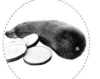

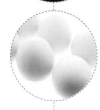

Végé-burger et ketchup maison

» **4 portions**
» **Préparation : 20 min**
» **Cuisson : 40 min**

Ketchup

5 ml (1 c. à thé) d'**huile végétale**

1/2 **oignon** jaune haché

1 gousse d'**ail** hachée grossièrement

60 ml (1/4 tasse) de **vinaigre de cidre**

30 ml (2 c. à soupe) de **cassonade**

375 ml (1 1/2 tasse) de **tomates** broyées en conserve

Poivre et **sel**

Végé-burgers

5 ml (1 c. à thé) d'**huile végétale**

1 **oignon** jaune haché

1 gousse d'**ail** hachée

2 **carottes** râpées

1 **courgette** verte (zucchini) râpée

250 ml (1 tasse) de **noix** non salées, hachées finement au robot culinaire (noix de cajou, amandes, noisettes, avelines, pistaches...)

30 ml (2 c. à soupe) de **farine de blé entier**

Poivre et **sel**

1 **œuf** battu à la fourchette

Ketchup

1. Dans une casserole moyenne, cuire l'oignon et l'ail dans l'huile 10 minutes à feu moyen ou jusqu'à ce que l'oignon soit doré.
2. Ajouter le vinaigre, la cassonade et les tomates, poivrer généreusement et ajouter une petite pincée de sel si désiré. Porter à ébullition, puis réduire à feu doux. Laisser mijoter 30 minutes en remuant de temps en temps.
3. Transvider dans le mélangeur électrique (*blender*) et réduire en une purée lisse en fouettant à puissance maximale. Transvider dans un petit bol, couvrir et réfrigérer.
4. Servir froid en accompagnement des végé-burgers ou avec les frites en remplacement du ketchup du commerce. Donne 375 ml (1 1/2 tasse) de ketchup. Se conserve 10 jours au réfrigérateur ou 2 mois au congélateur. Repasser au mélangeur électrique une fois décongelé.

Végé-burgers

5. Dans une grande poêle antiadhésive, faire sauter les légumes dans l'huile à feu moyen-vif 5 minutes. Ajouter les noix et cuire 5 minutes de plus en remuant de temps en temps.
6. Transvider dans un bol et laisser tiédir 5 minutes.
7. Incorporer la farine, poivrer généreusement et ajouter une petite pincée de sel si désiré. Ajouter l'œuf et mélanger de nouveau. Diviser la préparation en 4 portions. Façonner en galettes et dorer dans la même poêle de 5 à 7 minutes de chaque côté à feu moyen-doux. Ne pas trop manipuler.
8. Servir avec le ketchup et accompagner d'une salade.

Info à croquer

Si votre enfant met du ketchup partout, vous pouvez fixer d'avance la quantité qu'il aura au repas, en le versant dans de petits bols individuels, comme au restaurant.

VALEUR NUTRITIVE
(par portion)
Énergie : **340 Cal**
Protéines : **12 g**
Matières grasses : **17 g**
Glucides : **30 g**
Fibres : **8 g**
Sodium : **337 mg**
Calcium : **169 mg**

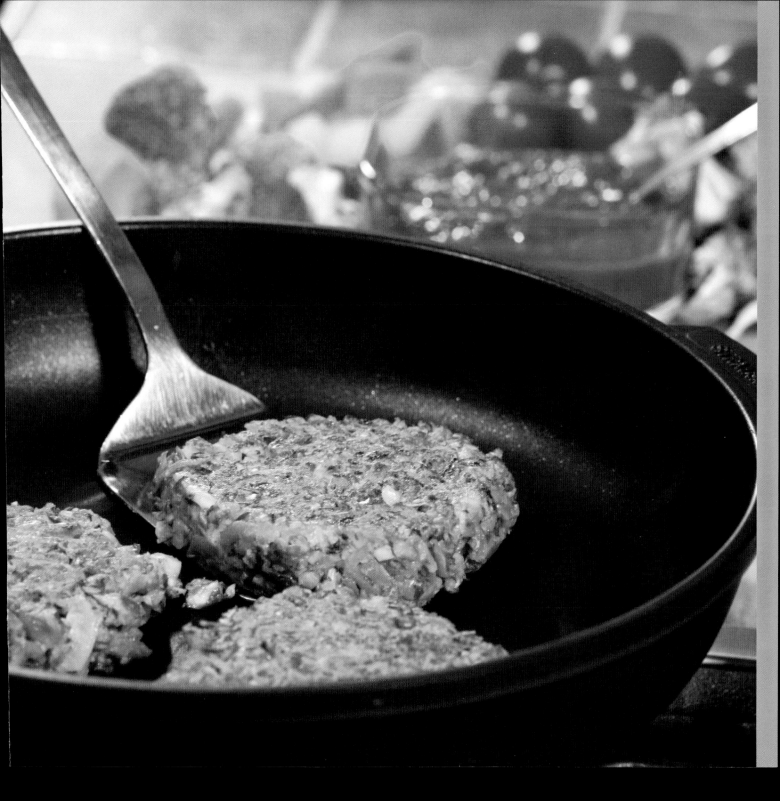

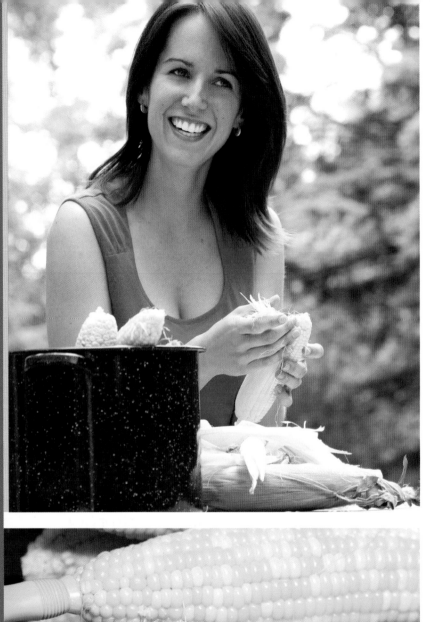
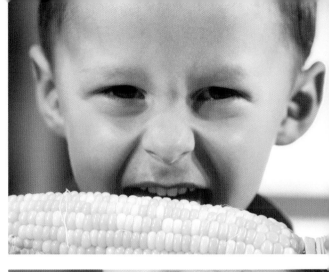
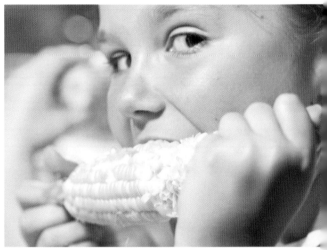
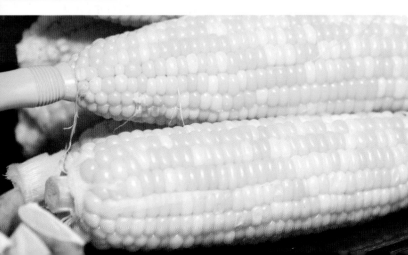
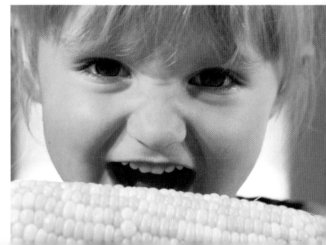

Fidèles compagnons

Les **produits céréaliers** et les **féculents** fournissent un précieux carburant à nos enfants. Riches en glucides, ces aliments représentent une source d'énergie parfaite pour courir, bouger, grimper, mais aussi pour réfléchir, se concentrer et apprendre. Voilà pourquoi ce sont nos alliés !

Il y a bien sûr le blé (pain, pâtes alimentaires, couscous...), le riz, l'avoine, l'orge, le maïs et la pomme de terre, mais il y a aussi plusieurs grains méconnus qui ajoutent un brin d'originalité à vos recettes. Osez cuisiner le millet, le quinoa, l'amarante, le sarrasin et le seigle de temps en temps. L'important, c'est d'accorder une place aux produits céréaliers et aux féculents à chaque repas.

En plus de miser sur la variété, vous pouvez aussi viser les aliments les moins raffinés possible. Choisissez des céréales et des grains entiers. Ils sont plus riches en fibres, plus nourrissants et plus riches en vitamines, minéraux et antioxydants.

Pour éviter les levées de bouclier, mieux vaut faire une transition en douceur. Ne passez pas du pain blanc, riz blanc, pâtes blanches au pain brun, riz brun, pâtes brunes la même semaine ! Accordez-vous du temps. Vous pouvez même faire cuire moitié pâtes blanches, moitié pâtes de blé entier dans la même casserole. Avec de la sauce tomate, des légumes et du fromage, la différence sera moins perceptible.

Cuisinez votre riz maison plutôt que de choisir les riz en sachet, bourrés de sel et d'additifs. Essayez mes frites maison plutôt que de préparer des frites surgelées. Et pourquoi ne pas pousser l'audace jusqu'à cuisiner du quinoa ?

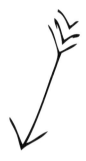

« Quand je sers des tranches de pommes de terre au romarin rôties au four, mes deux filles "comptent" carrément leur portion pour en avoir le même nombre ; pas question qu'une en ait plus que l'autre! »

Monique, maman de deux filles
(10 et 13 ans)

3 recettes rapides...
pour apprivoiser les grains entiers

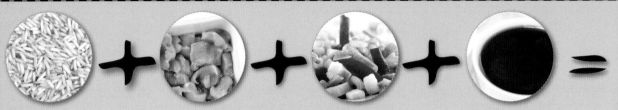

RIZ SAUTÉ AU POULET

Cuire du riz brun étuvé dans une casserole selon la méthode indiquée sur l'emballage. Pendant ce temps, faire sauter le poulet et les légumes dans une grande poêle ou un wok. Ajouter le riz cuit, un peu de sauce hoisin ou de sauce soya, mélanger et servir.

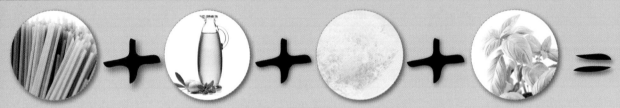

PÂTES AU PARMESAN ET AU BASILIC

Pour accompagner une viande ou un poisson grillé, préparer ces pâtes à l'italienne. Cuire les pâtes de blé entier selon la méthode indiquée sur l'emballage. Égoutter, transvider dans un bol, ajouter un filet d'huile d'olive et garnir de parmesan râpé et de basilic frais émincé.

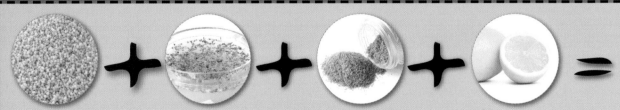

COUSCOUS CITRONNÉ

Dans un grand bol, mélanger 1 tasse de couscous de blé entier, 1 1/2 tasse de bouillon de légumes chaud, 1 c. à thé de cumin moulu et le zeste et le jus d'un citron. Mélanger et servir avec une brochette de crevettes ou de poulet.

Fidèles compagnons

Frites au four et mayo épicée
Riz sauté aux amandes et aux canneberges
Patati-patata
Scones au fromage
Confettis aux légumes
Couscous à l'orange
Quinoa citronné
Croquettes de millet cajun

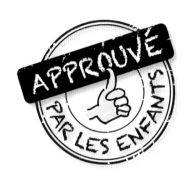

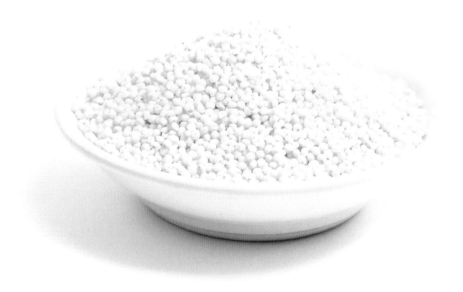

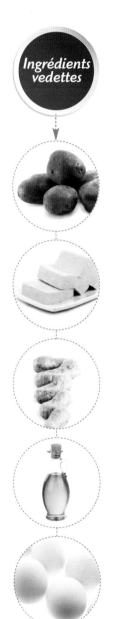

Frites au four et mayo épicée

» *6 portions*
» *Préparation : 10 min*
» *Cuisson : 20 min*

Frites au four

30 ml (2 c. à soupe) d'**huile d'olive**

5 ml (1 c. à thé) de **fines herbes séchées**

5 ml (1 c. à thé) de **paprika**

2 ml (1/2 c. à thé) de **poudre d'ail**

Poivre et **sel**

6 **pommes de terre** rouges coupées en 8 sur le sens de la longueur (conserver la pelure)

Mayo épicée

300 g (10 oz) de **tofu** mou ou mi-ferme

1 **jaune d'œuf**

1 **citron** (jus et zeste)

15 ml (1 c. à soupe) de **moutarde** de Dijon

2 ml (1/2 c. à thé) de **paprika**

1 ml (1/4 c. à thé) de **cumin** moulu

1 pincée de **piment de Cayenne**

Poivre et **sel**

30 ml (2 c. à soupe) d'**huile végétale**

Frites au four

1. Préchauffer le four à 200 °C (400 °F). Placer la grille au centre du four.
2. Dans un grand bol, mélanger tous les ingrédients sauf les pommes de terre. Poivrer généreusement et ajouter une petite pincée de sel si désiré.
3. Ajouter les pommes de terre et mélanger pour bien enrober.
4. Transvider sur une plaque de cuisson doublée de papier parchemin. Distribuer les pommes de terre pour éviter qu'elles ne se touchent entre elles.
5. Cuire au four 20 minutes ou jusqu'à ce que les pommes de terre soient dorées.

Mayo épicée

6. Au robot culinaire, mélanger tous les ingrédients sauf l'huile pendant une minute. Poivrer généreusement et ajouter une petite pincée de sel si désiré. Racler les rebords à l'aide d'une spatule de caoutchouc et mélanger de nouveau.
7. Toujours en mélangeant, verser l'huile en un mince filet par l'ouverture sur le couvercle du robot culinaire afin de créer une émulsion. Continuer de mélanger quelques secondes après avoir versé l'huile. Servir comme condiment en remplacement de la mayo du commerce. Se conserve 3 ou 4 jours au réfrigérateur.

Info à croquer

Je prépare cette fausse mayonnaise depuis des années. À base de tofu, elle est beaucoup moins grasse que la mayo classique, mais tout aussi onctueuse et savoureuse. Vous pouvez varier les saveurs en remplaçant le paprika, le piment et le cumin par des fines herbes, du cari, des épices cajun, du pesto de basilic ou des tomates séchées. Servez-la comme garniture dans les burgers ou dans les sandwichs aux œufs. Je parie que cette sauce passe-partout fera bientôt partie de vos recettes classiques !

VALEUR NUTRITIVE
(par portion)
Énergie : **261 Cal**
Protéines : **7 g**
Matières grasses : **10 g**
Glucides : **38 g**
Fibres : **6 g**
Sodium : **98 mg**
Calcium : **55 mg**

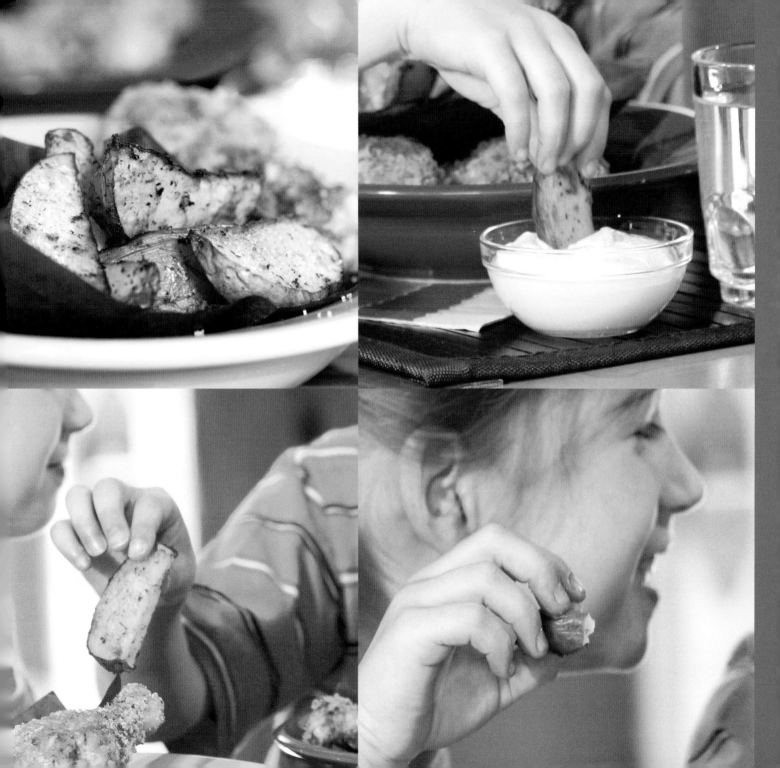

Riz sauté aux amandes et aux canneberges

Ingrédients vedettes

» *4 portions*
» *Préparation : 15 min*
» *Cuisson : 30 min*

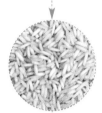

250 ml (1 tasse) de **riz à grains entiers** étuvé (de type Uncle Ben's)

560 ml (2 1/4 tasses) d'**eau**

125 ml (1/2 tasse) d'**amandes** tranchées

5 ml (1 c. à thé) d'**huile végétale**

125 ml (1/2 tasse) d'**oignon rouge** haché (1 petit)

2 gousses d'**ail** hachées

1 branche de **céleri** hachée

2 **oignons verts** hachés (partie verte et blanche)

125 ml (1/2 tasse) de **canneberges séchées** hachées grossièrement

Poivre et **sel**

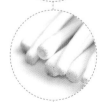

1. Dans une casserole moyenne, mettre le riz et l'eau, et porter à ébullition. Couvrir, réduire à feu moyen-doux et laisser mijoter 20 minutes ou jusqu'à ce que le riz soit tendre.
2. Pendant ce temps, griller les amandes à sec dans une poêle antiadhésive, sans ajouter de matières grasses. Lorsque les amandes deviennent plus odorantes et commencent à dorer, les transvider dans un bol.
3. Dans la même poêle, mettre l'huile, l'oignon, l'ail et le céleri, puis cuire 5 minutes à feu moyen-vif.
4. Incorporer les oignons verts, les canneberges, les amandes et le riz cuit, et retirer du feu. Poivrer généreusement et ajouter une petite pincée de sel si désiré. Bien mélanger et servir.

Info à croquer

Le riz brun est long à cuisiner et sa texture est parfois pâteuse, ce qui ne fait pas l'unanimité. C'est pour cette raison que j'utilise souvent le riz brun étuvé. Le fait d'étuver le riz est un traitement qui n'en affecte pas la valeur nutritive, mais qui accélère sa cuisson et permet de conserver une texture ferme. Plusieurs grandes marques offrent maintenant du riz étuvé à grains entiers (ou riz brun étuvé). Recherchez-les !

VALEUR NUTRITIVE
(par portion)

Énergie : **285 Cal**
Protéines : **6 g**
Matières grasses : **6 g**
Glucides : **53 g**
Fibres : **4 g**
Sodium : **57 mg**
Calcium : **49 mg**

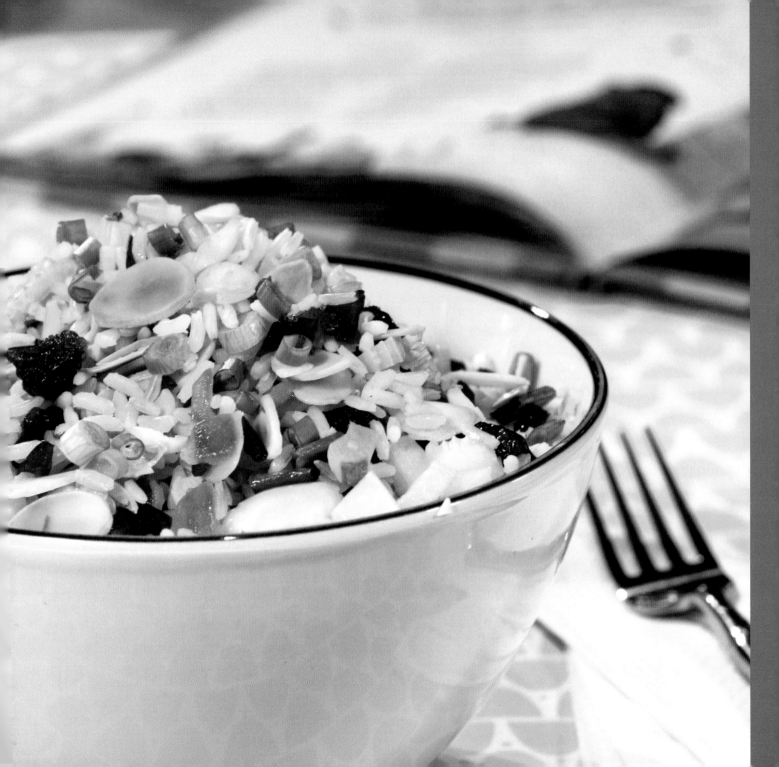

Patati-patata

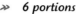
Ingrédients vedettes

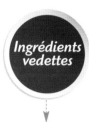

» *6 portions*
» *Préparation : 15 min*
» *Cuisson : 30 min*

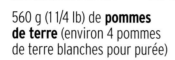

560 g (1 1/4 lb) de **pommes de terre** (environ 4 pommes de terre blanches pour purée)

1 gros **céleri-rave**

180 ml (3/4 tasse) de **fromage suisse** râpé (environ 75 g / 2,5 oz)

125 ml (1/2 tasse) de **lait**

30 ml (2 c. à soupe) de **fines herbes** fraîches ciselées (au goût)

Poivre et **sel**

1. Peler les pommes de terre et le céleri-rave. Les couper en cubes d'environ 2,5 cm (1 po) de côté.
2. Déposer dans une grande casserole recouverte d'eau. Porter à ébullition, couvrir et laisser mijoter à feu moyen de 25 à 30 minutes ou jusqu'à ce que le céleri-rave soit très tendre.
3. Égoutter l'eau et réduire en purée à l'aide d'un pilon à pommes de terre.
4. Incorporer le fromage et le lait. Mélanger.
5. Ajouter les fines herbes, poivrer généreusement et ajouter une petite pincée de sel si désiré. Servir en accompagnement ou utiliser dans les recettes de pâté chinois, de hachis parmentier ou de croquettes de saumon.

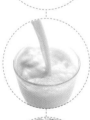

Info à croquer

J'avoue que le céleri-rave n'est pas le plus séduisant des légumes, mais ne vous fiez pas aux apparences ! Sous sa pelure raboteuse se cache un légume à la fois savoureux, polyvalent, économique, qui se conserve très longtemps au frigo et qui se déguste cru ou cuit. Osez l'ajouter à votre panier d'épicerie. Intégrez-le à vos recettes de potages, gratins et purées de pommes de terre ou râpez-le dans les salades et les sandwichs. Vos papilles seront ravies !

VALEUR NUTRITIVE
(par portion)
Énergie : **143 Cal**
Protéines : **6 g**
Matières grasses : **4 g**
Glucides : **21 g**
Fibres : **3 g**
Sodium : **104 mg**
Calcium : **162 mg**

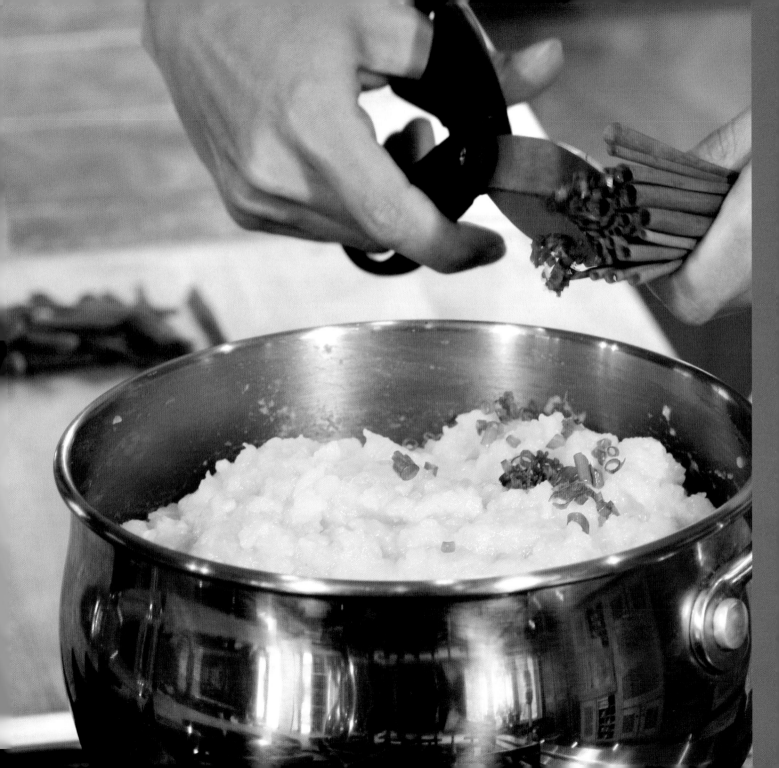

Scones au fromage

» *12 portions*
» *Préparation : 20 min*
» *Cuisson : 50 min*

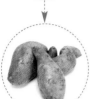

1 **patate douce** moyenne pelée
et coupée en cubes

500 ml (2 tasses) de **farine
de blé entier**

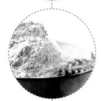

125 ml (1/2 tasse) de **lait
en poudre**

5 ml (1 c. à thé) de **poudre
à pâte**

15 ml (1 c. à soupe) de **fines
herbes séchées**

15 ml (1 c. à soupe) de **paprika**
doux

2 ml (1/2 c. à thé) de **poudre d'ail**

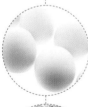

Poivre et **sel**

2 **œufs**

180 ml (3/4 tasse) de **cheddar
fort** râpé (environ 75 g / 2,5 oz)

60 ml (1/4 tasse) d'**huile
végétale**

Huile (pour le moule, facultatif)

1. Préchauffer le four à 150 °C (300 °F). Placer la grille au centre du four.
2. Mettre les cubes de patate douce dans un bol allant au four à micro-ondes et verser 1 cm (1/2 po) d'eau au fond du bol. Couvrir d'une pellicule de plastique et cuire 10 minutes à intensité maximale ou jusqu'à ce que les cubes soient tendres. Égoutter et piler à la fourchette ou à l'aide d'un pilon à pommes de terre. Laisser tiédir.
3. Dans un grand bol, mélanger la farine, le lait en poudre, la poudre à pâte et les assaisonnements. Poivrer généreusement et ajouter une petite pincée de sel, si désiré.
4. Dans un autre bol, battre les œufs à la fourchette. Incorporer le fromage, l'huile et les patates. Transvider dans le bol de farine et mélanger pour humecter.
5. Déposer la pâte dans une assiette à tarte profonde légèrement huilée. Cuire 50 minutes ou jusqu'à ce que le dessus soit doré. Laisser refroidir, puis tailler en 8 pointes.

Info à croquer

D'origine écossaise, le scone est un pain massif tantôt sucré, tantôt salé. Lorsqu'il est préparé avec des patates douces ou des pommes de terre, on le surnomme en anglais « tattie scones ». Mes scones, je les prépare avec de la farine de blé entier pour avoir un peu plus de fibres, et j'ajoute du lait en poudre pour les enrichir en calcium et en protéines. Pour accompagner une salade ou simplement en collation, les scones brisent la routine. Et tout juste sortis du four, ils sont encore meilleurs !

VALEUR NUTRITIVE
(par portion)
Énergie : **179 Cal**
Protéines : **8 g**
Matières grasses : **8 g**
Glucides : **20 g**
Fibres : **3 g**
Sodium : **97 mg**
Calcium : **169 mg**

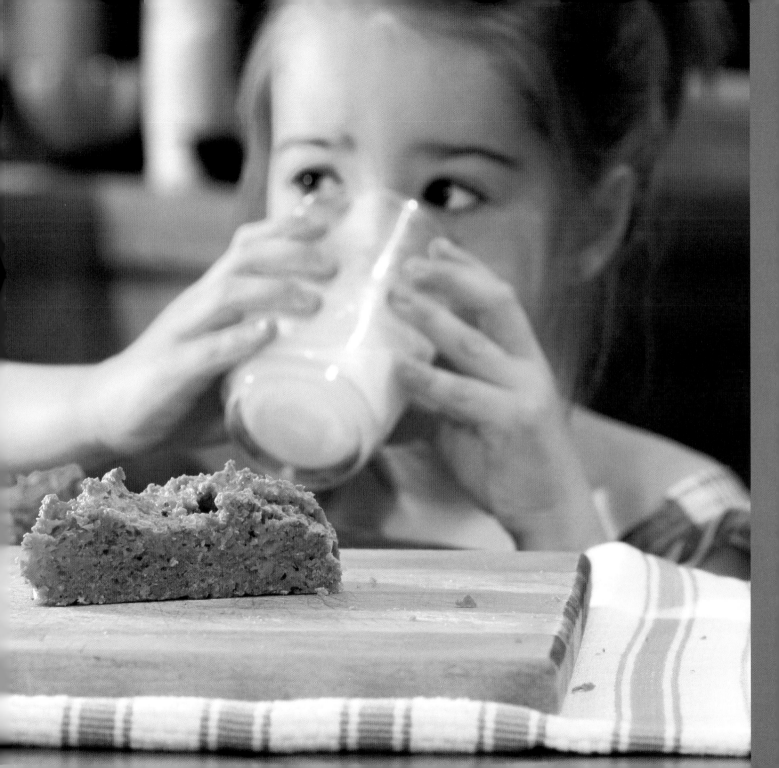

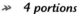
Confettis aux légumes

» *4 portions*
» *Préparation : 10 min*
» *Cuisson : 15 min*

500 ml (2 tasses) de **bouillon de légumes** réduit en sodium

250 ml (1 tasse) d'**orzo** (petites pâtes de la taille d'un grain de riz)

30 ml (2 c. à soupe) d'**huile d'olive**

15 ml (1 c. à soupe) de **vinaigre de vin blanc**

Poivre

1 **carotte** pelée et râpée

1/2 **poivron jaune** en petits dés

1/2 **poivron rouge** en petits dés

2 **oignons verts** hachés très finement (partie verte et blanche)

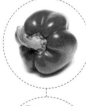

60 ml (1/4 tasse) de **ciboulette** fraîche hachée finement

60 ml (1/4 tasse) de **basilic** frais haché finement

60 ml (1/4 tasse) de **parmesan** râpé

1 **citron** (zeste et jus)

1. Dans une casserole moyenne, verser le bouillon et ajouter l'orzo. Porter à ébullition, couvrir, réduire à feu moyen-doux et laisser mijoter 10 minutes ou jusqu'à ce que les pâtes soient tendres. Égoutter et transvider dans un bol.
2. Verser l'huile et le vinaigre, poivrer généreusement et mélanger.
3. Ajouter le reste des ingrédients, mélanger et servir.

Orzo = ♡ !

Info à croquer

L'orzo est une petite pâte italienne semblable à un grain de riz. J'aime beaucoup la servir en salade. Pour transformer cette recette d'accompagnement en repas complet, ajoutez deux conserves de thon pâle égoutté et le tour est joué ! Vous pouvez aussi ajouter des crevettes nordiques cuites ou un reste de saumon cuit. Vous aurez alors une recette parfaite à déguster avant le cours de danse ou la pratique de hockey, ou à servir dans la boîte à lunch, pour faire changement du sandwich !

VALEUR NUTRITIVE
(par portion)
Énergie : **282 Cal**
Protéines : **11 g**
Matières grasses : **10 g**
Glucides : **38 g**
Fibres : **2 g**
Sodium : **149 mg**
Calcium : **105 mg**

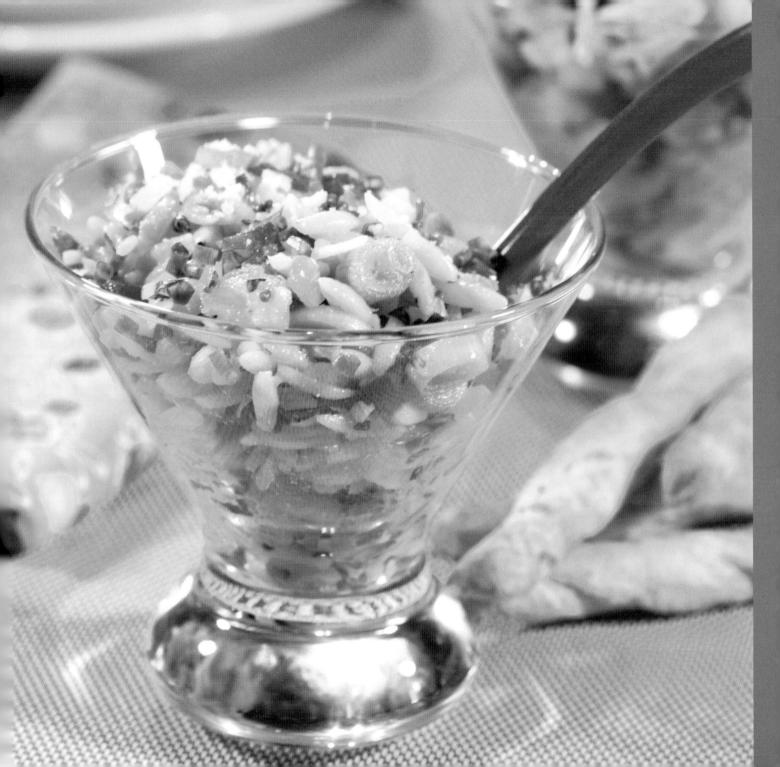

Ingrédients vedettes

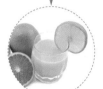

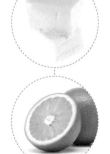

Couscous à l'orange

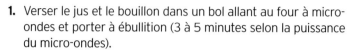

» *6 portions*
» *Préparation : 15 min*
» *Cuisson : 5 min*

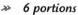

250 ml (1 tasse) de **jus d'orange**

250 ml (1 tasse) de **bouillon de poulet** maison ou du commerce réduit en sodium

250 ml (1 tasse) de **couscous** de blé entier

125 ml (1/2 tasse) de **basilic** frais haché finement

80 ml (1/3 tasse) de **feta** allégé émietté (environ 60 g / 2 oz)

2 **oranges** pelées à vif et hachées grossièrement (voir Info à croquer)

3 **oignons verts** hachés finement (partie verte et blanche)

250 ml (1 tasse) de feuilles de **bébés épinards**

Poivre

1. Verser le jus et le bouillon dans un bol allant au four à micro-ondes et porter à ébullition (3 à 5 minutes selon la puissance du micro-ondes).
2. Ajouter le couscous et laisser gonfler 10 minutes.
3. Dans un grand bol, mélanger le reste des ingrédients. Poivrer généreusement.
4. Incorporer le couscous. Mélanger délicatement. Servir tiède ou froid.

Info à croquer

Pour préparer des suprêmes d'orange, il s'agit de peler l'agrume « à vif ». On y arrive en coupant une mince calotte sous l'orange et sur le dessus. Ensuite, on coupe les côtés de l'orange de façon à retirer d'un seul coup la pelure, la peau blanchâtre et une fine couche de chair. Finalement, on passe le couteau de chaque côté des membranes qui séparent les quartiers. On obtient ainsi des segments d'orange nus, libérés de leur membrane. Vous verrez : ainsi coupés, ils fondent dans la bouche !

VALEUR NUTRITIVE
(par portion)
Énergie : **176 Cal**
Protéines : **8 g**
Matières grasses : **2 g**
Glucides : **34 g**
Fibres : **5 g**
Sodium : **160 mg**
Calcium : **90 mg**

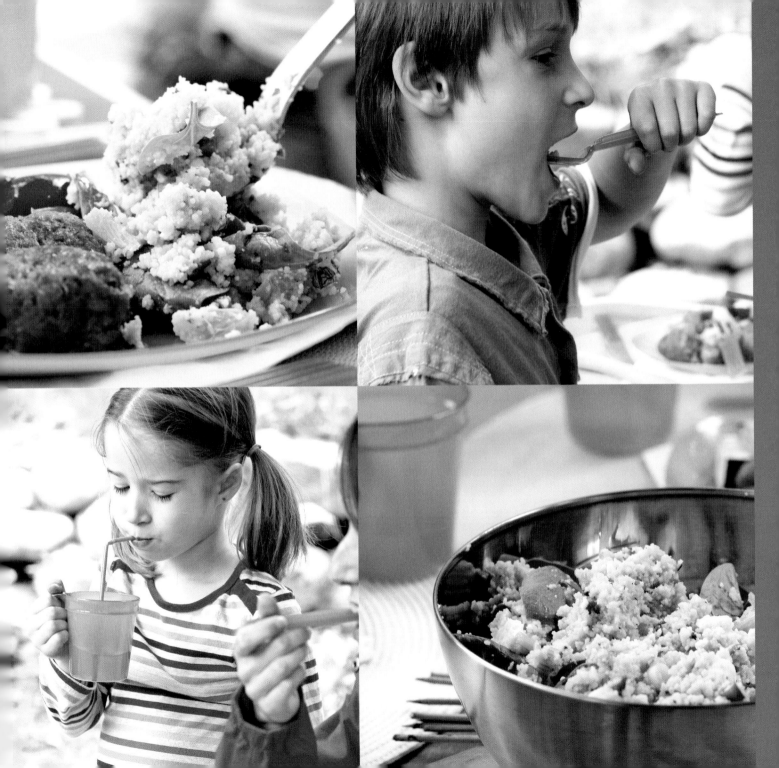

Quinoa citronné

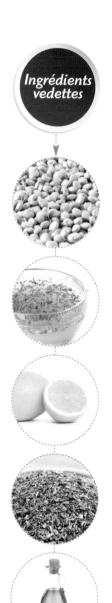

» *6 portions*
» *Préparation : 5 min*
» *Cuisson : 20 min*

5 ml (1 c. à thé) d'**huile végétale**

250 ml (1 tasse) de **quinoa** blanc ou rouge

500 ml (2 tasses) de **bouillon de légumes** réduit en sodium

1 **citron** (zeste et jus)

10 ml (2 c. à thé) de **mélange d'assaisonnements** aux fines herbes sans sel (de type Mrs Dash)

Poivre

1. Dans une casserole moyenne, chauffer l'huile et faire revenir le quinoa deux minutes à feu moyen. Ajouter le bouillon, porter à ébullition, couvrir, réduire à feu moyen-doux et cuire 15 minutes.
2. Retirer du feu, ajouter le zeste et le jus de citron, le mélange d'assaisonnements et poivrer généreusement.
3. Servir en accompagnement d'une grillade ou comme base pour une salade-repas.

Info à croquer

D'année en année, le quinoa gagne des adeptes chez les Québécois. Ce grain, consommé depuis des milliers d'années en Amérique du Sud, a tout pour lui : un goût subtil de noisette, une teneur surprenante en protéines, des fibres alimentaires et une texture à la fois ferme et tendre. Vous verrez : l'essayer, c'est l'adopter ! En plus, je suis certaine que ces grains en forme de billes miniatures plairont à vos enfants. Ça fait changement du riz !

VALEUR NUTRITIVE
(par portion)
Énergie : **131 Cal**
Protéines : **6 g**
Matières grasses : **3 g**
Glucides : **21 g**
Fibres : **3 g**
Sodium : **32 mg**
Calcium : **33 mg**

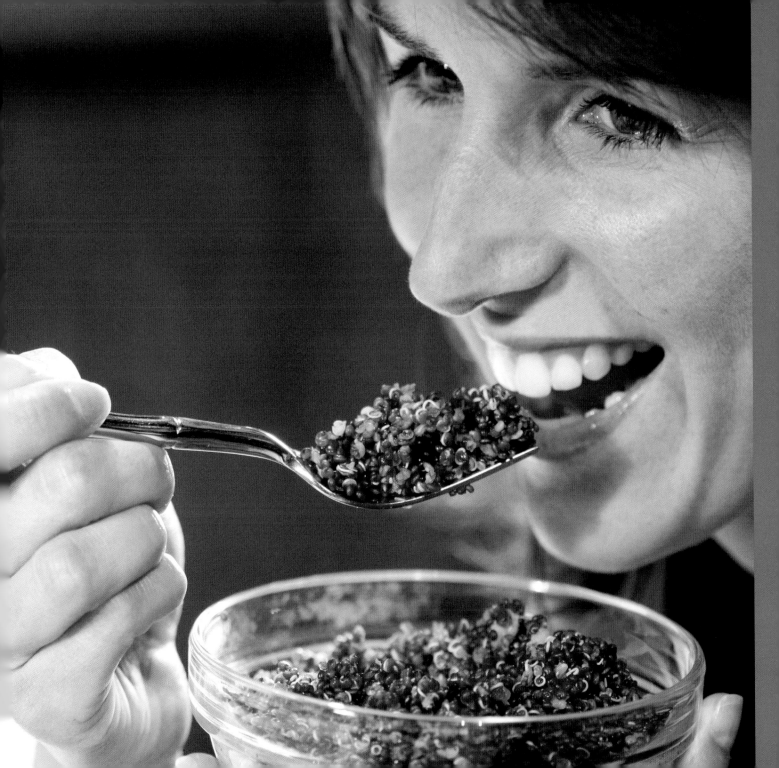

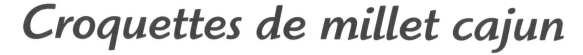

Croquettes de millet cajun

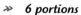

» *6 portions*
» *Préparation : 10 min*
» *Cuisson : 35 min*

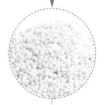

5 ml (1 c. à thé) d'**huile végétale**

1/2 **oignon** jaune haché finement

1 gousse d'**ail** hachée

125 ml (1/2 tasse) de grains de **millet** (voir Info à croquer)

250 ml (1 tasse) de **maïs** surgelé

300 ml (1 1/4 tasse) de **bouillon de légumes** réduit en sodium

30 ml (2 c. à soupe) de **farine de maïs** (ou de farine de blé entier)

125 ml (1/2 tasse) de **cheddar** doux râpé (environ 50 g / 1,75 oz)

2 ml (1/2 c. à thé) d'**épices cajun** du commerce

2 ml (1/2 c. à thé) de **cumin** moulu

1 **œuf**

5 ml (1 c. à thé) d'**huile végétale** (pour la cuisson)

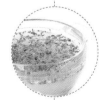

1. Dans une casserole moyenne, faire revenir l'oignon et l'ail dans l'huile 5 minutes à feu moyen-vif. Ajouter le millet et mélanger pour bien enrober. Cuire une minute de plus. Ajouter le maïs et le bouillon.
2. Porter à ébullition, couvrir et réduire à feu moyen-doux. Laisser mijoter 20 minutes ou jusqu'à ce que le bouillon soit absorbé et que le millet soit cuit, mais encore ferme sous la dent.
3. Transvider dans un bol, incorporer la farine, le fromage et les épices, mélanger et laisser tiédir 5 minutes.
4. Ajouter l'œuf, mélanger et diviser en 8 boules. Aplatir légèrement.
5. Dans une poêle antiadhésive, verser l'huile, étendre uniformément à l'aide d'un pinceau de cuisine, puis cuire les galettes 3 minutes de chaque côté. Servir.

Info à croquer

Très populaire en Afrique, le millet est une céréale à découvrir. Au Canada, nous sommes beaucoup portés sur le blé : pain de blé, pâtes de blé, farine de blé... Un peu de variété ne nous ferait pas de tort ! Pour le découvrir, choisissez le millet perlé et décortiqué : il sera plus facile à apprêter. La plupart des grandes épiceries en proposent, sinon vous le trouverez facilement dans les magasins d'alimentation naturelle. Un conseil : rincez les minuscules grains de millet avant de les utiliser.

VALEUR NUTRITIVE
(par portion)
Énergie : **171 Cal**
Protéines : **7 g**
Matières grasses : **7 g**
Glucides : **21 g**
Fibres : **2 g**
Sodium : **91 mg**
Calcium : **86 mg**

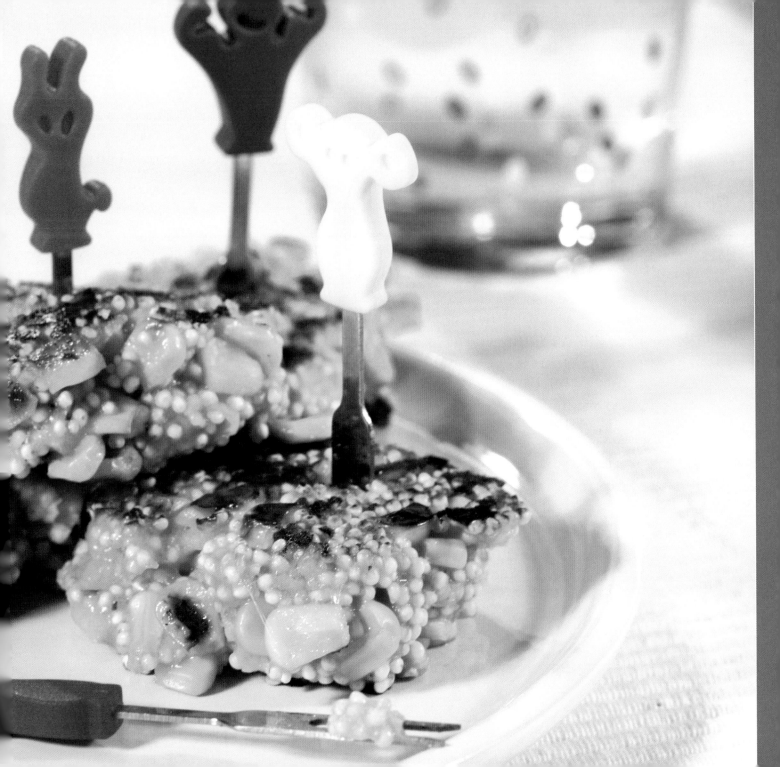

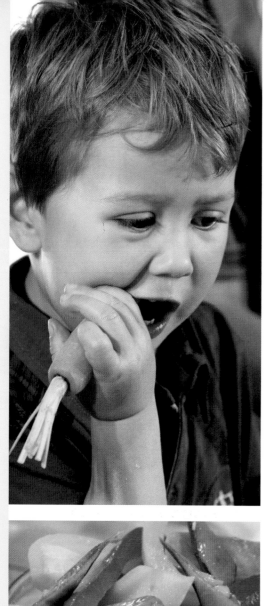
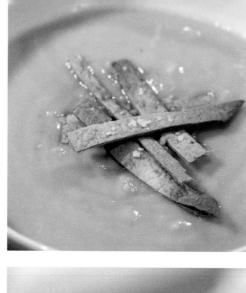
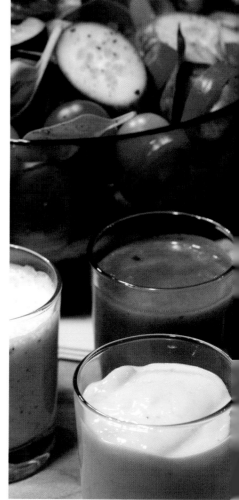
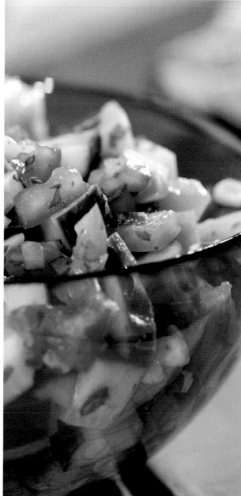
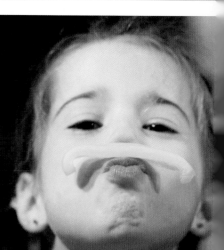

Les légumes contre-attaquent !

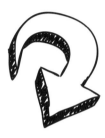

« Mon mari n'aime pas beaucoup les légumes cuits et ce sont mes enfants qui lui rappellent de les manger ! C'est comique de le voir manger ses brocolis à la suite de la remarque des enfants ! »

Geneviève, maman de deux enfants (3 et 6 ans)

Pour encourager vos enfants à manger des légumes, offrez-les en entrée ! Profitez du moment où ils ont faim pour leur servir une soupe aux légumes, un potage maison, des crudités et une trempette ou une petite salade colorée. L'appétit creux, ils seront plus tentés d'y goûter. Les études démontrent aussi qu'en commençant le repas par des légumes, les enfants en mangent plus pendant le reste du repas. C'est bon à savoir !

Le truc ultime pour que les enfants mangent leurs légumes, c'est de ne pas insister. Notre responsabilité est de mettre les légumes dans l'assiette, mais pas jusque dans la bouche de nos rejetons ! Comme parents, on doit donner l'exemple et encourager à goûter. On doit en offrir une grande variété et bien les apprêter. J'insiste sur le « bien apprêter ». Vous ne marquerez pas de points avec du brocoli trop cuit, du chou de Bruxelles mou et des tomates pâteuses... Des légumes cuisinés avec soin feront toute la différence.

Surtout, ne partez pas en croisade. Pour ma part, il m'arrive de laisser des légumes dans mon assiette lorsque je n'ai plus faim. C'est normal que ma fille le fasse aussi, non ?

3 recettes rapides...
pour croquer les légumes avec plaisir!

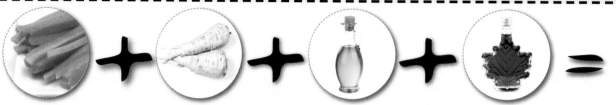

CAROTTES ET PANAIS DORÉS À L'ÉRABLE

Dans une poêle, faire griller des bâtonnets de carottes et de panais dans un peu d'huile à feu moyen. Lorsqu'ils sont dorés, ajouter un filet de sirop d'érable, remuer pour enrober et servir pour accompagner du poulet grillé.

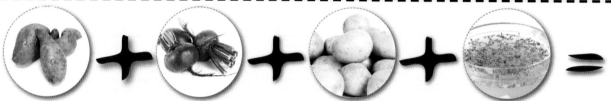

POTAGE À LA PATATE DOUCE ET AUX BETTERAVES

Dans une marmite, mélanger 1 patate douce pelée et coupée en cubes, 2 betteraves pelées et coupées en cubes, 1 pomme de terre pelée et coupée en cubes et 1 litre de bouillon de légumes. Porter à ébullition et laisser mijoter jusqu'à ce que les légumes soient tendres. Réduire en purée au mélangeur électrique et servir.

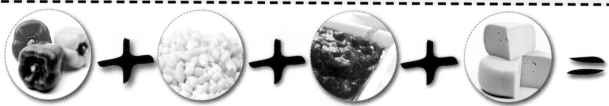

GRATIN MEXICAIN

Dans une poêle allant au four, griller des poivrons colorées en dés et du maïs en grains surgelé à feu moyen-vif pendant quelques minutes. Lorsqu'ils sont dorés, ajouter un peu de salsa mexicaine pour enrober, garnir de cheddar râpé et faire dorer sous le gril (à *broil*) pendant 3 ou 4 minutes.

Les légumes contre-attaquent !

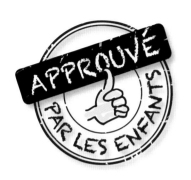

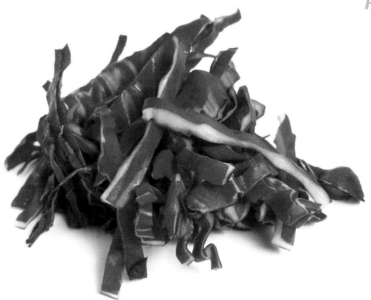

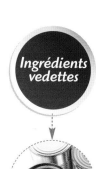

Ingrédients vedettes

Crème de tomates

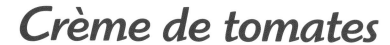

» *6 portions*
» *Préparation : 10 min*
» *Cuisson : 30 min*

5 ml (1 c. à thé) d'**huile végétale**

1 **oignon** jaune coupé en 8

2 gousses d'**ail**

1 conserve de 796 ml (28 oz) de **tomates** en dés égouttées

1 conserve de 540 ml (19 oz) de **haricots blancs** rincés et égouttés

250 ml (1 tasse) de **poivrons rouges** rôtis marinés

250 ml (1 tasse) de **bouillon de légumes** réduit en sodium

250 ml (1 tasse) de **lait**

15 ml (1 c. à soupe) de **fines herbes séchées**

Poivre et **sel**

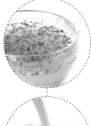

1. Dans une grande casserole, chauffer l'huile et faire revenir l'oignon 5 minutes à feu moyen-vif.
2. Ajouter l'ail, les tomates, les haricots, les poivrons marinés et le bouillon, et porter à ébullition.
3. Couvrir, réduire à feu moyen et laisser mijoter 20 minutes.
4. Réduire en purée au mélangeur électrique (*blender*).
5. Ajouter le lait et les fines herbes. Poivrer généreusement et ajouter une petite pincée de sel si désiré. Mélanger et chauffer si nécessaire, mais sans faire bouillir.
6. Se congèle 1 mois sans lait. Ajouter le lait uniquement au moment de servir.
7. Servir avec des biscuits sodas ou autres craquelins.

Un classique que j'adore

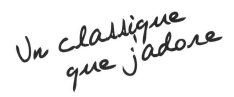

Info à croquer

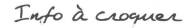

Les potages et les « soupes-crèmes » sont des recettes idéales pour ajouter des légumineuses ni vu ni connu au menu de votre famille. Elles procureront une texture super onctueuse à votre soupe tout en ajoutant une bonne dose de protéines et de fibres. Toutefois, ainsi dissimulées, elles ne permettent pas vraiment d'apprivoiser les légumineuses. Profitez du fait qu'elles passent incognito cette fois-ci et un autre jour, vous préparerez une autre recette où elles seront plus évidentes, d'accord ?

VALEUR NUTRITIVE
(par portion)
Énergie : **173 Cal**
Protéines : **11 g**
Matières grasses : **2 g**
Glucides : **31 g**
Fibres : **7 g**
Sodium : **312 mg**
Calcium : **184 mg**

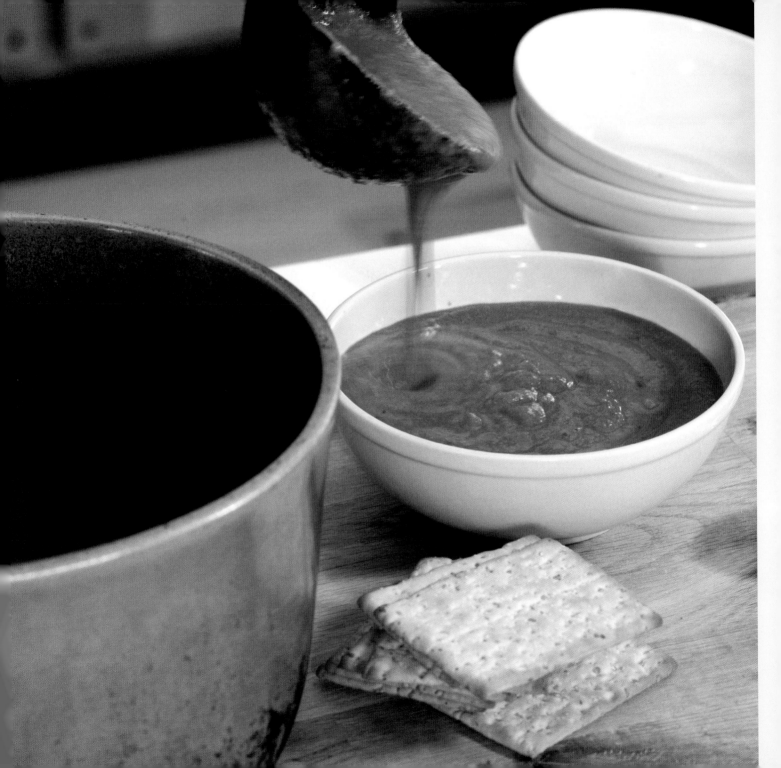

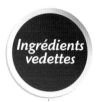

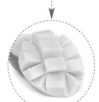

Trio de vinaigrettes

Ingrédients vedettes

» *6 portions*
» *Préparation : 5 min*
» *Cuisson : 10 min*

Vinaigrette mangue-lime
250 ml (1 tasse) de **mangue** en dés, fraîche ou surgelée et dégelée

10 ml (2 c. à thé) de zeste de **lime**

jus de 1 **lime**

Poivre et **sel**

30 ml (2 c. à soupe) d'**huile d'olive**

Vinaigrette fraise-basilic
250 ml (1 tasse) de **fraises** fraîches ou surgelées et dégelées

10 feuilles de **basilic** frais

5 ml (1 c. à thé) de **sirop d'érable**

Poivre et **sel**

30 ml (2 c. à soupe) d'**huile d'olive**

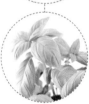

Vinaigrette crémeuse au citron
250 ml (1 tasse) de **yogourt** nature

15 ml (1 c. à soupe) de zeste de **citron**

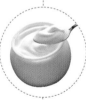

15 ml (1 c. à soupe) de **moutarde de Meaux**

1 gousse d'**ail** coupée en 2

Poivre et **sel**

15 ml (1 c. à soupe) d'**huile d'olive**

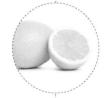

1. Choisir une des trois recettes de vinaigrette. Mettre tous les ingrédients sauf l'huile dans le mélangeur électrique (*blender*). Poivrer généreusement et ajouter une petite pincée de sel si désiré. Actionner le mélangeur pour obtenir une texture lisse.
2. Verser l'huile et mélanger de nouveau pour créer une émulsion. Servir avec une salade ou des crudités.

Info à croquer

Les vinaigrettes « toutes faites » ne se retrouvent pas souvent dans mon panier d'épicerie. Avez-vous déjà consulté leur liste d'ingrédients ? C'est trop long à mon goût. Je préfère préparer mes propres vinaigrettes. Avec un mélangeur électrique, les créer est une affaire de rien. Mais lorsque je n'ai vraiment pas le temps, je dépose sur la table une bouteille d'huile d'olive et un bon vinaigre de cidre ou de vin, et chacun se sert. Il n'y a pas plus simple !

VALEUR NUTRITIVE
(45 ml / 3 c. à soupe)
Énergie : **60 Cal**
Protéines : **0 g**
Matières grasses : **5 g**
Glucides : **5 g**
Fibres : **1 g**
Sodium : **25 mg**
Calcium : **5 mg**

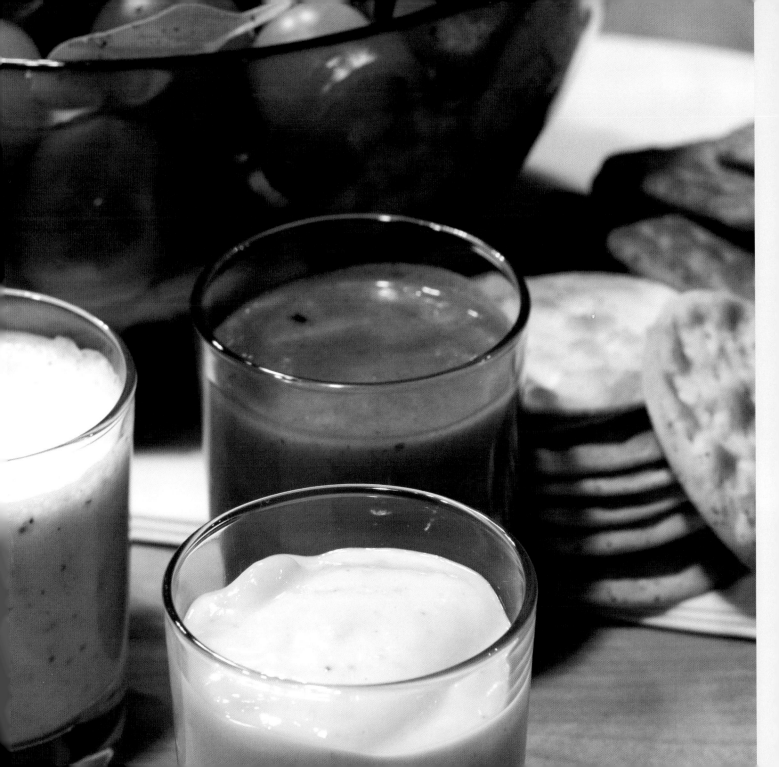

Courge spaghetti à la sauce tomate

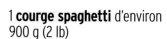

- » **4 portions**
- » **Préparation : 15 min**
- » **Cuisson : 12 min**

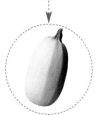

1 **courge spaghetti** d'environ 900 g (2 lb)

250 ml (1 tasse) de **sauce tomate et basilic** du commerce, réduite en sodium

30 ml (2 c. à soupe) de **parmesan** fraîchement râpé

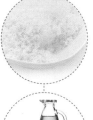

10 ml (2 c. à thé) d'**huile d'olive**

30 ml (2 c. à soupe) de **basilic** frais haché finement

Poivre et **sel**

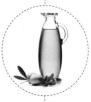

1. Couper la courge en deux dans le sens de la longueur. Vider les graines et les filaments situés au cœur de la courge. Placer les demi-courges l'intérieur vers le bas dans un plat allant au four à micro-ondes et verser 1 cm (1/2 po) d'eau au fond du plat. Couvrir d'une pellicule de plastique et cuire 10 à 12 minutes à puissance maximale. Ne pas trop cuire. La courge est cuite dès qu'une fourchette s'insère facilement dans la chair.
2. Pendant ce temps, réchauffer la sauce tomate.
3. Sortir la courge du four à micro-ondes, retirer la pellicule (attention à la vapeur) et laisser reposer 2 minutes.
4. Défaire la chair de la courge en filaments semblables à des spaghettis à l'aide d'une fourchette. Mélanger la courge avec le parmesan, l'huile et le basilic. Poivrer généreusement et ajouter une petite pincée de sel si désiré.
5. Napper une portion de courge d'un peu de sauce tomate. Servir en accompagnement avec une grillade.

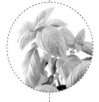

Info à croquer

Vous l'aurez deviné, la courge spaghetti tient son nom de sa chair qui, une fois cuite, se détache en filaments semblables à des spaghettis. À l'achat, choisissez une courge de couleur crème ou jaunâtre. La présence de vert indique que la courge ne sera pas assez mûre et que son goût sera fade. Transformez cet accompagnement en repas complet en doublant la portion de courge et en la nappant de sauce rosée (page 140) ou encore de super sauce tomate (page 176).

VALEUR NUTRITIVE
(par portion)

Énergie : **127 Cal**
Protéines : **3 g**
Matières grasses : **4 g**
Glucides : **21 g**
Fibres : **4 g**
Sodium : **122 mg**
Calcium : **89 mg**

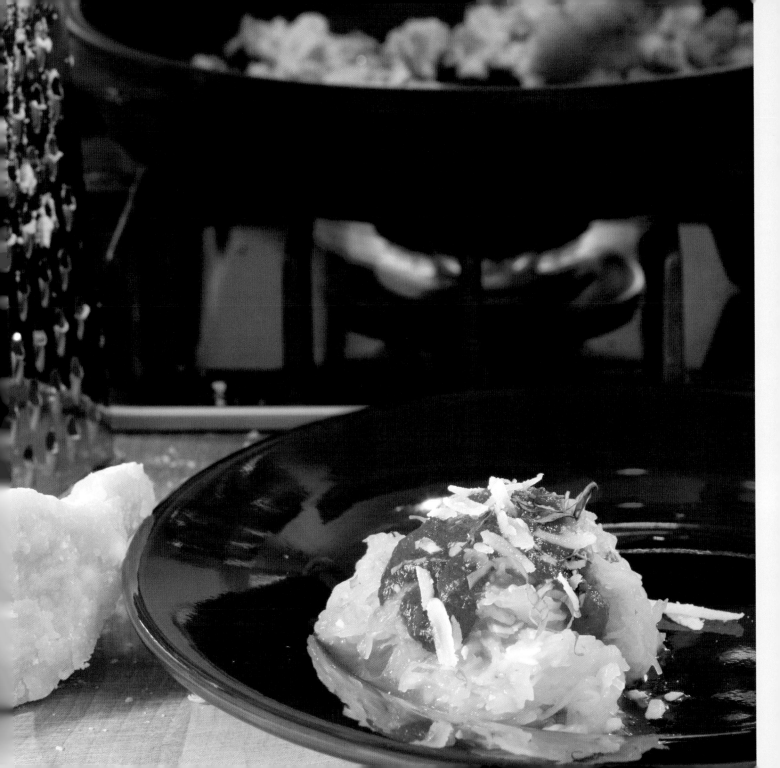

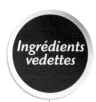

Potage à la pomme et à la patate douce

Ingrédients vedettes

» *8 portions*
» *Préparation : 10 min*
» *Cuisson : 25 min*

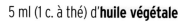

5 ml (1 c. à thé) d'**huile végétale**

450 g (1 lb) de **pommes rouges** non pelées, coupées en 8, le cœur enlevé (environ 4 pommes)

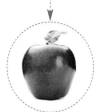

450 g (1 lb) de **patate douce** pelée et coupée en cubes d'environ 2,5 cm (1 po) de côté (1 grosse patate douce)

1 **oignon** jaune coupé en 8

1 gousse d'**ail** entière

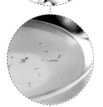

1 conserve de 540 ml (19 oz) de **haricots blancs** rincés et égouttés

500 ml (2 tasses) de **bouillon de poulet** maison ou du commerce, réduit en sodium

250 ml (1 tasse) d'**eau**

2 tortillas aux **tomates séchées** ou aux poivrons (pour la garniture, facultatif)

5 ml (1 c. à thé) d'**huile végétale** (facultatif)

Poivre et **sel**

1. Dans une grande casserole, chauffer l'huile et faire revenir les pommes, la patate et l'oignon 5 minutes à feu moyen-vif en remuant à quelques reprises.
2. Ajouter l'ail, les haricots, le bouillon et l'eau. Porter à ébullition, couvrir et réduire à feu moyen-doux. Laisser mijoter 20 minutes.
3. Pendant ce temps, si désiré, préparer la garniture de tortilas. Badigeonner les tortillas d'huile sur un côté. Trancher les tortillas en fines lamelles et les placer sur une plaque de cuisson. Cuire 5 minutes à 200 °C (400 °F). Retirer du four et réserver.
4. Réduire le potage en purée au mélangeur électrique *(blender)* pour obtenir une texture lisse.
5. Poivrer généreusement et ajouter une petite pincée de sel si désiré.
6. Pour servir, garnir chaque portion de quelques lamelles de tortillas grillées.

Info à croquer

Des fruits dans un potage ? Pourquoi pas ! Dans cette recette, étrangement, c'est la patate douce qui apporte le goût sucré, et la pomme une touche d'acidité. Ce ne sont pas tous les fruits qui se marient bien à un potage. À part les pommes, j'ajoute parfois des poires ou des prunes à mes potages et le résultat est délicieux. Il s'agit de bien doser pour que le goût du fruit ne prenne pas toute la place. Après tout, c'est une entrée et non pas un dessert !

VALEUR NUTRITIVE
(par portion)
Énergie : **207 Cal**
Protéines : **8 g**
Matières grasses : **2 g**
Glucides : **40 g**
Fibres : **7 g**
Sodium : **121 mg**
Calcium : **88 mg**

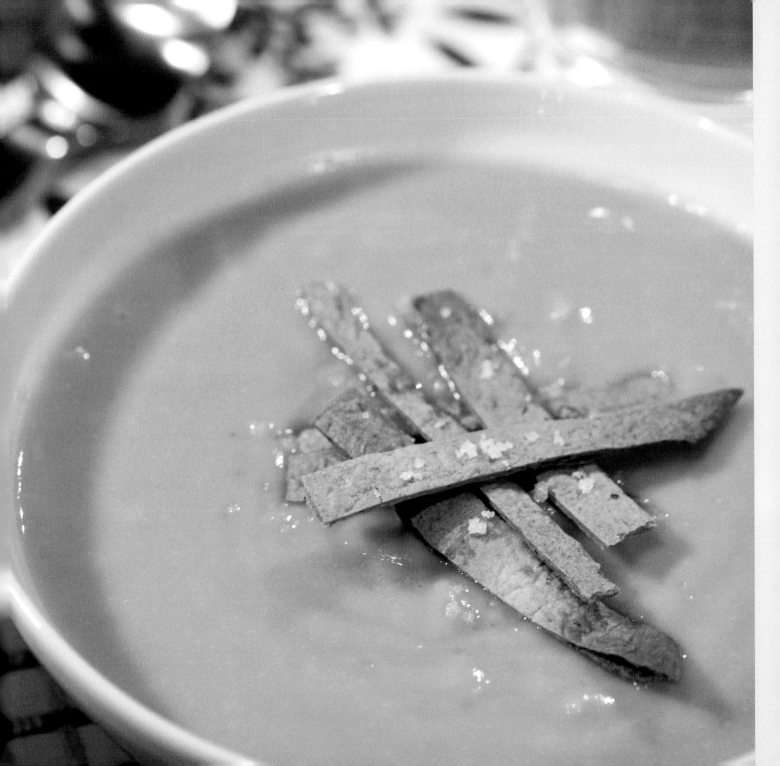

Salade des Cités d'or

Ingrédients vedettes

» *4 portions*
» *Préparation : 10 min*
» *Cuisson : aucune*

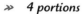

15 ml (1 c. à soupe) de zeste d'**orange**

15 ml (1 c. à soupe) de **vinaigre de riz**

15 ml (1 c. à soupe) d'**huile végétale**

1 petite pincée de flocons de **piment fort** (facultatif)

1 petite pincée de **sel**

250 ml (1 tasse) de **maïs** surgelé

1/2 **poivron jaune** en dés

1/2 **poivron orange** en dés

2 **carottes** râpées

1 **orange** coupée en suprêmes hachés grossièrement (voir la technique à la page 200)

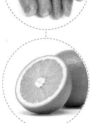

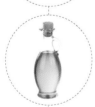

1. Dans un grand bol, mélanger les zestes d'orange, le vinaigre, l'huile et une petite pincée de piment et de sel si désiré.
2. Ajouter le reste des ingrédients, mélanger pour bien enrober et servir.

Info à croquer

Saviez-vous que les pigments donnant la couleur aux aliments possèdent des vertus « anti-cancer » ? Plus la couleur de l'aliment est vive, mieux c'est ! Cette recette, une adaptation de la salade de carotte, regorge d'aliments orangés, contenant des antioxydants de la famille des caroténoïdes. Chaque couleur est associée à une famille différente d'antioxydants ayant des effets différents sur notre corps. Alors, amusez-vous à créer des repas hauts en couleurs !

VALEUR NUTRITIVE
(par portion)
Énergie : **103 Cal**
Protéines : **2 g**
Matières grasses : **4 g**
Glucides : **17 g**
Fibres : **2 g**
Sodium : **62 mg**
Calcium : **32 mg**

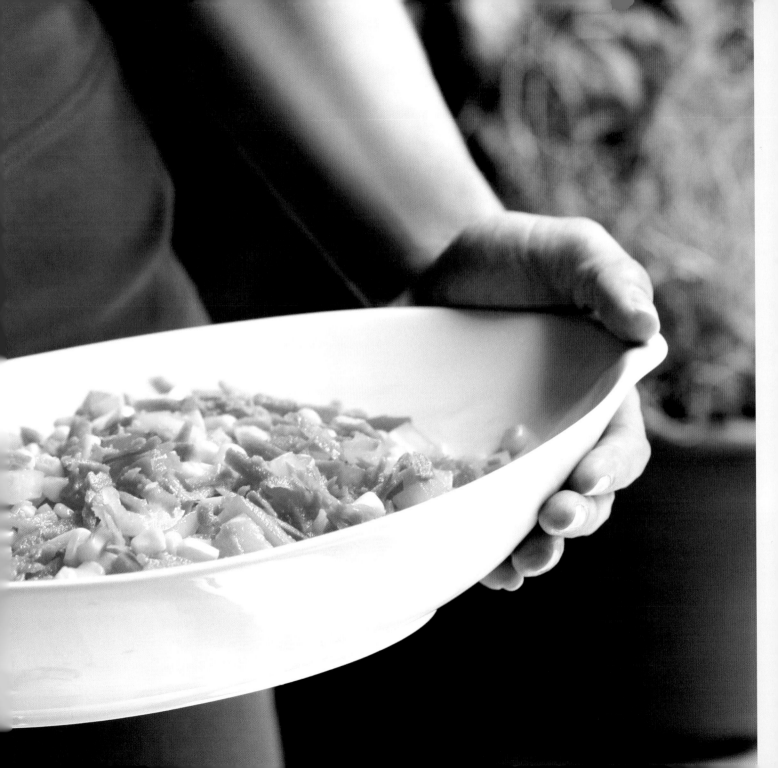

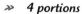

Bal des princesses

» **4 portions**
» **Préparation : 10 min**
» **Cuisson : aucune**

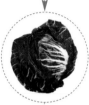

500 ml (2 tasses) de **chou rouge** haché

125 ml (1/2 tasse) de **betteraves** marinées coupées en dés (maison ou du commerce)

45 ml (3 c. à soupe) de la **marinade** provenant des betteraves

2 **pommes rouges** hachées, avec la pelure, le cœur enlevé

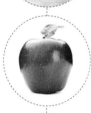

Jus de 1/2 **citron**

Poivre et **sel**

Dans un grand bol, mélanger tous les ingrédients. Poivrer généreusement et ajouter une petite pincée de sel si désiré. Servir.

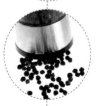

Info à croquer

Pour figurer à ma table, un aliment doit d'abord être bon au goût. Je ne voudrais pas me forcer à manger des aliments que je n'aime pas simplement parce qu'ils sont bons pour la santé. C'est pour cette raison que je m'efforce d'inventer des recettes qui sont en premier lieu appétissantes et savoureuses. Celle-ci en est un bon exemple. Je déteste le chou bouilli... mais j'adore cette salade de chou vinaigrée et croquante. Elle est si bonne au goût que l'on oublie qu'elle est bonne pour nous !

VALEUR NUTRITIVE
(par portion)
Énergie : **75 Cal**
Protéines : **1 g**
Matières grasses : **0 g**
Glucides : **19 g**
Fibres : **4 g**
Sodium : **117 mg**
Calcium : **30 mg**

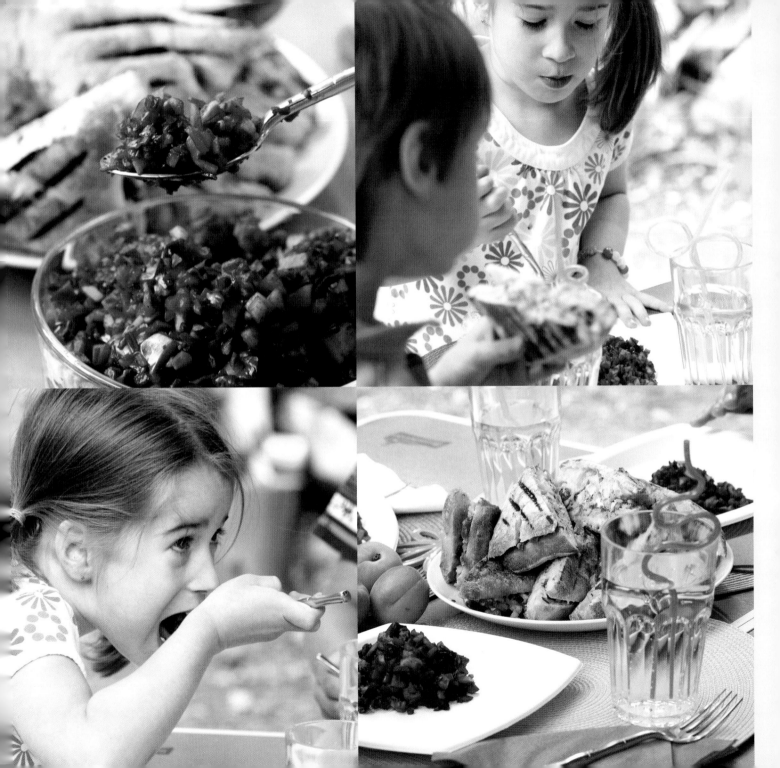

Rubans colorés

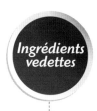

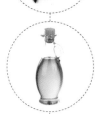

» *4 portions*
» *Préparation : 10 min*
» *Cuisson : 5 min*

2 **carottes** pelées

2 **panais** pelés

1 **courgette** jaune ou verte (zucchini)

4 grosses **asperges** ou 1 pied de brocoli pelé (tige seulement, sans les fleurons)

5 ml (1 c. à thé) d'**huile végétale**

1 gousse d'**ail** hachée

Poivre et **sel**

1. À l'aide d'un couteau économe (éplucheur à légumes), former des rubans en pelant chaque légume sur le sens de la longueur. Pour la courgette, arrêter avant d'atteindre le cœur. Mélanger les rubans ensemble.

2. Dans une grande poêle antiadhésive, étendre l'huile uniformément à l'aide d'un pinceau de cuisine. Ajouter les rubans de légumes et l'ail et cuire 5 à 7 minutes à feu vif en remuant souvent, jusqu'à ce que les légumes soient légèrement dorés. Poivrer généreusement et ajouter une petite pincée de sel si désiré. Mélanger et servir.

Info à croquer

Si vous avez la chance d'avoir une mandoline, c'est l'occasion idéale pour l'utiliser ! Vous obtiendrez alors de superbes rubans en un temps record. Mais attention à vos doigts, ça coupe ! Sinon, le bon vieux épluche-légumes fera l'affaire. C'est un peu plus long, mais faites-moi confiance, ça vaut l'effort ! Les enfants adoreront cette façon différente et amusante de servir les légumes. Parfois, une présentation amusante, c'est tout ce que ça prend pour que votre petit bec fin « ose » goûter à un nouveau légume.

VALEUR NUTRITIVE
(par portion)
Énergie : **60 Cal**
Protéines : **2 g**
Matières grasses : **1 g**
Glucides : **12 g**
Fibres : **4 g**
Sodium : **69 mg**
Calcium : **35 mg**

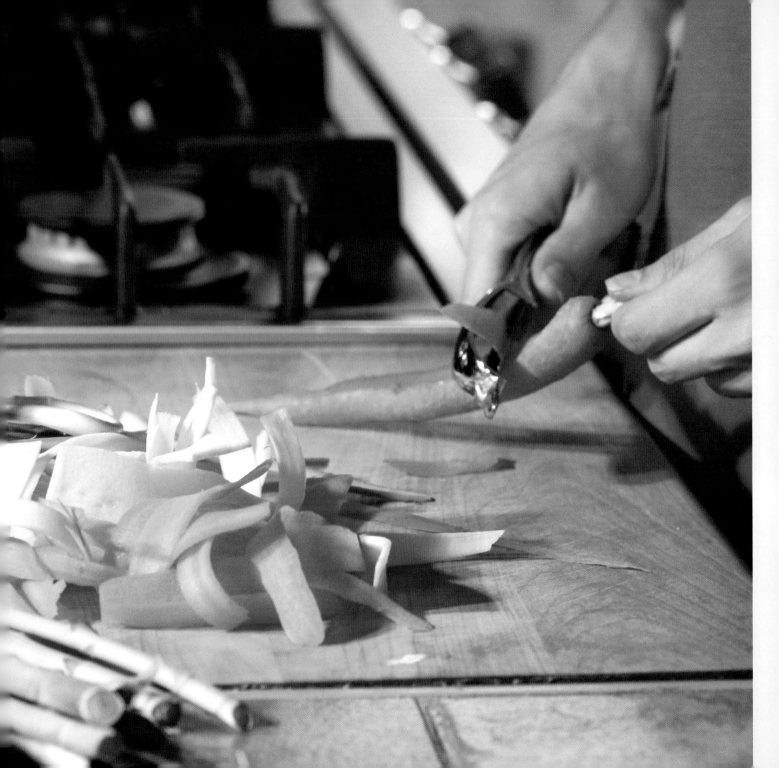

Légumes sautés à l'asiatique

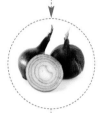
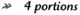

» **4 portions**
» **Préparation : 15 min**
» **Cuisson : 15 min**

5 ml (1 c. à thé) d'**huile végétale**

5 ml (1 c. à thé) de **gingembre** frais haché finement

1 gousse d'**ail** hachée finement

125 ml (1/2 tasse) d'**oignon rouge** en lamelles (environ 1/2 oignon)

1 **carotte** tranchée finement en biseaux

1 branche de **céleri** tranchée finement en biseau

1 pied de **brocoli** (tige seulement, sans les fleurons), tranché finement en biseau

125 ml (1/2 tasse) de **pois sucrés en cosse** (*snow pea*) tranchés en biseau

1/2 **poivron jaune** en lanières

1/2 **poivron rouge** en lanières

80 ml (1/3 tasse) de **noix de cajou** (facultatif)

60 ml (1/4 tasse) de **bouillon de légumes** réduit en sodium

15 ml (1 c. à soupe) de **sauce soya**

15 ml (1 c. à soupe) de **miel**

5 ml (1 c. à thé) de **fécule de maïs**

1. Dans une poêle antiadhésive à hauts rebords ou un wok, verser l'huile, ajouter le gingembre, l'ail et l'oignon et cuire à feu moyen-vif 3 minutes. Incorporer les carottes et le céleri, et cuire 5 minutes de plus en remuant souvent.
2. Ajouter le reste des légumes et les noix, et cuire 3 minutes.
3. Pendant ce temps, dans un petit bol, verser le bouillon, la sauce soya et le miel. Ajouter la fécule et mélanger pour bien la dissoudre.
4. Verser la sauce sur les légumes, et bien enrober le tout. Poursuivre la cuisson 2 minutes et servir.

Ce soir on mange avec des baguettes!

Info à croquer

Le wok, cette poêle asiatique à hauts rebords, permet une cuisson à feu vif sans utiliser beaucoup de gras. À peine une cuillère à thé suffit pour toute la recette. Le secret : remuer constamment les légumes. Cette cuisson ultra-rapide limite les pertes de vitamines. Les légumes, encore croquants, conservent également leur saveur et leur couleur. En Chine, on utilise le wok depuis plus de 2000 ans. Qu'attendez-vous pour l'adopter ?

VALEUR NUTRITIVE
(par portion)
Énergie : **141 Cal**
Protéines : **4 g**
Matières grasses : **7 g**
Glucides : **18 g**
Fibres : **3 g**
Sodium : **178 mg**
Calcium : **47 mg**

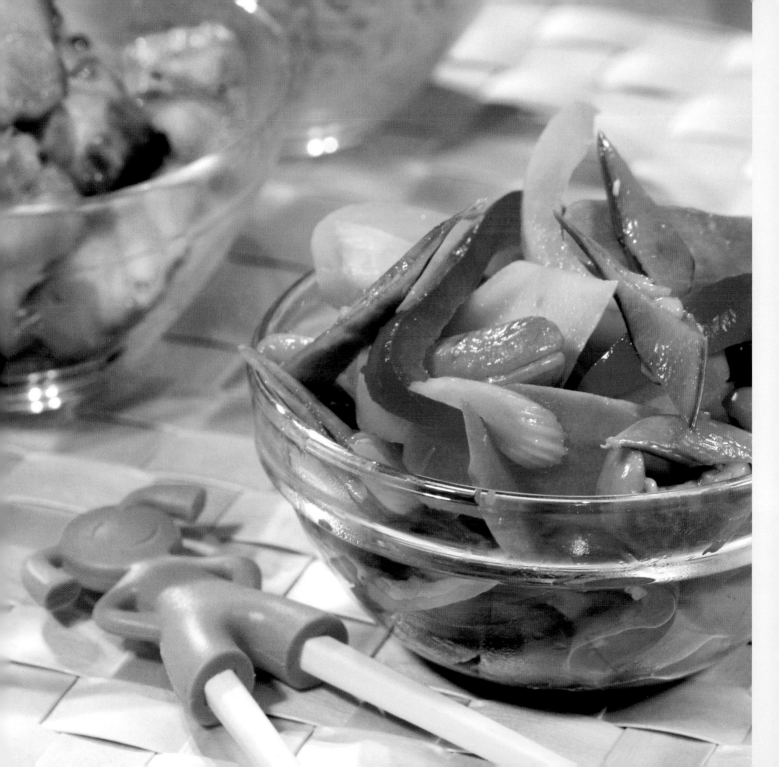

Potage de chou rouge

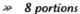
Ingrédients vedettes

» *8 portions*
» *Préparation : 15 min*
» *Cuisson : 30 min*

Potage

5 ml (1 c. à thé) d'**huile végétale**

450 g (1 lb) de **panais** pelé et coupé en rondelles de 1 cm (1/2 po) d'épaisseur (4 à 6 panais)

1 **oignon rouge** coupé en 8

1/2 **chou rouge** haché grossièrement

1 gousse d'**ail**

375 ml (1 1/2 tasse) de **bouillon de légumes** réduit en sodium

375 ml (1 1/2 tasse) d'**eau**

Crème parfumée

125 ml (1/2 tasse) de **crème à fouetter** 35 % m.g.

2 ml (1/2 c. à thé) d'**assaisonnement aux fines herbes sans sel** (de type Mrs Dash)

1 ml (1/4 c. à thé) de **moutarde moulue** (ou moutarde sèche)

Poivre

60 ml (1/4 tasse) de **yogourt** nature

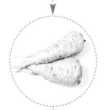

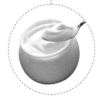

1. Dans une grande casserole, chauffer l'huile et faire revenir le panais, l'oignon et le chou 5 minutes à feu moyen-vif en remuant régulièrement.
2. Ajouter l'ail, le bouillon et l'eau, porter à ébullition, couvrir et réduire à feu moyen. Laisser mijoter 30 minutes.
3. Pendant ce temps, dans un grand bol, fouetter la crème avec les épices pour obtenir des pics mous. Incorporer délicatement le yogourt à l'aide d'une spatule de caoutchouc pour assouplir la crème fouettée.
4. Réduire le potage en purée au mélangeur électrique (*blender*) pour obtenir une texture lisse.
5. Pour servir, garnir chaque portion de potage d'une généreuse cuillère de crème parfumée.

Info à croquer

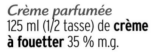

Le panais, c'était le légume préféré de ma fille, bébé, lorsque je lui faisais des purées. Maintenant qu'elle est plus grande, nous le cuisinons en potage, en bâtonnets rôtis au four, comme les frites de la page 190, mélangés à une purée de pommes de terre, comme à la page 194, ou ajoutés aux croquettes de lentilles de la page 174. Ce n'est pas le choix qui manque ! Un conseil : achetez des panais de grosseur moyenne. Les gros panais sont plus fibreux, et avec les petits, une fois pelés, il ne reste pas grand-chose !

VALEUR NUTRITIVE
(par portion)

Énergie : **107 Cal**
Protéines : **3 g**
Matières grasses : **4 g**
Glucides : **17 g**
Fibres : **4 g**
Sodium : **42 mg**
Calcium : **69 mg**

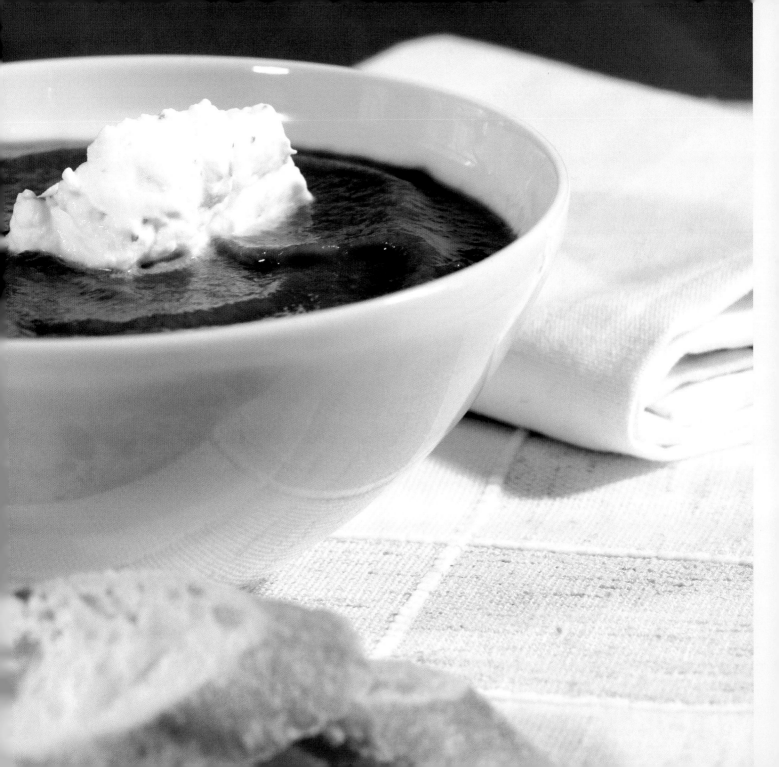

Salsa mexicaine

Ingrédients vedettes

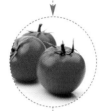

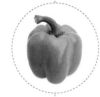

» *4 portions*
» *Préparation : 10 min*
» *Cuisson : aucune*

Jus de 1 **citron**

30 ml (2 c. à soupe) d'**huile végétale**

1 gousse d'**ail** hachée

5 ml (1 c. à thé) de **cumin** moulu

5 ml (1 c. à thé) de **sucre**

2 ml (1/2 c. à thé) de **poudre de chili** mexicain

1 petite pincée de **sel**

2 **tomates** mûres épépinées, en petits dés

250 ml (1 tasse) de **maïs** surgelé

1 **poivron orange** en petits dés

2 **oignons verts** hachés finement (partie verte et blanche)

2 **concombres** libanais, en petits dés

60 ml (1/4 tasse) de **coriandre** fraîche hachée finement

1. Dans un grand bol, mélanger le jus de citron, l'huile, l'ail, le cumin, le sucre, le chili et le sel.
2. Ajouter le reste des ingrédients et mélanger pour bien enrober.
3. Servir avec des nachos cuits au four ou des pointes de tortillas grillées.

Info à croquer

Les salsas du commerce sont pratiques, mais elles ont un défaut : elles regorgent de sel ! C'est pourquoi j'essaie de préparer de la salsa maison aussi souvent que possible. Les légumes frais y sont encore croquants et savoureux. N'hésitez pas à utiliser cette salsa dans toutes les recettes qui demandent de la salsa du commerce. C'est un peu plus travail, mais vos efforts seront récompensés : ce sera tellement meilleur !

VALEUR NUTRITIVE
(par portion)
Énergie : **88 Cal**
Protéines : **2 g**
Matières grasses : **5 g**
Glucides : **11 g**
Fibres : **2 g**
Sodium : **33 mg**
Calcium : **21 mg**

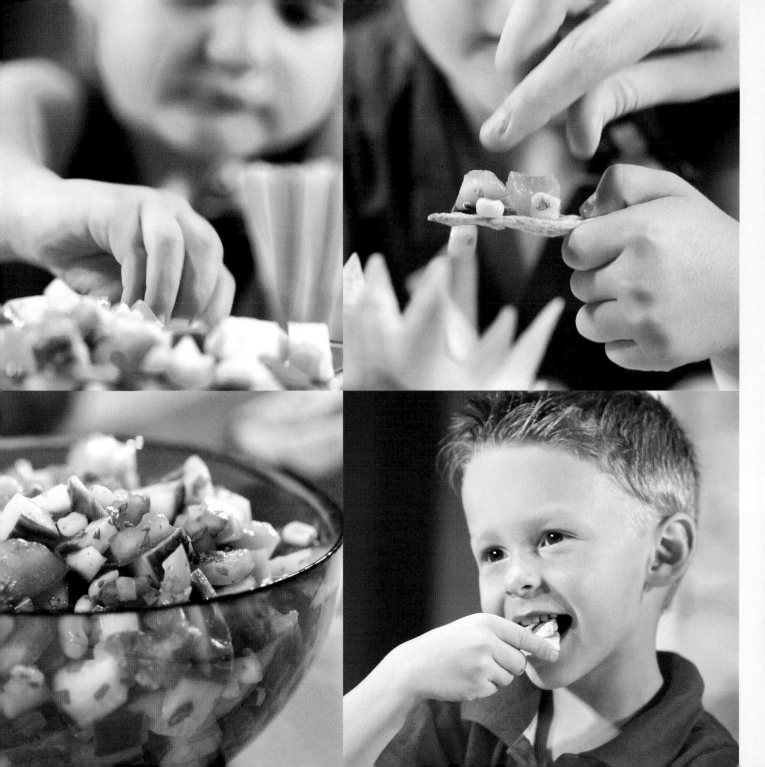

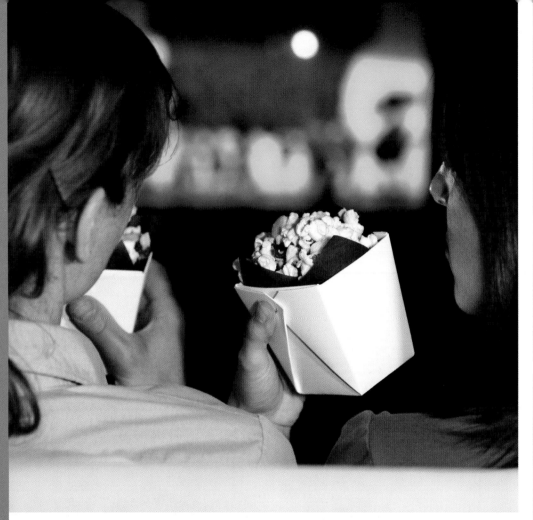
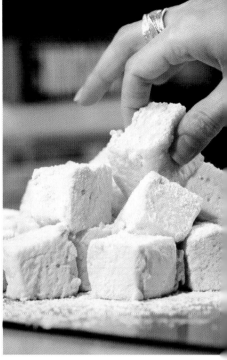
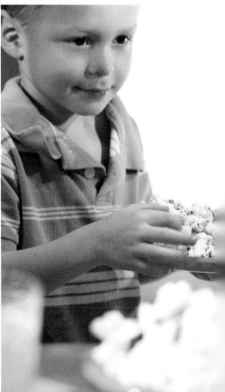
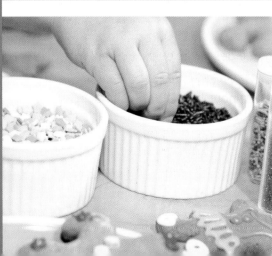
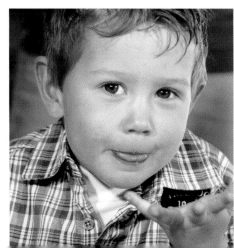

Bons bonbons

Qui n'aime pas les friandises ? Soyons honnêtes ! Ça fait partie des petits bonheurs que de laisser fondre un carré de chocolat ou de croquer dans un caramel bien collant. La tire d'érable sur la neige, les guimauves grillés au feu de camp, la fondue au chocolat, les bonbons à l'Halloween... De bons moments en famille me viennent spontanément en tête lorsque je pense aux bonbons. L'idée de les interdire me semble absurde.

Mieux vaut en manger moins souvent, mais les **savourer pleinement**. Je ne réserve pas les bonbons aux fêtes et aux occasions spéciales. On peut avoir envie de déguster un bonbon sans raison, un soir de semaine comme les autres. Il faut alors s'offrir ce petit plaisir **sans culpabilité**. Un petit bonbon qu'on laisse fondre doucement sur notre langue procurera plus de plaisir qu'un sac de jujubes complet qu'on « gobe » distraitement en regardant la télévision. Apprenez à vos enfants à déguster et à savourer les bonbons. De cette façon, les bonbons occuperont une juste place dans leur alimentation.

Les friandises, c'est aussi une porte d'entrée pour s'intéresser à la cuisine. Je suis certaine que plusieurs d'entre vous ont commencé par cuisiner des gâteries. Des muffins, des carrés à la guimauve, du pouding... et ensuite, en y prenant goût, vous avez attaqué des recettes plus complexes.

C'est en cuisinant les recettes de ce chapitre avec vos enfants que vous leur donnerez la piqûre pour la cuisine. Parions qu'ils s'amuseront comme des petits fous à « étirer » le caramel d'érable, qu'ils seront fascinés par le maïs qui éclate, qu'ils voudront faire et refaire des bananes givrées et qu'ils seront fiers d'avoir réussi à cuisiner des guimauves maison.

« C'est clair que les bonbons ont toujours beaucoup de succès. Mais je n'en achète pas, on les fait nous-mêmes. Des chocolats à Pâques, des sucres d'orge à la St-Valentin, de la tire Ste-Catherine à l'Halloween... Il y a toujours une occasion pour préparer des bonbons! »

Marie-Claire, maman de deux enfants (5 et 10 ans)

3 recettes rapides...
pour s'amuser!

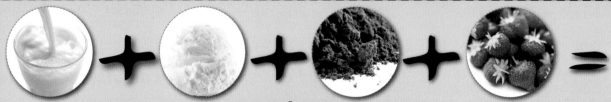

LAIT FRAPPÉ CHOCO-FRAISES

Dans le mélangeur électrique, fouetter 1 tasse de lait, 1 tasse de yogourt glacé à la vanille, 1 c. à soupe de cacao et 1 tasse de fraises surgelées dégelées. Verser dans de grands verres et servir avec une paille.

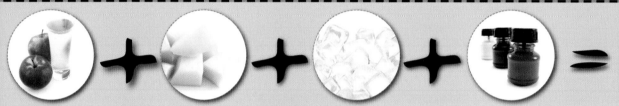

SLUSH MAISON

Dans le mélangeur électrique, fouetter 1 tasse de jus de pomme, 1 tasse de mangues surgelées dégelées, 1 tasse de glaçons. Verser dans de grands verres et servir avec une paille. Ajouter quelques gouttes de colorant alimentaire pour un effet encore plus vibrant!

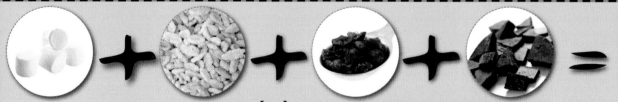

CARRÉS À LA GUIMAUVE

Dans une casserole, faire fondre à feu doux 15 grosses guimauves en remuant continuellement. Retirer du feu, ajouter 3 tasses de céréales de riz soufflé (de type Rice Krispies) et 1/2 tasse de canneberges séchées hachées finement. Bien mélanger et répartir dans un moule beurré. Décorer de chocolat noir fondu (au bain-marie ou au micro-ondes) en faisant des lignes dans tous les sens. Laisser figer et tailler en carrés.

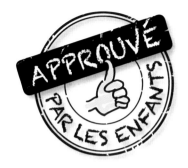

Bons bonbons

Petits fruits au caramel d'érable
Guimauves maison
Sandwichs glacés
Sauce au chocolat
Bonshommes en pain d'épices
Croquants aux canneberges
Maïs soufflé à la tire d'érable
Bananes givrées
Pointes de tortillas sucrées
Jujubes aux fruits
Limonade rose

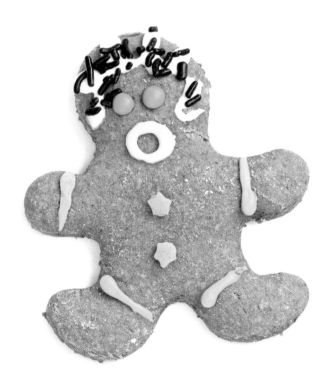

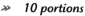

Petits fruits au caramel d'érable

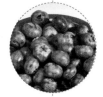

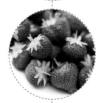

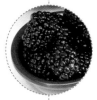

- » **10 portions**
- » **Préparation : 10 min**
- » **Cuisson : 15 min**

250 ml (1 tasse) de **sirop d'érable**

15 ml (1 c. à soupe) de **beurre**

750 ml (3 tasses) de **petits fruits** frais (fraises, bleuets, framboises, mûres)

1. Mélanger le sirop et le beurre dans une casserole moyenne. Chauffer à feu moyen sans remuer.
2. Au premier bouillon, remuer continuellement avec une cuillère en bois pendant 10 minutes. Le sirop deviendra très mousseux et collera à la cuillère.
3. Retirer du feu et attendre que les bulles disparaissent (environ 1 minute).
4. Pendant ce temps, déposer les petits fruits sur une plaque doublée de papier parchemin.
5. À l'aide de la cuillère, tracer de longues lignes de caramel d'érable sur les petits fruits.
6. Plonger la casserole dans l'eau chaude savonneuse pour éviter que le caramel ne reste collé.
7. Laisser figer le caramel sur les fruits avant de servir.

Plaisir garanti !

Info à croquer

Il n'y a pas qu'au printemps que l'on peut profiter des plaisirs de l'érable ! Chez nous, on savoure ce sucre à l'année. Il est plus coûteux que le sucre blanc, c'est vrai. Mais le sirop d'érable stimule notre économie, encourage nos agriculteurs et artisans, tout en générant moins de pollution liée au transport. J'essaie d'acheter des aliments du Québec aussi souvent que possible. C'est pour cette raison que le miel du Québec et le sirop d'érable se retrouvent souvent dans mes recettes.

VALEUR NUTRITIVE
(par portion)

Énergie : **109 Cal**
Protéines : **0 g**
Matières grasses : **1 g**
Glucides : **25 g**
Fibres : **1 g**
Sodium : **4 mg**
Calcium : **29 mg**

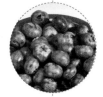

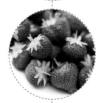

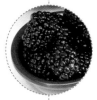

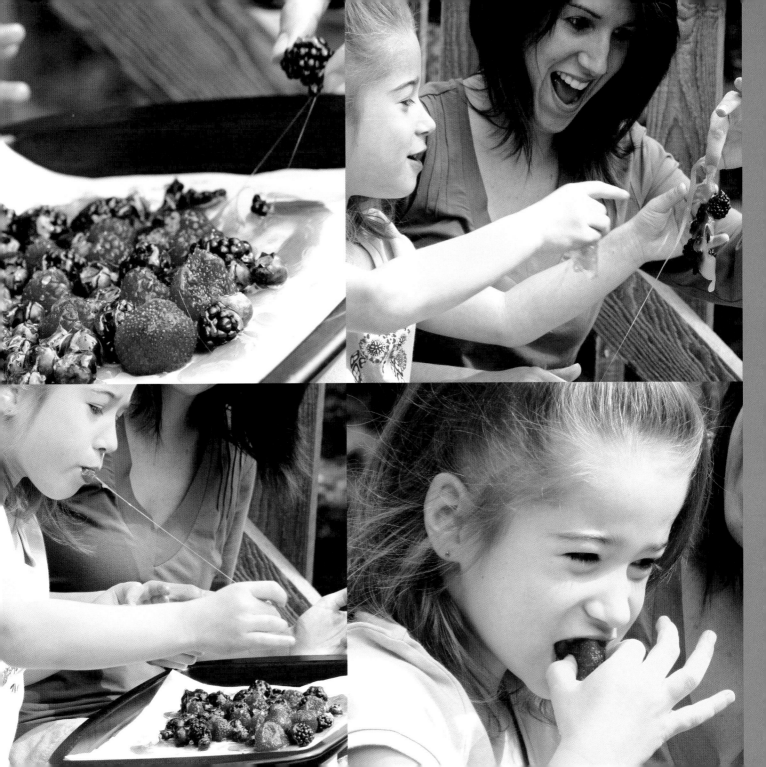

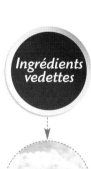

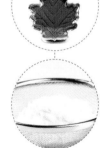

Ingrédients vedettes

Guimauves maison

» *24 guimauves*
» *Préparation : 15 min*
» *Cuisson : 5 min*
» *Attente : 2 h*

2 sachets de **gélatine** sans saveur (de type Knox)

80 ml (1/3 tasse) de **jus de canneberge**

150 ml (2/3 tasse) de **sirop d'érable**

4 **glaçons**

45 ml (3 c. à soupe) de **sucre à glacer**

45 ml (3 c. à soupe) de **fécule de maïs**

1. Dans une petite casserole, mélanger la gélatine et le jus, et laisser gonfler 2 minutes.
2. Tapisser d'une pellicule de plastique le fond d'un moule carré de 22,5 cm (9 po) de côté (ou 2 moules à pain).
3. Incorporer le sirop d'érable à la gélatine et porter à ébullition à feu moyen-vif en remuant de temps en temps.
4. Lorsque la préparation commence à bouillonner, ajouter les glaçons et transvider dans un grand bol.
5. Au batteur à main (mixette), fouetter à vitesse maximale pendant au moins 10 minutes ou jusqu'à ce que la préparation soit refroidie et qu'elle soit devenue opaque et dense. Elle ne doit pas se séparer lorsqu'on arrête le batteur.
6. Transvider dans le moule et réfrigérer au moins 2 heures.
7. Mélanger le sucre et la fécule dans un grand bol.
8. Tailler les guimauves en cubes et les rouler dans ce mélange.
9. Servir ou conserver dans un contenant hermétique.

Info à croquer

Préparer des guimauves maison, c'est tellement facile et amusant ! En plus, c'est une vraie expérience de chimie. Vos petits scientifiques en herbe seront fascinés de voir le jus se transformer en mousse puis en guimauve au fur et à mesure que la gélatine se solidifiera. Variez les couleurs et les saveurs de façon tout à fait naturelle en utilisant différents jus. Et rien ne vous empêche d'ajouter quelques gouttes de colorant alimentaire à l'étape 5 pour obtenir une couleur encore plus vibrante.

VALEUR NUTRITIVE
(1 guimauve)

Énergie : **34 Cal**
Protéines : **1 g**
Matières grasses : **0 g**
Glucides : **8 g**
Fibres : **0 g**
Sodium : **2 mg**
Calcium : **7 mg**

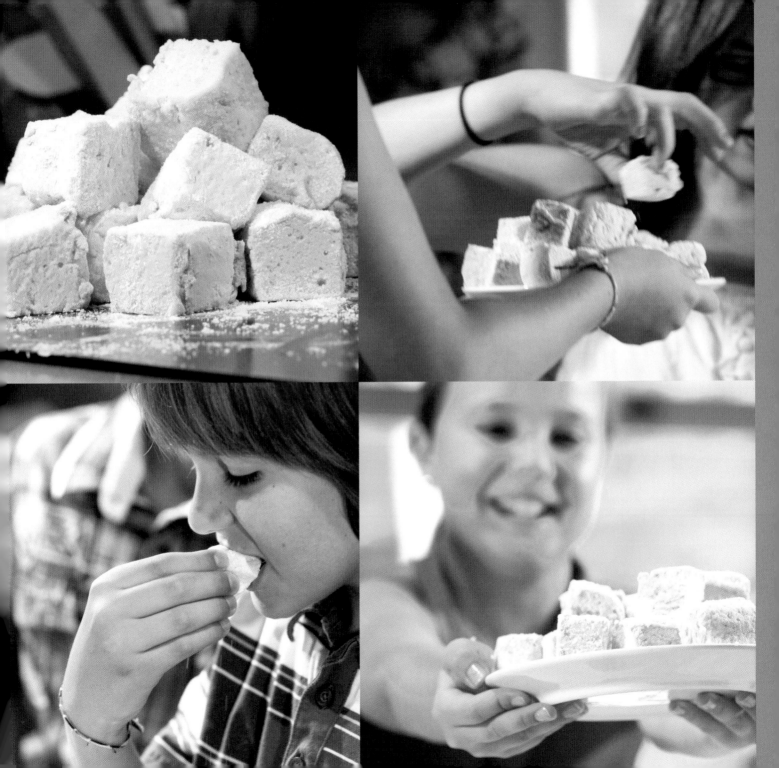

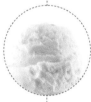

Sandwichs glacés

- » **8 sandwichs**
- » **Préparation : 10 min**
- » **Cuisson : aucune**
- » **Attente : 1 h**

125 ml (1/2 tasse) de **fraises** surgelées

2 **bananes** gelées

250 ml (1 tasse) de **yogourt glacé** à la vanille

16 petits **biscuits à l'avoine** (du commerce)

1. Au robot culinaire, réduire en purée les fraises, les bananes et le yogourt glacé. Mixer pour obtenir un mélange onctueux et homogène.
2. Répartir la préparation sur 8 biscuits. Refermer avec les 8 autres biscuits pour créer des sandwichs.
3. Placer les sandwichs sur une plaque de cuisson doublée de papier parchemin et congeler au moins 1 heure (ou conserver un maximum de 1 mois).
4. Sortir du congélateur et servir.

Petit bonheur simple

Info à croquer

Ces sandwichs vous prouvent qu'une recette peut à la fois être super santé et super tripante. Le yogourt glacé, moins gras que la crème glacée, jumelé à la banane et aux fraises, rend la garniture à la fois crémeuse et nutritive. En la plaçant entre deux biscuits à l'avoine, vous obtiendrez une gâterie qui goûte le paradis ! Pour une version chocolatée, je remplace les fraises par une troisième banane et j'ajoute une cuillère à thé de poudre de cacao. Vite fait et tellement bon !

VALEUR NUTRITIVE
(1 sandwich)
Énergie : **102 Cal**
Protéines : **2 g**
Matières grasses : **3 g**
Glucides : **19 g**
Fibres : **1 g**
Sodium : **52 mg**
Calcium : **28 mg**

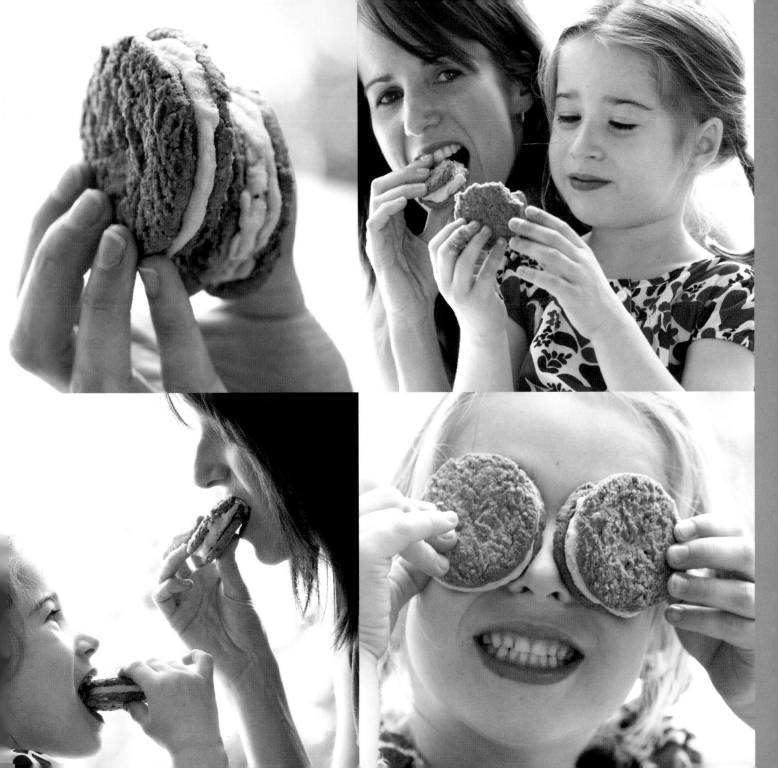

Ingrédients vedettes

Sauce au chocolat

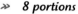

» *8 portions*
» *Préparation : 10 min*
» *Cuisson : 10 min*

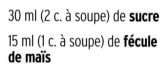

30 ml (2 c. à soupe) de **sucre**

15 ml (1 c. à soupe) de **fécule de maïs**

1 conserve de 370 ml (12 oz) de **lait concentré** non sucré

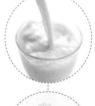

2 ml (1/2 c. à thé) de **vanille**

125 g (4,5 oz) de **chocolat noir** concassé

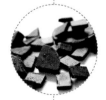

1. Dans une grande casserole, mélanger le sucre et la fécule (pour éviter que la fécule ne forme des grumeaux au contact du lait).
2. Ajouter le lait, la vanille et le chocolat, et mélanger au fouet.
3. Cuire à feu moyen-doux en remuant régulièrement jusqu'à ce que la préparation commence à frémir et à épaissir.
4. Retirer du feu et laisser refroidir en fouettant de temps en temps pour éviter la formation d'une pellicule sur la sauce.
5. Servir chaud ou froid sur des crêpes, des brochettes de fruits, du pain grillé, de la crème glacée ou des biscuits Graham.

Décadent (et santé !)

Info à croquer

Le lait évaporé en conserve est simplement du lait plus concentré que le lait frais. Aucun sucre n'a été ajouté ; on a simplement fait évaporer une partie de la quantité d'eau normalement contenue dans le lait. Résultat : un lait très crémeux, mais sans qu'il contienne plus de gras ! Je l'utilise pour préparer cette sauce, mais aussi dans les purées de pommes de terre, les poudings ou les potages. Ne le confondez pas avec le lait « condensé sucré », un lait caramélisé très riche et sucré.

VALEUR NUTRITIVE
(par portion)
Énergie : **153 Cal**
Protéines : **4 g**
Matières grasses : **7 g**
Glucides : **18 g**
Fibres : **1 g**
Sodium : **48 mg**
Calcium : **145 mg**

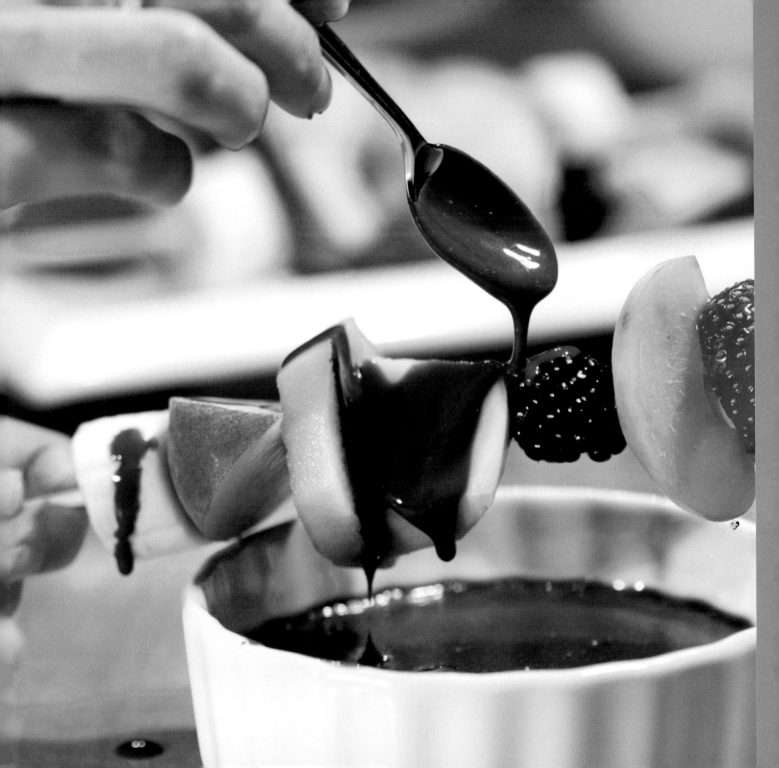

Ingrédients vedettes

Bonshommes en pain d'épices

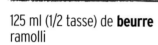

» **15 biscuits**
» **Préparation : 25 min**
» **Cuisson : 10 min**
» **Attente : 30 min**

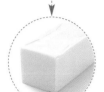

125 ml (1/2 tasse) de **beurre** ramolli

125 ml (1/2 tasse) de **mélasse**

2 **œufs**

500 ml (2 tasses) de **farine de blé entier**

5 ml (1 c. à thé) de **cannelle** moulue

5 ml (1 c. à thé) de **gingembre** moulu

2 ml (1/2 c. à thé) de **bicarbonate de sodium**

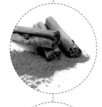

2 ml (1/2 c. à thé) de **clou de girofle** moulu

2 ml (1/2 c. à thé) de **muscade** moulue (ou de noix de muscade râpée)

1. Dans un grand bol, à l'aide d'un batteur à main (mixette), fouetter le beurre et la mélasse. Ajouter les œufs et fouetter quelques minutes à vive intensité.
2. Dans un autre bol, mélanger le reste des ingrédients.
3. Transvider les ingrédients secs dans la préparation de mélasse en trois fois en mélangeant à basse intensité. Retirer le batteur et réunir la pâte avec les mains. Former une boule, l'emballer d'une pellicule de plastique et réfrigérer 30 minutes.
4. Préchauffer le four à 180 °C (350 °F). Placer la grille au centre du four.
5. Couper la pâte en deux. Sur une surface enfarinée, abaisser au rouleau à pâtisserie une boule de pâte jusqu'à environ 1/2 cm (1/4 po) d'épaisseur. Tailler en formes originales à l'aide d'emporte-pièces. Placer sur une plaque de cuisson doublée de papier parchemin.
6. Répéter l'opération avec le reste de la pâte.
7. Cuire les biscuits 10 minutes. Refroidir et déguster nature ou décoré de glaçage ou de bonbons. Conserver dans un contenant hermétique. Pour suspendre dans un sapin ou utiliser comme décoration, percer un trou dans la pâte avant la cuisson à l'aide d'une pic à brochette et cuire 2 ou 3 minutes de plus pour obtenir des biscuits plus secs.

Info à croquer

C'est une tradition du temps des Fêtes. Chaque année, on se regroupe entre copines et nos enfants décorent leurs biscuits en pain d'épices. On fait la fête et on s'amuse à créer de véritables chefs-d'œuvre. Eh oui, une maman nutritionniste donne aussi des bonbons à ses enfants ! Ma maxime dans les circonstances : « De l'interdit naît l'intérêt. ». Je crois que de priver les enfants de bonbons aura tôt au tard l'effet contraire. Alors je dis oui pour des sucreries de temps en temps, mais pas tout le temps !

VALEUR NUTRITIVE
(1 biscuit)
Énergie : **152 Cal**
Protéines : **3 g**
Matières grasses : **7 g**
Glucides : **20 g**
Fibres : **2 g**
Sodium : **49 mg**
Calcium : **36 mg**

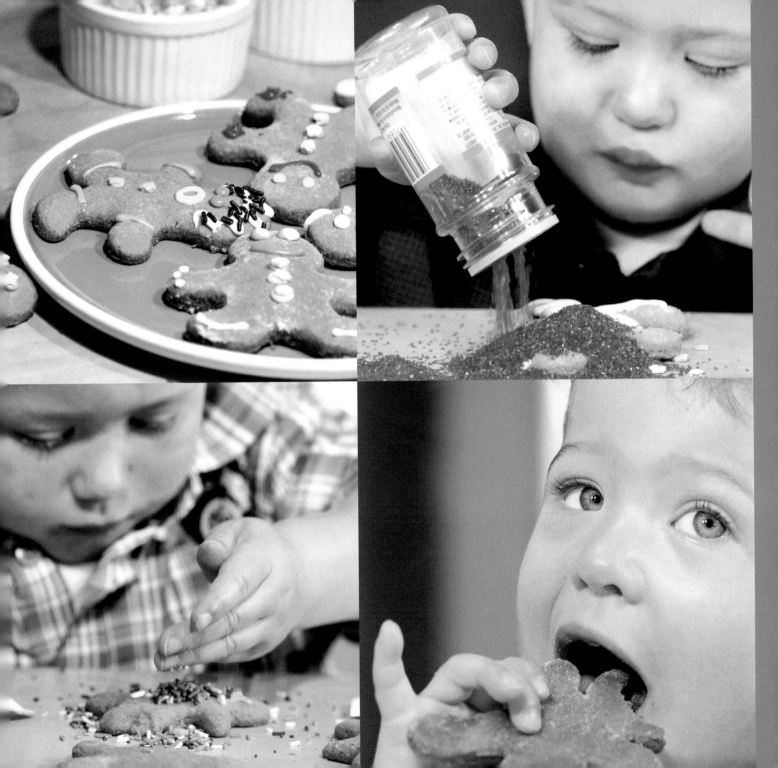

Ingrédients vedettes

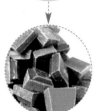

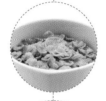

Croquants aux canneberges

» *20 morceaux*
» *Préparation : 15 min*
» *Cuisson : 10 min*

90 g (3 oz) de **chocolat** mi-sucré pour cuisson (3 carrés de type Baker's)

250 ml (1 tasse) de **flocons de maïs** non sucrés (de type Corn Flakes)

125 ml (1/2 tasse) de **canneberges séchées**

125 ml (1/2 tasse) de **pacanes**

1. Déposer le chocolat dans un grand bol de métal (cul-de-poule), placer le bol sur une petite casserole contenant environ 2,5 cm (1 po) d'eau et porter à ébullition de façon à créer un bain-marie. Remuer régulièrement.
2. Aussitôt que le chocolat est fondu, retirer le bol du bain-marie. Ajouter les flocons de maïs, les canneberges et les pacanes, et remuer pour bien enrober.
3. Sur une plaque de cuisson doublée de papier parchemin, partager le mélange en portions de 15 à 30 ml (1 à 2 c. à soupe). Au besoin, réunir les ingrédients avec les doigts pour former de petites galettes.
4. Laisser figer à la température ambiante, loin des sources de chaleur. Conserver au frais dans un contenant hermétique.

Info à croquer

Je déteste les noix rances ! Leur goût âcre et leur odeur désagréable me donnent des frissons. Alors pour prolonger la conservation de mes noix, je les garde toutes au congélateur dans des sacs hermétiques que je place dans un bac. Elles se conservent ainsi pendant un an. J'ai des pacanes, des noisettes, des amandes, des noix de Grenoble, des graines de tournesol, des arachides... Et je les ajoute directement dans mes recettes, selon l'inspiration du moment !

VALEUR NUTRITIVE
(1 morceau)
Énergie : **53 Cal**
Protéines : **1 g**
Matières grasses : **3 g**
Glucides : **7 g**
Fibres : **1 g**
Sodium : **11 mg**
Calcium : **4 mg**

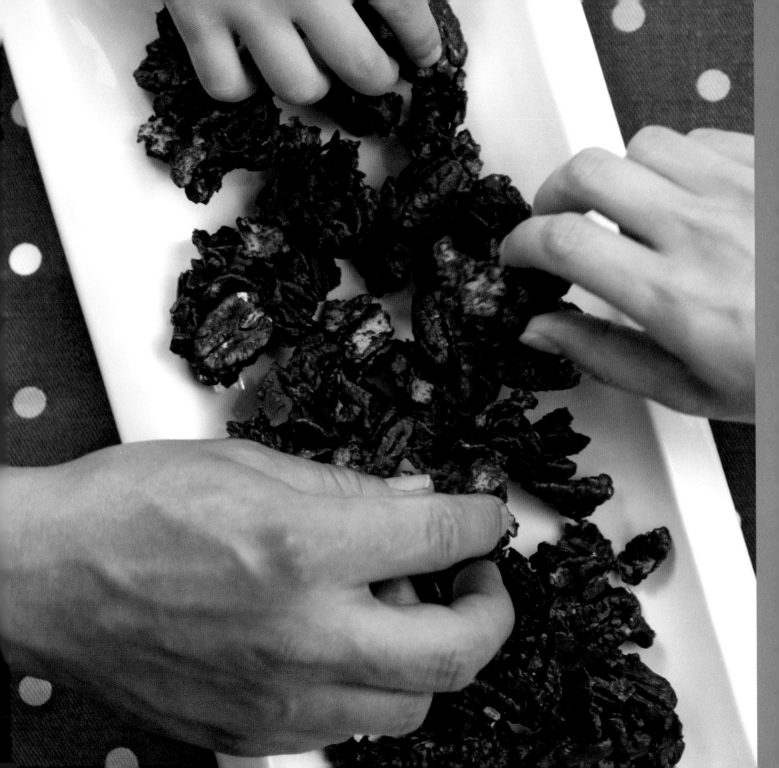

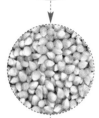

Maïs soufflé à la tire d'érable

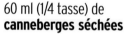

Ingrédients vedettes

» *8 portions*
» *Préparation : 5 min*
» *Cuisson : 15 min*

60 ml (1/4 tasse) de **grains de maïs** à éclater

60 ml (1/4 tasse) de **canneberges séchées**

60 ml (1/4 tasse) d'**amandes** tranchées

125 ml (1/2 tasse) de **sirop d'érable**

30 ml (2 c. à soupe) de **beurre**

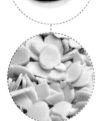

1. Dans une poêle antiadhésive à haut rebord, verser les grains de maïs, couvrir et cuire à feu moyen-vif sans ajouter de matières grasses. Remuer régulièrement en secouant la casserole sans soulever le couvercle. Retirer du feu lorsque les grains n'éclatent plus, ôter le couvercle et répartir les canneberges et les amandes.
2. Dans une petite casserole, mélanger le sirop et le beurre. Cuire à feu moyen-vif sans remuer.
3. Au premier bouillon, remuer continuellement avec une cuillère en bois pendant 7 minutes. Le sirop deviendra très mousseux et collera à la cuillère.
4. Verser immédiatement la tire sur le maïs. Plonger la casserole dans l'eau chaude savonneuse pour éviter que la tire ne reste collée.
5. Mélanger à l'aide d'une cuillère en bois pour bien enrober les ingrédients. Transvider sur une feuille de papier parchemin et laisser refroidir. Au besoin, séparer en petites grappes.
6. Conserver dans un contenant hermétique.

Info à croquer

C'est si facile de faire du maïs soufflé à partir de grains de maïs. Ça coûte beaucoup moins cher et votre recette maison ne contiendra pas une tonne de sel et de mauvais gras, comme les sachets de maïs soufflé pour micro-ondes. Lors de vos soirées cinéma, arrêtez à l'étape 1, et, au lieu d'ajouter des amandes et des canneberges, assaisonnez d'un peu de sel et d'épices cajun. Si possible, utilisez une poêle avec un couvercle vitré pour que vos enfants observent « en direct » le maïs qui éclate.

VALEUR NUTRITIVE
(par portion)
Énergie : **129 Cal**
Protéines : **1 g**
Matières grasses : **5 g**
Glucides : **22 g**
Fibres : **1 g**
Sodium : **2 mg**
Calcium : **22 mg**

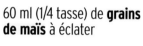

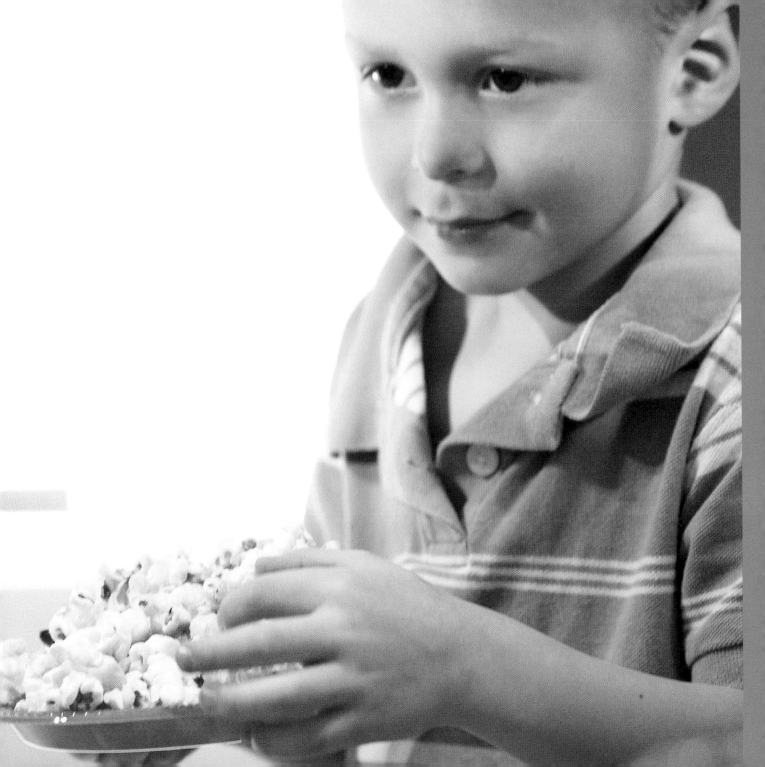

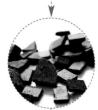

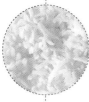

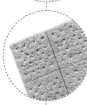

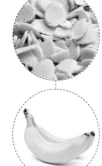

Ingrédients vedettes

Bananes givrées

» **6 portions**
» **Préparation : 15 min**
» **Cuisson : 5 min**

100 g (3,5 oz) de **chocolat noir**

125 ml (1/2 tasse) de **noix de coco** râpée

125 ml (1/2 tasse) de **chapelure** de biscuits Graham

125 ml (1/2 tasse) d'**amandes** tranchées, écrasées avec les doigts

3 **bananes** coupées en tronçons de 2,5 cm (1 po)

1. Déposer le chocolat dans un grand bol de métal (cul-de-poule), placer le bol sur une petite casserole contenant environ 2,5 cm (1 po) d'eau et porter à ébullition de façon à créer un bain-marie. Remuer régulièrement.
2. Aussitôt que le chocolat est fondu, retirer le bol du bain-marie. Ajouter les morceaux de banane et remuer délicatement pour bien enrober.
3. Répartir les garnitures dans 3 petits bols. Tremper les bananes enrobées dans l'une ou l'autre des garnitures et placer sur une plaque recouverte de papier parchemin.
4. Mettre au congélateur 10 minutes pour permettre au chocolat de figer. Si désiré, congeler entièrement et laisser à la température ambiante 10 minutes avant de servir. La banane gelée aura alors la texture de la crème glacée.

Info à croquer

Une fois gelée, la texture de la banane ressemble beaucoup à celle de la crème glacée. C'est étonnant ! Transformez cette recette en sucettes glacées en enfonçant un bâtonnet de bois dans la banane avant de l'enrober de chocolat puis de garnitures. Je n'ai pas inventé cette recette, je me souviens d'en avoir mangé pendant les vacances d'été de mon enfance. C'était tellement bon que je tenais à vous offrir ma propre version !

VALEUR NUTRITIVE
(par portion)
Énergie : **162 Cal**
Protéines : **2 g**
Matières grasses : **8 g**
Glucides : **23 g**
Fibres : **3 g**
Sodium : **17 mg**
Calcium : **19 mg**

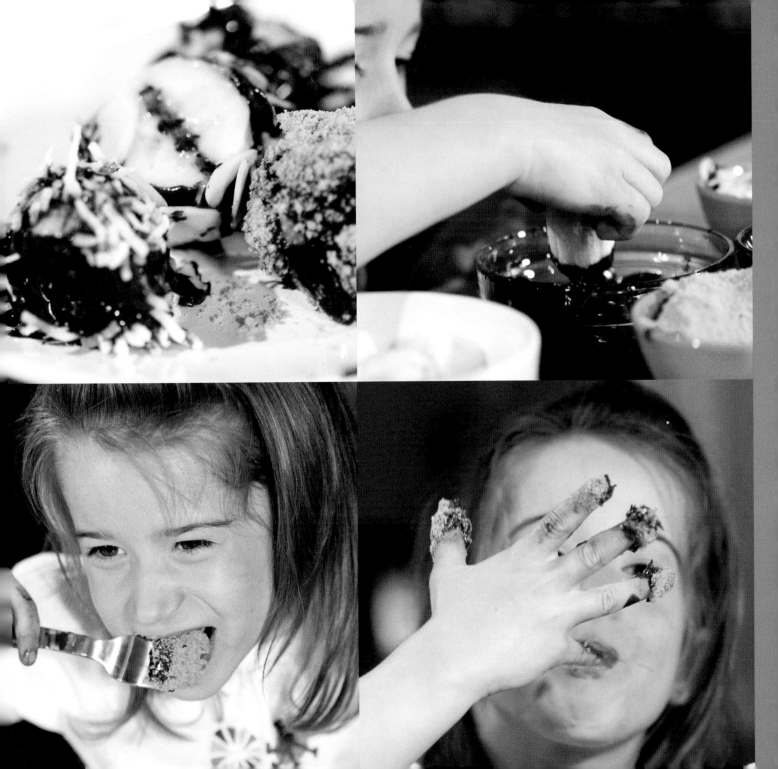

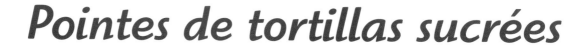

Pointes de tortillas sucrées

Ingrédients vedettes

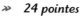

» *24 pointes*
» *Préparation: 20 min*
» *Cuisson: 25 min*

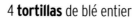

4 **tortillas** de blé entier

1 blanc d'**œuf**

30 ml (2 c. à soupe) de **sucre**

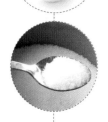

1. Préchauffer le four à 180 °C (350 °F). Placer la grille au centre du four.
2. Déposer les tortillas sur une surface de travail. Badigeonner de blanc d'œuf avec un pinceau de cuisine et saupoudrer de sucre.
3. Couper chaque tortilla en 6 à 8 pointes et les mettre sur une plaque de cuisson.
4. Cuire au four 15 minutes ou jusqu'à ce que les pointes soient dorées et que le sucre forme de petites bulles.
5. Conserver dans un contenant hermétique.

Info à croquer

Je prépare souvent cette recette à la maison. Tantôt en version sucrée, tantôt en version salée. Sucrée, j'ajoute parfois de la cannelle, du cacao ou des amandes moulues. Après la cuisson, je les pique dans une boule de yogourt glacé à la vanille ou dans un bol de pouding au chocolat. Salée, je remplace le sucre par des épices et je les sers avec une salsa mexicaine ou en accompagnement d'une salade colorée. Il n'y a pas plus polyvalent. Parions que vous les adopterez vous aussi !

VALEUR NUTRITIVE
(1 pointe)

Énergie : **41 Cal**
Protéines : **1 g**
Matières grasses : **1 g**
Glucides : **7 g**
Fibres : **1 g**
Sodium : **73 mg**
Calcium : **8 mg**

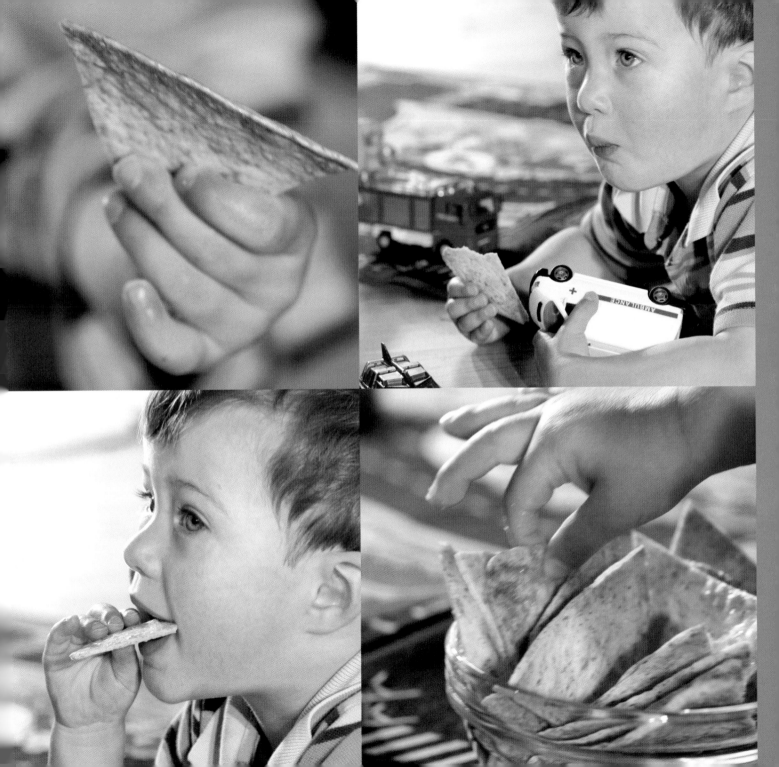

Jujubes aux fruits

Ingrédients vedettes

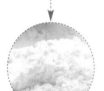

>> *24 jujubes*
>> *Préparation : 10 min*
>> *Cuisson : aucune*
>> *Attente : 3 h*

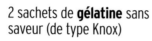

2 sachets de **gélatine** sans saveur (de type Knox)

60 ml (1/4 tasse) d'**eau** froide

500 ml (2 tasses) de **mangue** surgelée, dégelée (pour obtenir 250 ml / 1 tasse de purée).

60 ml (1/4 tasse) d'**eau** bouillante

30 ml (2 c. à soupe) de **sucre**

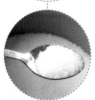

1. Tapisser de pellicule de plastique le fond d'un moule carré de 22,5 cm (9 po) de côté.
2. Dans un grand bol, mélanger la gélatine et l'eau froide, et laisser gonfler 2 minutes.
3. Pendant ce temps, réduire la mangue en purée au robot culinaire.
4. Verser l'eau bouillante dans le bol de gélatine et remuer continuellement jusqu'à ce que la gélatine soit complètement dissoute (2 ou 3 minutes).
5. Ajouter le sucre et la purée de mangue, et bien mélanger.
6. Transvider dans le moule et réfrigérer environ 3 heures.
7. Tailler en formes amusantes à l'aide de petits emporte-pièces ou tailler en cubes de 1 cm (1/2 po) de côté.
8. Conserver au réfrigérateur dans un contenant hermétique.
9. Au moment de déguster, saupoudrer de sucre blanc pour décorer, si désiré.

Info à croquer

Ces jujubes, à mi-chemin entre la gélatine aux fruits (le fameux Jell-O) et la pâte de fruits, sont aussi rigolos à préparer qu'amusants à déguster. On trouve des emporte-pièces miniatures dans les boutiques spécialisées en équipement de cuisine. Sinon, un couteau à beurre suffit pour tailler des formes originales. Vous pouvez préparer cette recette avec différents fruits : des pêches, des fraises, des bleuets, des mangues... et multiplier le plaisir en créant des jujubes de toutes les couleurs !

VALEUR NUTRITIVE
(3 jujubes)
Énergie : **45 Cal**
Protéines : **3 g**
Matières grasses : **0 g**
Glucides : **9 g**
Fibres : **1 g**
Sodium : **3 mg**
Calcium : **2 mg**

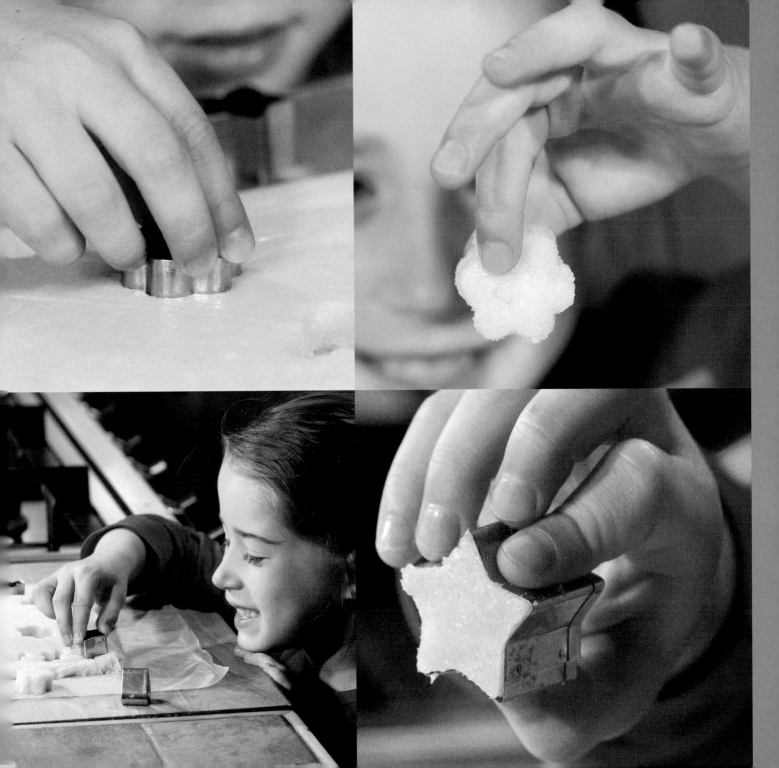

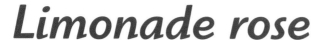

Limonade rose

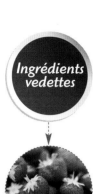

» **8 portions**
» **Préparation : 10 min**
» **Cuisson : aucune**

500 ml (2 tasses) de **fraises** fraîches ou surgelées, dégelées

3 **citrons** pressés

45 ml (3 c. à soupe) de **sucre à glacer**

1,5 litre (6 tasses) d'**eau** froide

Glaçons

Tranches de **citron** (pour décorer, facultatif)

1. Au mélangeur électrique (*blender*), réduire en purée les fraises avec le jus de citron et le sucre pour obtenir une purée lisse.
2. Transvider dans un pichet, ajouter l'eau et mélanger.
3. Servir dans un verre rempli de glaçons. Garnir de tranches de citron si désiré.

Info à croquer

Les enfants adorent la limonade rose, mais les versions du commerce ne contiennent qu'un peu de jus de citron, du colorant et beaucoup de sucre. Ma version est tout aussi rafraîchissante, elle contient de vrais fruits et beaucoup moins de sucre. Ajustez la quantité de sucre au goût de votre famille, en y allant mollo. Au retour d'une partie de soccer ou d'une balade à vélo, cette limonade fait fureur. Et pour encore plus d'effet, ajoutez des tranches de fruits frais, à la manière de la sangria.

VALEUR NUTRITIVE
(par portion)

Énergie : **29 Cal**
Protéines : **0 g**
Matières grasses : **0 g**
Glucides : **8 g**
Fibres : **1 g**
Sodium : **1 mg**
Calcium : **7 mg**

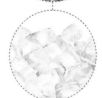

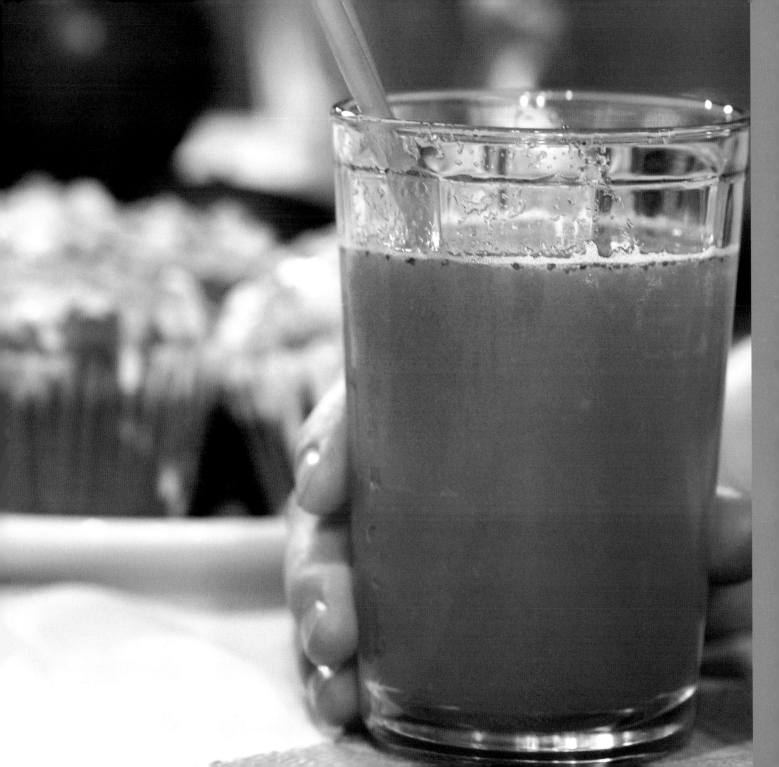

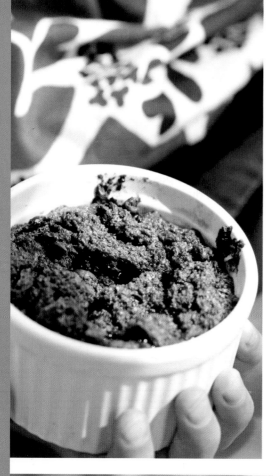
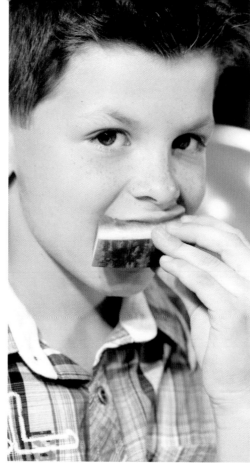
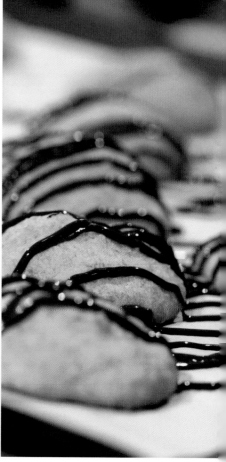
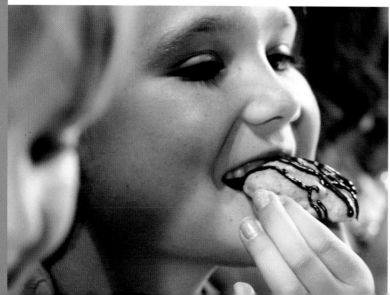
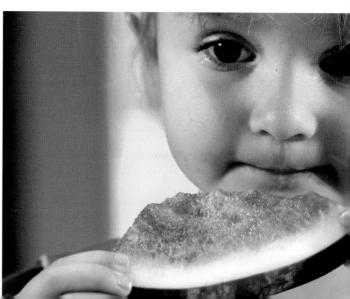

Les petits becs sucrés

Le dessert ne devrait pas dépendre de ce que votre enfant a mangé, ou n'a pas mangé, du plat principal et il n'a pas besoin d'être très sucré pour être apprécié. Offrez-lui du yogourt, des fruits, des biscuits secs comme les biscuits Graham et occasionnellement un dessert plus sucré, comme un gâteau maison.

La variété devrait primer : « Tu as déjà choisi de la crème glacée cette semaine, choisis autre chose ce soir. » S'il y a plusieurs sortes de biscuits dans le garde-manger, votre enfant sera tenté d'en demander plus souvent. Lorsque la boîte est vide, vous n'êtes pas obligé d'en racheter sur-le-champ. Pourquoi ne pas attendre une semaine ou deux ? À l'opposé, s'il y a une **grande variété de fruits colorés** dans le tiroir du frigo, c'est plus inspirant !

Le dessert ne devrait pas être plus gros que le repas. Si votre enfant vous a cassé les oreilles pendant le repas en disant qu'il n'avait pas faim, il n'est pas logique qu'il ait « de la place » pour manger un énorme dessert ! Offrez une **petite portion**, de la taille d'une balle de golf, pour contenter sa dent sucrée.

Banalisez le **dessert** plutôt que de le mettre sur un piédestal. Sachez que d'interdire le dessert ne fait qu'intensifier son désir. Il ne faut pas que les légumes soient une punition ou un passage obligé pour accéder au dessert. Attendez que tout le monde ait terminé le plat principal avant d'offrir le dessert ou même d'annoncer ce qu'il y a pour le dessert. Chaque chose en son temps.

Les tartes, les gâteaux ou les beignes achetés à l'épicerie sont souvent plus gras et plus sucrés que les versions maison. Et en cuisinant vos desserts, vous réaliserez que c'est beaucoup de travail et vous n'en aurez pas chaque soir. Cuisinez aussi des desserts rapides, pour faire changement. Un pouding, du tapioca, du jell-o aux vrais fruits feront des heureux.

« *Mes enfants adorent le dessert, alors on modifie nos recettes pour ajouter plus de fruits, de calcium, de fibres et on fait tout maison.* »

Nicolas, papa de trois filles
(4, 7 et 11 ans)

3 recettes rapides...
pour terminer le repas sur une note sucrée!

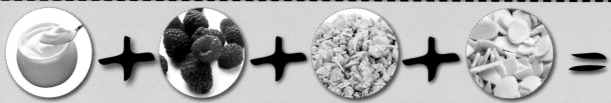

PARFAIT À LA FRAMBOISE
Remplir une coupe à parfait ou un verre à bière, en alternant entre le yogourt à la vanille, les framboises surgelées, les céréales granola et les amandes tranchées. Répéter les étages pour remplir complètement la coupe.

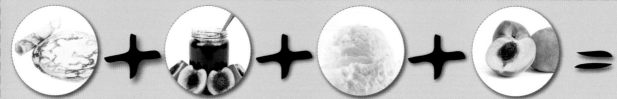

CRÊPE DES GRANDS SOIRS
Farcir une crêpe bretonne du commerce avec un peu de confiture de pêche. Griller au four 5 minutes à 200 °C (400 °F). Pour servir, garnir d'une boule de yogourt glacé à la vanille et de quelques quartiers de pêche bien mûre.

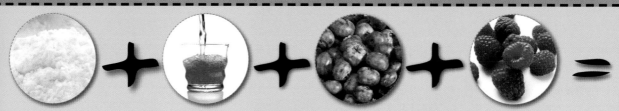

GELÉE MÉLI-MÉLO
Dissoudre dans l'eau un sachet de gélatine sans saveur (de type Knox) selon la méthode indiquée sur l'emballage. Ajouter ensuite 1 tasse de jus de petits fruits, 1/2 tasse de bleuets et 1/2 tasse de framboises. Réfrigérer au moins 2 heures pour faire figer la gélatine.

Les petits becs sucrés

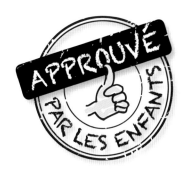

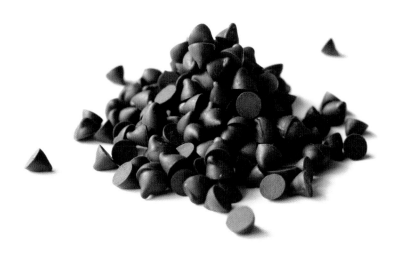

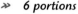

Sorbet mangue-coco

- » *6 portions*
- » *Préparation : 15 min*
- » *Cuisson : aucune*
- » *Attente : 2 h*

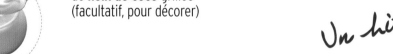

500 ml (2 tasses) de **mangue** surgelée, partiellement dégelée (pour obtenir 300 ml / 1 1/4 tasse de purée)

125 ml (1/2 tasse) de **lait de coco** allégé en conserve

250 ml (1 tasse) de **yogourt** à la vanille

30 ml (2 c. à soupe) de copeaux de **noix de coco** grillée (facultatif, pour décorer)

1. Réduire la mangue en purée au robot culinaire.
2. Dans un grand bol, mélanger la purée de mangue, le lait de coco et 125 ml (1/2 tasse) de yogourt.
3. Distribuer dans des moules à muffins en silicone (pour démoulage facile) ou dans des bacs à glaçons. Congeler au moins 2 heures.
4. Au moment de servir, démouler seulement la quantité de glaçons à la mangue nécessaire dans l'immédiat et conserver le reste au congélateur pour un maximum d'un mois.
5. Au robot culinaire, réduire les glaçons de mangue en sorbet en pulsant. Ajouter 30 ml (2 c. à soupe) de yogourt nature par portion et mélanger pour obtenir un sorbet crémeux. Servir immédiatement. Garnir de noix de coco grillée si désiré.

Un hit !

Info à croquer

La mangue est un de mes fruits préférés. J'adore sa chair à la fois ferme et juteuse, son goût sucré et son parfum exotique. Pour cuisiner, j'utilise souvent la mangue surgelée. Elle est toujours mûre à point et je n'ai pas à la tailler. C'est plus pratique et plus rapide. Je l'ajoute à des recettes sucrées ou salées et je ne m'en lasse jamais. Mais si vous trouvez que j'en ai abusé dans ce livre, sachez que, peu importe la recette, vous pouvez toujours remplacer la mangue par des ananas ou des pêches.

VALEUR NUTRITIVE
(par portion)
Énergie : **93 Cal**
Protéines : **3 g**
Matières grasses : **3 g**
Glucides : **16 g**
Fibres : **1 g**
Sodium : **34 mg**
Calcium : **76 mg**

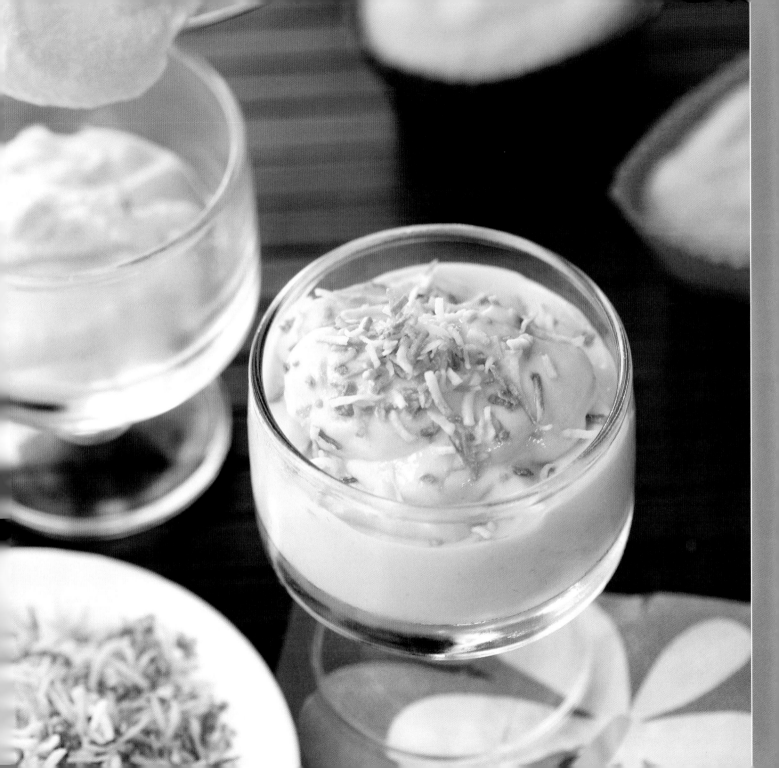

Ingrédients vedettes

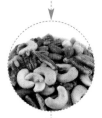

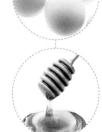

Gâteaux pour vos petits écureuils

» *24 mini gâteaux*
» *Préparation : 15 min*
» *Cuisson : 30 min*

Garniture

375 ml (1 1/2 tasse) de **noix** mélangées non salées (pacanes, amandes, noisettes, noix de Grenoble...)

125 ml (1/2 tasse) de chapelure de **biscuits Graham**

5 ml (1 c. à thé) de **cannelle** moulue

60 ml (1/4 tasse) de **miel**

1 **œuf**

Gâteaux

500 ml (2 tasses) de **farine de blé entier**

5 ml (1 c. à thé) de **poudre à pâte**

5 ml (1 c. à thé) de **cannelle** moulue

1 pincée de **sel**

2 **œufs**

60 ml (1/4 tasse) d'**huile végétale**

60 ml (1/4 tasse) de **miel**

1 **banane** mûre écrasée à la fourchette

250 ml (1 tasse) de **lait**

1. Préchauffer le four à 180 °C (350 °F). Placer la grille au centre du four.
2. Hacher finement les noix au robot culinaire.
3. Dans un grand bol, mélanger les noix hachées, la chapelure et la cannelle. Incorporer le miel et l'œuf. Réserver.
4. Dans un autre bol, mélanger la farine, la poudre à pâte, la cannelle et le sel.
5. Dans un troisième bol, battre les œufs à la fourchette. Incorporer l'huile, le miel et la banane. Verser le lait et mélanger.
6. Transvider les ingrédients secs dans les ingrédients liquides et ajouter la moitié de la garniture de noix. Bien mélanger.
7. Répartir la préparation dans des moules à muffins miniatures, idéalement en silicone (pour faciliter le démoulage). Incorporer le reste de la garniture de noix.
8. Cuire au four 30 minutes ou jusqu'à ce que la croûte de noix soit dorée et caramélisée.
9. Servir avec des petits fruits. Conserver dans un contenant hermétique.

Info à croquer

Lorsque la recette le permet, mesurez l'huile d'abord et le miel ensuite, en utilisant la même tasse à mesurer. Vous verrez : le miel se versera très facilement. Autre truc : mesurez d'abord la poudre à pâte et ensuite la cannelle avec la même cuillère, pour éviter d'avoir à la laver entre les deux mesures. En cuisinant, j'essaie de trouver le plus de raccourcis possible pour me simplifier la vie et limiter la quantité de vaisselle à laver ! Paresse ou efficacité ? À vous de décider !

VALEUR NUTRITIVE
(1 gâteau)
Énergie : **153 Cal**
Protéines : **5 g**
Matières grasses : **8 g**
Glucides : **18 g**
Fibres : **3 g**
Sodium : **31 mg**
Calcium : **55 mg**

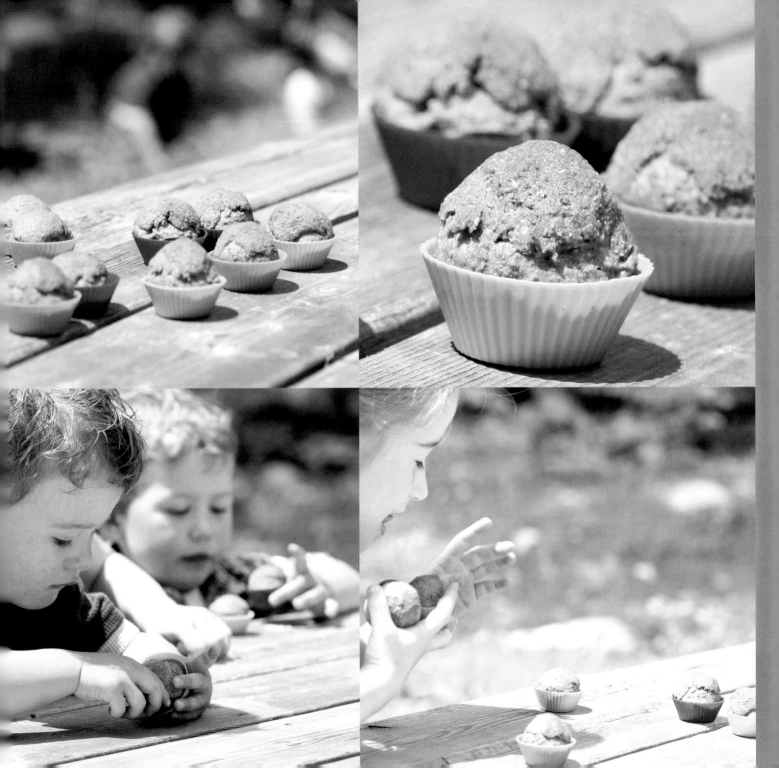

Chaussons aux pommes

Ingrédients vedettes

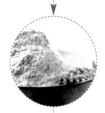

» 8 chaussons
» Préparation : 20 min
» Cuisson : 35 min

375 ml (1 1/2 tasse) de **farine de blé entier**

60 ml (1/4 tasse) de **sucre**

2 ml (1/2 c. à thé) de **muscade** moulue (ou de noix de muscade râpée)

125 ml (1/2 tasse) de **beurre** froid en cubes

30 à 45 ml (2 ou 3 c. à soupe) d'**eau** froide

15 ml (1 c. à soupe) de **sucre**

5 ml (1 c. à thé) de **fécule de maïs**

2 ml (1/2 c. à thé) de **cannelle** moulue

2 **pommes** pelées, coupées en dés (McIntosh ou autre variété)

1 **œuf** (facultatif, pour la dorure)

5 ml (1 c. à thé) de **sucre** (facultatif, pour la dorure)

1. Préchauffer le four à 180 °C (350 °F). Placer la grille au centre du four.
2. Au robot culinaire, mélanger la farine, le sucre et la muscade. Laisser tourner le robot et ajouter le beurre, quelques cubes à la fois. Laisser tourner jusqu'à la formation de petits grains uniformes.
3. Sans arrêter le robot, verser l'eau froide une cuillère à la fois jusqu'à la formation d'une boule de pâte.
4. Dans un bol, mélanger 15 ml (1 c. à soupe) de sucre, la fécule et la cannelle. Ajouter les pommes et mélanger pour enrober.
5. À l'aide d'un rouleau à pâtisserie, abaisser la pâte sur une surface légèrement enfarinée jusqu'à environ 0,5 cm (1/4 po) d'épaisseur.
6. Tailler la pâte en 8 carrés. Garnir d'un peu de garniture aux pommes. Refermer la pâte pour former un triangle.
7. Placer sur une plaque de cuisson. Badigeonner d'un peu d'œuf battu à l'aide d'un pinceau de cuisine et saupoudrer de sucre.
8. Cuire au four 35 minutes ou jusqu'à ce que les chaussons soient dorés.

Info à croquer

La McIntosh, c'est la pomme chouchou des Québécois. Pendant le temps des pommes, profitez-en pour préparer ces chaussons en grande quantité et congelez-les après l'étape 6. Placez-les d'abord sur une plaque pour éviter qu'ils ne collent les uns aux autres et, une fois gelés, transférez-les dans un sac hermétique. Vous pourrez en cuire quelques-uns à la fois et déguster des chaussons tout chauds pendant plusieurs semaines. En plus, ça sentira les pommes et la cannelle partout dans la maison !

VALEUR NUTRITIVE
(1 chausson)

Énergie : **241 Cal**
Protéines : **4 g**
Matières grasses : **13 g**
Glucides : **30 g**
Fibres : **3 g**
Sodium : **11 mg**
Calcium : **18 mg**

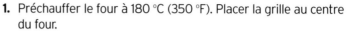

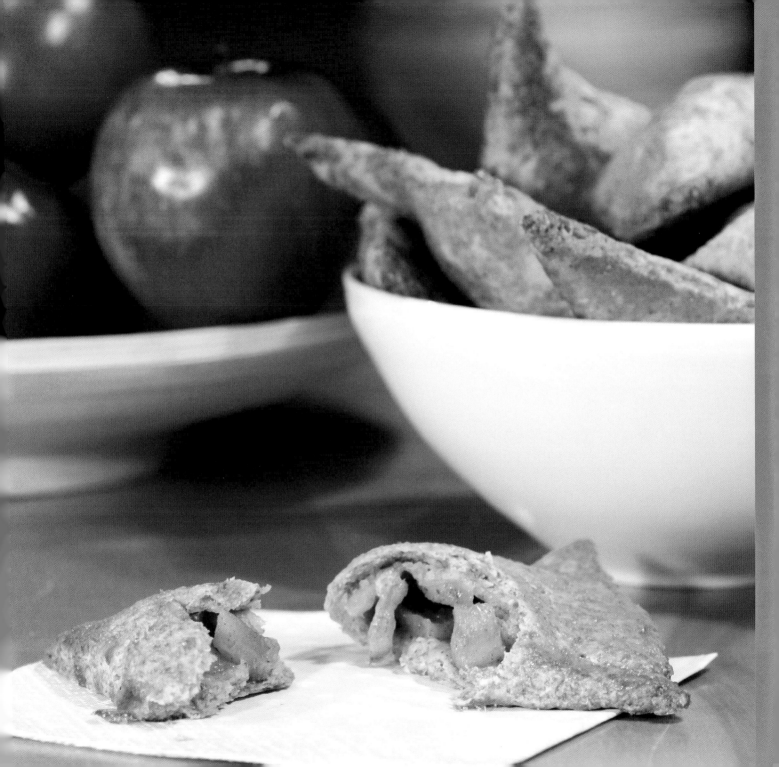

Petits gâteaux au chocolat

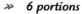

>> *6 portions*
>> *Préparation : 20 min*
>> *Cuisson : 45 min*

3 **œufs**

80 ml (1/3 tasse) de **cacao**

250 ml (1 tasse) de **lait**

80 ml (1/3 tasse) de **sirop d'érable**

5 ml (1 c. à thé) de **vanille**

1 litre (4 tasses) de cubes de **pain** de blé entier sec, sans la croûte (environ 6 tranches épaisses)

80 ml (1/3 tasse) de pépites de **chocolat** mi-sucré

Sucre à glacer (facultatif, pour décorer)

1. Préchauffer le four à 180 °C (350 °F). Placer la grille au centre du four.
2. Dans un grand bol, fouetter les œufs et le cacao. Ajouter le lait, le sirop d'érable et la vanille. Fouetter pour obtenir une préparation homogène.
3. Incorporer les cubes de pain et laisser reposer 10 minutes.
4. Répartir la moitié du pain gonflé dans 6 ramequins d'environ 7,5 cm (3 po) de diamètre. Distribuer le chocolat dans les ramequins et ajouter le reste du pain. Verser le liquide restant dans les ramequins (s'il y a lieu).
5. Cuire au four 45 minutes ou jusqu'à ce que les gâteaux soient gonflés et que la lame d'un couteau insérée au centre d'un gâteau ressorte bien chaude.
6. Servir chaud ou tiède. Saupoudrer de sucre à glacer à l'aide d'un tamis, si désiré.

Pour recycler le pain sec

Info à croquer

C'est fou la quantité de nourriture que l'on peut jeter chaque semaine. Chez nous, tout le monde fait sa part pour éviter le gaspillage et réduire les déchets. Les fruits trop mûrs se transforment en délicieuse compote, les légumes en potage réconfortant et le pain devient... un gâteau au chocolat ! On stocke aussi les surplus de nourriture au congélateur et la nourriture périmée s'en va au compost et engraissera notre jardin. Après tout, des poubelles au régime, c'est bon pour la planète !

VALEUR NUTRITIVE
(par portion)
Énergie : **230 Cal**
Protéines : **9 g**
Matières grasses : **7 g**
Glucides : **36 g**
Fibres : **4 g**
Sodium : **189 mg**
Calcium : **115 mg**

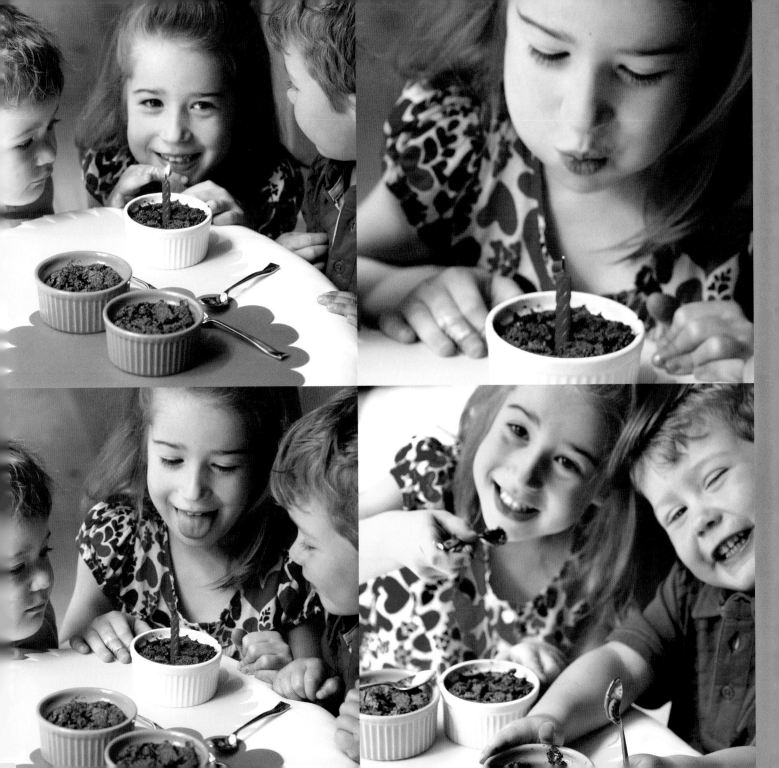

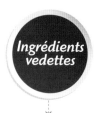

Ingrédients vedettes

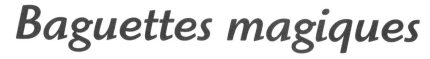

Baguettes magiques

» *15 baguettes*
» *Préparation : 30 min*
» *Cuisson : 15 min*

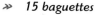

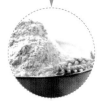

500 ml (2 tasses) de **farine de blé entier**

125 ml (1/2 tasse) de **lait en poudre**

5 ml (1 c. à thé) de **poudre à pâte**

5 ml (1 c. à thé) de **cannelle** moulue

2 **œufs**

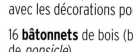

125 ml (1/2 tasse) de **cassonade**

125 ml (1/2 tasse) de **beurre** ramolli

5 ml (1 c. à thé) de **vanille**

1 **œuf** légèrement battu (pour la dorure)

Sucre coloré (vendu à l'épicerie avec les décorations pour gâteau)

16 **bâtonnets** de bois (bâtons de *popsicle*)

1. Préchauffer le four à 165 °C (325 °F). Placer la grille au centre du four.
2. Dans un grand bol, mélanger la farine, le lait en poudre, la poudre à pâte et la cannelle.
3. Dans un autre bol, battre les œufs et la cassonade au batteur à main (mixette). Ajouter ensuite le beurre et la vanille, puis battre pour obtenir une préparation crémeuse.
4. Transvider les ingrédients secs dans les ingrédients liquides. Former une boule avec les mains. Couper la boule de pâte en deux. Recouvrir d'une pellicule de plastique et congeler 15 minutes.
5. Placer la première boule entre deux grandes feuilles de papier parchemin. À l'aide d'un rouleau à pâtisserie, abaisser la pâte jusqu'à environ 1 cm (1/2 po) d'épaisseur.
6. Découper les biscuits à l'aide d'un emporte-pièce en forme d'étoile. Insérer un bâtonnet de bois dans chaque étoile et déposer sur une plaque de cuisson doublée de papier parchemin.
7. Répéter les étapes 5 et 6 avec la deuxième boule de pâte.
8. Former une boule avec les retailles de pâte et répéter les étapes 5 et 6, si désiré.
9. Avec un pinceau de cuisine, badigeonner les étoiles avec un peu d'œuf. Saupoudrer de sucre coloré et cuire au four 12 à 15 minutes ou jusqu'à ce que les étoiles soient légèrement dorées.

Info à croquer

Ce sont les biscuits préférés des petites princesses ! Vous pouvez aussi varier les formes et créer un théâtre de marionnettes à croquer. Quelques personnages joliment décorés, une histoire amusante et hop ! la collation est déjà dans le bedon. N'hésitez pas à multiplier la recette et à congeler une partie de la pâte, emballée dans une pellicule de plastique. Vous aurez un bout de fait lorsque vos petits comédiens vous réclameront cette recette une fois de plus !

VALEUR NUTRITIVE
(1 baguette)
Énergie : **174 Cal**
Protéines : **5 g**
Matières grasses : **7 g**
Glucides : **23 g**
Fibres : **2 g**
Sodium : **39 mg**
Calcium : **83 mg**

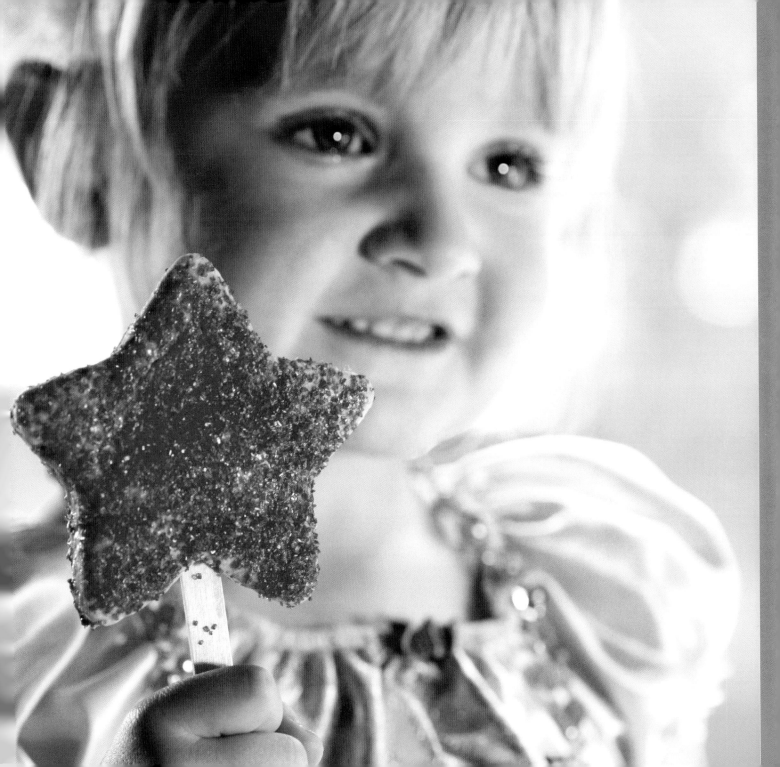

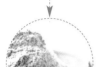

Biscuits zébrés

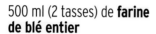

Ingrédients vedettes

» *20 biscuits*
» *Préparation : 20 min*
» *Cuisson : 20 min*

500 ml (2 tasses) de **farine de blé entier**

5 ml (1 c. à thé) de **poudre à pâte**

1 ml (1/4 c. à thé) de **sel**

2 **œufs**

125 ml (1/2 tasse) de **cassonade**

60 ml (1/4 tasse) d'**huile végétale**

125 ml (1/2 tasse) de **purée de pois chiches** ou de haricots blancs (voir technique à la page 76)

5 ml (1 c. à thé) de **vanille**

2 **bananes** mûres écrasées à la fourchette

60 g (2 oz) de **chocolat mi-sucré** pour cuisson (2 carrés de type Baker's)

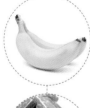

1. Préchauffer le four à 180 °C (350 °F). Placer la grille au centre du four.
2. Dans un grand bol, mélanger la farine, la poudre à pâte et le sel.
3. Dans un autre bol, battre les œufs à la fourchette, ajouter la cassonade et mélanger. Incorporer l'huile, les pois chiches, la vanille et les bananes.
4. Transvider les ingrédients secs dans les ingrédients humides et mélanger.
5. Former des boules de pâte de la grosseur d'une balle de golf. Déposer sur une plaque de cuisson doublée de papier parchemin. Aplatir légèrement.
6. Cuire au four 20 minutes ou jusqu'à ce que les biscuits soient légèrement dorés.
7. Laisser refroidir les biscuits.
8. Faire fondre le chocolat dans un bol allant au four à micro-ondes. Cuire à puissance maximale par tranches de 15 à 20 secondes en brassant entre chaque cuisson jusqu'à ce que le chocolat soit fondu.
9. Former un cône avec du papier parchemin de façon à imiter une douille. Y verser le chocolat fondu et couper légèrement la pointe du cône.
10. Directement sur la plaque de cuisson, tracer de longues lignes de chocolat fondu sur les biscuits. Laisser reposer 10 minutes dans un endroit frais pour permettre au chocolat de figer. Conserver dans un contenant hermétique.

Info à croquer

*Ne vous fiez pas à ses rayures chocolatées !
Malgré son allure gourmande, ce biscuit est très
nourrissant. J'utilise des pois chiches ou des haricots
blancs en purée pour enrichir ma recette de fibres et
de protéines. J'ajoute aussi de la farine de blé entier,
des œufs et des bananes pour obtenir un dessert des plus
nourrissants. En cuisine, j'aime me lancer des défis. Et c'est toujours
une grande source de fierté lorsque j'arrive à mettre au point une recette
à la fois saine et appétissante.*

VALEUR NUTRITIVE
(1 biscuit)
Énergie : **119 Cal**
Protéines : **3 g**
Matières grasses : **4 g**
Glucides : **18 g**
Fibres : **2 g**
Sodium : **33 mg**
Calcium : **27 mg**

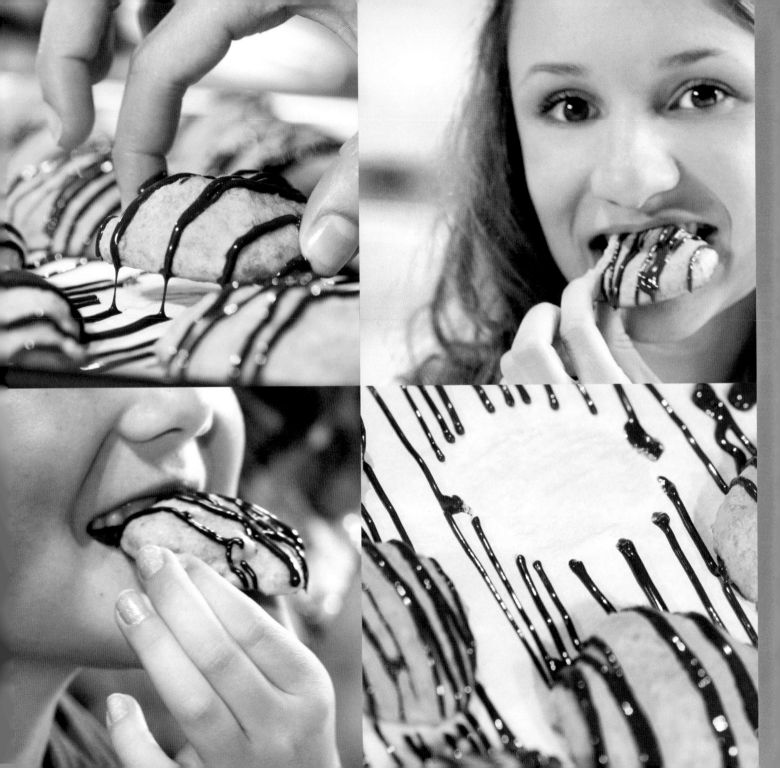

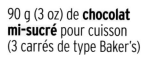

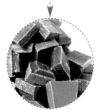

Ingrédients vedettes

Mousse fromage blanc et chocolat noir

» *6 portions*
» *Préparation : 5 min*
» *Cuisson : 10 min*

90 g (3 oz) de **chocolat mi-sucré** pour cuisson (3 carrés de type Baker's)

60 ml (1/4 tasse) de **sucre**

30 ml (2 c. à soupe) de **cacao**

5 ml (1 c. à thé) de **vanille**

375 g (13 oz) de **fromage frais** non salé (de type Damablanc ou Quark)

15 g (1/2 oz) de **chocolat mi-sucré** pour cuisson (facultatif, pour décorer)

1. Dans un grand bol de métal (cul-de-poule), mettre le chocolat, le sucre, le cacao et la vanille. Placer le bol sur une petite casserole contenant environ 2,5 cm (1 po) d'eau et porter à ébullition de façon à créer un bain-marie. Remuer régulièrement pour faire fondre le chocolat et lui permettre de bien se mélanger aux autres ingrédients.

2. Lorsque le chocolat est fondu, ajouter le fromage et remuer vigoureusement jusqu'à ce qu'on ne distingue plus de filaments de chocolat.

3. Verser dans des coupes à dessert et réfrigérer jusqu'au moment de servir. Se conserve 4 jours au réfrigérateur. Garnir de chocolat râpé à l'aide du côté le plus fin d'une râpe à fromage.

Étonnant !

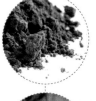

Info à croquer

J'adore le fromage frais et je l'utilise dans une foule de recettes. À l'épicerie, on le trouve aux côtés du fromage cottage et de la crème sure. Sur l'emballage, recherchez les mots « fromage frais », « labneh », « quark » ou « damablanc ». Peu importe celui que vous choisissez, ils conviennent tous à cette recette. Ils sont très nutritifs et seront délicieux mixés avec des fruits surgelés, transformés en trempette ou pour remplacer la mayonnaise dans un sandwich aux œufs.

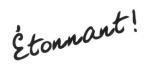

VALEUR NUTRITIVE
(par portion)
Énergie : **154 Cal**
Protéines : **5 g**
Matières grasses : **5 g**
Glucides : **24 g**
Fibres : **2 g**
Sodium : **46 mg**
Calcium : **146 mg**

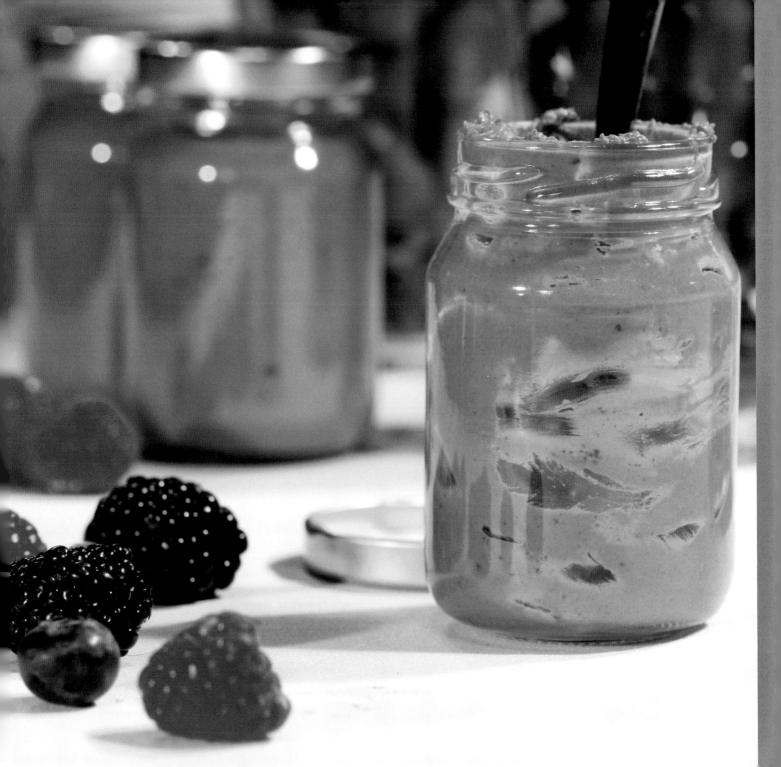

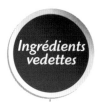

Ingrédients vedettes

Biscuits croquants au beurre d'arachide

» *20 biscuits*
» *Préparation : 15 min*
» *Cuisson : 20 min*

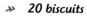

1 **œuf**

60 ml (1/4 tasse) de **sucre**

1 **banane** mûre écrasée
à la fourchette

180 ml (3/4 tasse) de **beurre
d'arachide** crémeux

250 ml (1 tasse) de **farine
de blé entier**

60 ml (1/4 tasse) de **brisures de
chocolat** miniatures (facultatif)

125 ml (1/2 tasse) d'**arachides**
non salées concassées

1. Préchauffer le four à 180 °C (350 °F). Placer la grille au centre du four.
2. Dans un grand bol, battre l'œuf à la fourchette. Incorporer le sucre blanc, la banane et le beurre d'arachide. Ajouter ensuite la farine et mélanger pour bien humecter. Terminer en ajoutant des brisures de chocolat, si désiré.
3. Placer les arachides dans un bol.
4. Avec les mains, former de petites boules de pâte de la taille d'une balle de ping-pong. Rouler chaque boule de pâte dans les arachides en pressant légèrement pour permettre aux arachides d'adhérer à la pâte. Placer sur une plaque de cuisson doublée de papier parchemin et aplatir un peu avec les doigts.
5. Cuire au four 20 minutes ou jusqu'à ce que les biscuits soient légèrement dorés.

Info à croquer

J'ai souvent des surplus de bananes trop mûres et personne à la maison n'en veut. Plutôt que de les gaspiller, je les mets directement au congélateur sans les peler. Elles deviennent toutes brunes à l'extérieur, mais l'intérieur demeure très bon. Grâce à ce truc, je ne manque jamais de bananes pour mes recettes. Après une minute au four à micro-ondes, la banane congelée est prête à être pelée, puis ajoutée aux recettes de biscuits, gâteaux et muffins. Voilà un truc à la fois pratique et économique !

VALEUR NUTRITIVE
(1 biscuit)

Énergie : **127 Cal**
Protéines : **5 g**
Matières grasses : **8 g**
Glucides : **12 g**
Fibres : **2 g**
Sodium : **49 mg**
Calcium : **12 mg**

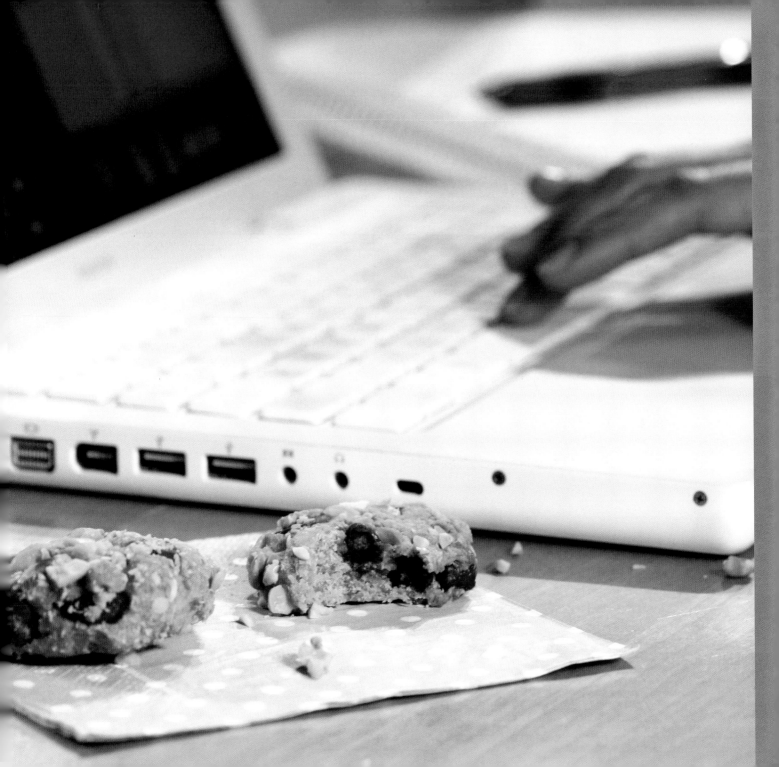

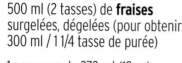

Ingrédients vedettes

Crème aux fraises et aux amandes

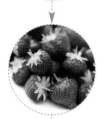

» *6 portions*
» *Préparation : 15 min*
» *Cuisson : 15 min*

500 ml (2 tasses) de **fraises** surgelées, dégelées (pour obtenir 300 ml / 1 1/4 tasse de purée)

1 conserve de 370 ml (12 oz) de **lait concentré** non sucré

60 ml (1/4 tasse) de **beurre d'amande**

15 ml (1 c. à soupe) de **miel**

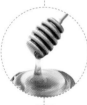

15 ml (1 c. à soupe) de **fécule de maïs** diluée dans 15 ml (1 c. à soupe) d'eau

45 ml (3 c. à soupe) d'**amandes tranchées**

1. Réduire les fraises en purée au robot culinaire. Transvider dans une casserole moyenne.
2. Ajouter le lait, le beurre d'amande et le miel, et chauffer à feu moyen en remuant régulièrement au fouet.
3. Lorsque la préparation commence à frémir, verser la fécule de maïs diluée et fouetter continuellement jusqu'à épaississement.
4. Retirer du feu et laisser refroidir en remuant régulièrement pour éviter la formation d'une pellicule.
5. Pendant ce temps, griller les amandes dans une poêle à feu moyen sans ajouter de matières grasses. Transvider dans un bol lorsque les amandes deviennent très odorantes et commencent à dorer.
6. Répartir la crème dans 6 coupes à dessert. Garnir d'amandes grillées et réfrigérer. Servir froid.

Info à croquer

J'ai toujours des fruits dans mon congélateur. C'est tellement pratique ! L'été, j'en profite pour faire des provisions. Déjà lavés, préparés et placés dans un sac de congélation, j'en ajoute à mes desserts, muffins, smoothies ou simplement pour « améliorer » un yogourt aux fruits. Mes réserves personnelles ne durent jamais très longtemps, alors le reste de l'année, j'opte pour les fruits surgelés du commerce. En plus, il y a du choix ! Mangue, ananas, pêche, petits fruits... Vive la variété !

VALEUR NUTRITIVE
(par portion)
Énergie : **132 Cal**
Protéines : **5 g**
Matières grasses : **7 g**
Glucides : **15 g**
Fibres : **1 g**
Sodium : **48 mg**
Calcium : **168 mg**

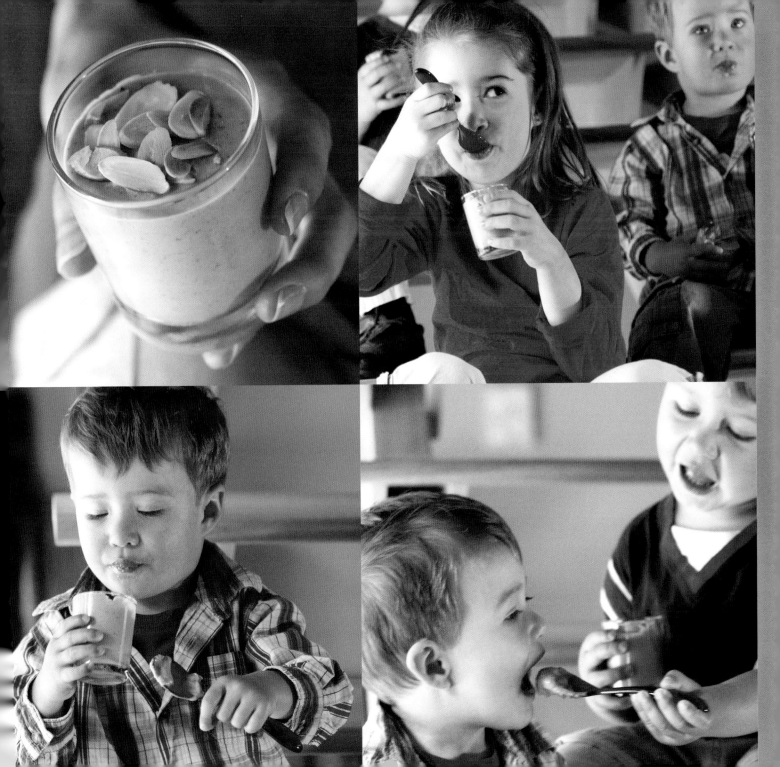

Ingrédients vedettes

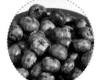

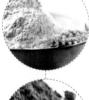

Brownies

- » *20 carrés*
- » *Préparation : 15 min*
- » *Cuisson : 40 min*

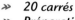

500 ml (2 tasses) de **bleuets** surgelés

500 g (18 oz) de **fromage frais** non salé (de type Damablanc ou Quark)

125 ml (1/2 tasse) de **sucre**

125 ml (1/2 tasse) de brisures de **chocolat** mi-sucré

500 ml (2 tasses) de **farine de blé entier**

250 ml (1 tasse) de **cacao**

125 ml (1/2 tasse) de **lait en poudre**

10 ml (2 c. à thé) de **poudre à pâte**

5 ml (1 c. à thé) d'**huile végétale** (facultatif, pour le moule)

Sucre à glacer ou cacao (facultatif, pour décorer)

1. Préchauffer le four à 180 °C (350 °F). Placer la grille au centre du four.
2. Réduire les bleuets en purée au robot culinaire.
3. Dans un grand bol, mélanger la purée de bleuets, le fromage, le sucre et le chocolat.
4. Dans un autre bol, mélanger la farine, le cacao, le lait en poudre et la poudre à pâte.
5. Transvider les ingrédients secs dans les ingrédients liquides. Bien mélanger.
6. Verser la pâte dans un grand plat rectangulaire allant au four d'environ 22,5 sur 30 cm (9 sur 12 po) légèrement huilé.
7. Cuire au four 40 minutes ou jusqu'à ce qu'un cure-dent inséré au centre en ressorte propre. Ne pas trop cuire pour que les brownies soient moelleux.
8. Laisser refroidir, tailler en carrés et saupoudrer de sucre en poudre ou de cacao à l'aide d'un tamis, si désiré.

Brownies rusés !

Info à croquer

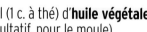

Ces brownies sont de vrais petits cachottiers ! En apparence, ils ressemblent à des brownies ordinaires. Mais en réalité, ce sont des super-brownies ! Après de nombreux tests, j'ai réussi à vous offrir des brownies moelleux et chocolatés, tout en étant faibles en gras et très nourrissants. Comment ? Grâce aux bleuets, au fromage frais, au lait en poudre et à la farine de blé entier. Conservez-les au frigo dans un contenant hermétique et réchauffez-les au four à micro-ondes avant de les déguster.

VALEUR NUTRITIVE
(1 carré)

Énergie : **125 Cal**
Protéines : **5 g**
Matières grasses : **2 g**
Glucides : **24 g**
Fibres : **4 g**
Sodium : **36 mg**
Calcium : **127 mg**

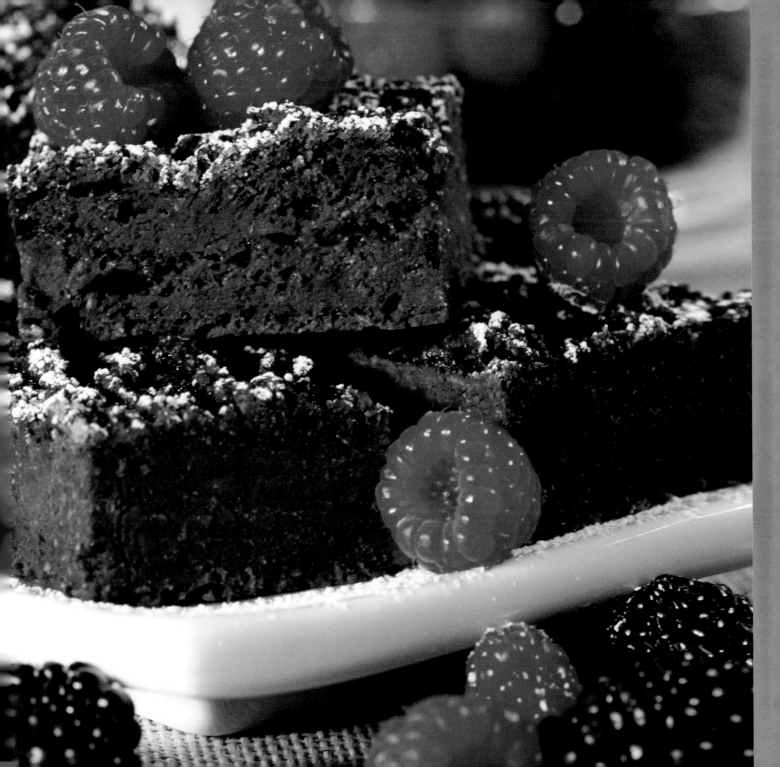

Cupcakes aux cerises

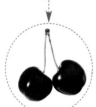

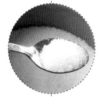

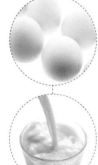

» *12 petits gâteaux*
» *Préparation : 25 min*
» *Cuisson : 25 min*

1 conserve de 398 ml (14 oz) de **cerises** bing ou de griottes égouttées (pour obtenir 1 tasse de purée) ou la même quantité de cerises fraîches dénoyautées

2 **œufs**

80 ml (1/3 tasse) de **sucre**

80 ml (1/3 tasse) d'**huile végétale**

80 ml (1/3 tasse) de **lait**

5 ml (1 c. à thé) de **vanille**

375 ml (1 1/2 tasse) de **farine de blé entier**

15 ml (1 c. à soupe) de **poudre à pâte**

5 ml (1 c. à thé) de **cannelle** moulue

1. Préchauffer le four à 180 °C (350 °F). Placer la grille au centre du four.
2. Réduire les cerises en purée au robot culinaire.
3. Dans un grand bol, battre les œufs à la fourchette. Ajouter le sucre et l'huile et mélanger. Incorporer ensuite le lait, la vanille et la purée de cerise et mélanger de nouveau.
4. Dans un autre bol, mélanger la farine, la poudre à pâte et la cannelle.
5. Transvider les ingrédients secs dans les ingrédients liquides et bien mélanger.
6. Distribuer dans des moules à muffins doublés de moules en papier. Laisser reposer 10 minutes pour permettre à la pâte de prendre du volume.
7. Cuire au four 25 minutes ou jusqu'à ce que les gâteaux soient légèrement dorés.
8. Garnir de crème fouettée ou de votre glaçage maison préféré, au goût.

Info à croquer

Les petits gâteaux sont plus populaires que jamais ! Ils permettent de laisser libre cours à notre créativité en les garnissant de mille et une façons. Amusez-vous avec votre marmaille à créer des petits chefs-d'œuvre. Et entre vous et moi, ces petits cupcakes sont plus nutritifs que ceux qui sont vendus dans les pâtisseries, tout en étant très savoureux et moelleux. Ils sont aussi plus économiques. Dans les cafés branchés, les cupcakes sont vendus 3 $ l'unité. Les miens vous en coûteront cinq fois moins !

VALEUR NUTRITIVE
(1 cupcake)
Énergie : **172 Cal**
Protéines : **4 g**
Matières grasses : **7 g**
Glucides : **24 g**
Fibres : **2 g**
Sodium : **19 mg**
Calcium : **74 mg**

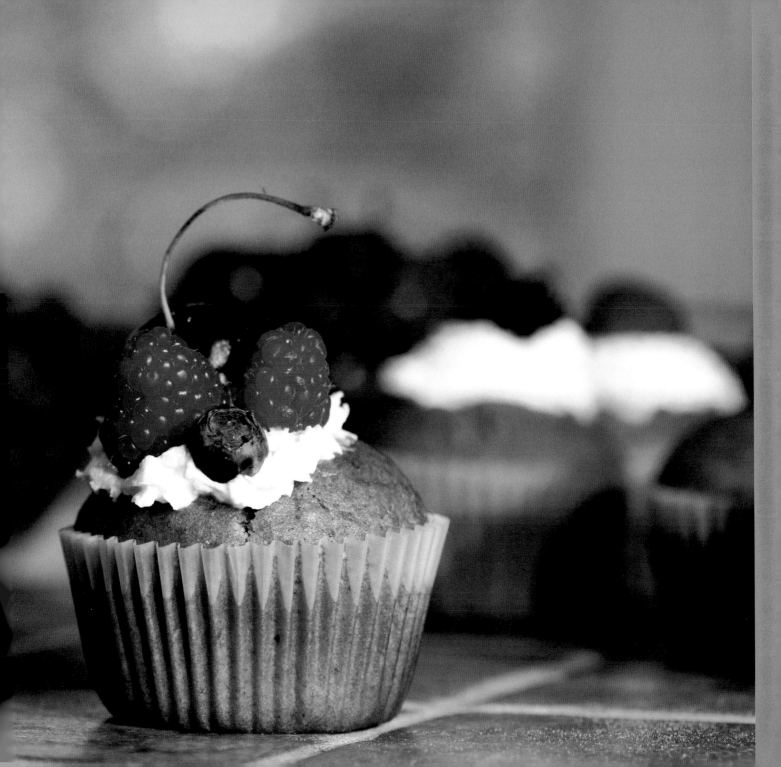

Merci à mes goûteurs!

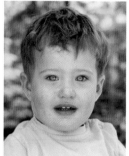
Étienne, 2 ans

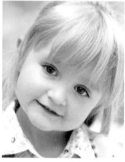
Maxim, 3 ans

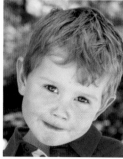
Alexis, 4 ans

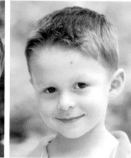
Benjamin, 4 ans

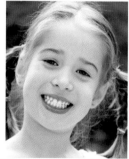
Maude, 5 ans

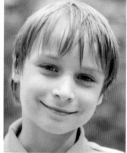
Loïc, 7 ans

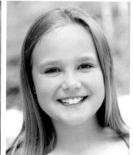
Rafaëlle, 9 ans

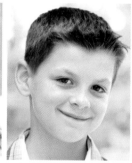
Alexandre, 10 ans

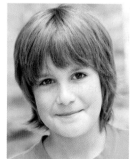
Ugo-Samuel, 11 ans

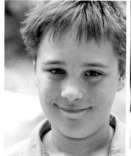
Simon, 12 ans

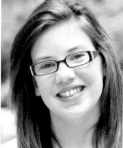
Karine, 13 ans

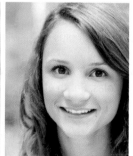
Audrey, 15 ans

Remerciements

Mes tout premiers remerciements vont inévitablement à Stéphane et à Maude, mes amours. Vous goûtez, regoûtez et re-regoûtez mes recettes à chaque étape de leur création. Toutes les recettes de ce livre ont passé le test de vos papilles avant d'être soumises aux papilles des autres familles. Merci pour vos conseils, vos encouragements et votre patience ! Maude, tu deviens une excellente critique culinaire !

Merci à toutes les familles qui ont pris le temps de répondre à mes questions. Vous avez été plus de 400 familles de partout au Québec à me raconter les hauts et les bas de vos repas quotidiens. Vos petites misères, vos solutions géniales et vos trucs infaillibles m'ont tellement inspirée ! Ce livre ne serait pas le même sans votre contribution. J'ai beaucoup rigolé en lisant vos anecdotes, vos gaffes et vos entourloupettes ! Entre parents, on se comprend !

Merci aux parents qui ont testé mes recettes, mais surtout aux nombreux petits cobayes qui les ont goûtées ! Un merci plus particulier à Loïc, Simon, Audrey, Karine, Benjamin, Alexandre, Maude, Étienne, Alexis, Ugo-Samuel, Maxim, Rafaëlle, Juliette, Amélie, Laurie, Ariel, Nicolas, Sarah et Xavier.

Je n'ose imaginer ce que serait ce livre sans toutes ces belles photos ! Merci à Christian Savard, photographe, et à Sophie Suraniti, styliste culinaire, pour votre super travail. Cuisiner et prendre des photos avec plusieurs enfants qui vous tournent autour, ce

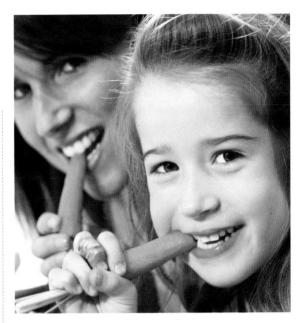

n'est pas de tout repos ! Vous avez croqué les plats et les binettes de façon remarquable.

Merci à Christiane Hébert, pour tes commentaires. Comme tu le dis si bien, si tu es capable de cuisiner mes recettes, tout le monde sera capable !

Merci à Judith Blucheau, nutritionniste, pour le calcul de la valeur nutritive des recettes. Merci à Ève Godin et à Marie-Ève Côté, nutritionnistes, pour leur coup de main à la recherche.

Un grand merci à toute l'équipe des Éditions La Semaine. C'est toujours un plaisir de travailler avec vous. Je remercie plus particulièrement Louis-Philippe Hébert, Annie Tonneau, Lyne Préfontaine et Françoise Bouchard. Un sincère merci à Claude J. Charron, pour la confiance que vous m'accordez.

Références

- BÉDARD, B. *Habitudes, comportements et contextes alimentaires. Enquête de nutrition auprès des enfants québécois de 4 ans*, Chapitre 6, Institut de la statistique du Québec, 2005.
- BIRCH, L.L. «Development of food acceptance patterns in the first years of life», *Proceedings of the Nutrition Society*, 1998.
- BIRCH, L.L. «Development of food preferences», *Annual Review of Nutrition*, 1999.
- BIRCH, L.L. «Family environmental factors influencing the developing behavioural controls of food intake and child overweight», Pediatric Clinics of North America, 2001.
- BURGESS-CHAMPOUX, T. «Are family meal patterns associated with overall diet quality during the transition from early to middle adolescence?», *Journal of Nutrition Education and Behaviour*, 2009.
- CARRUTH, B.R. «Prevalence of picky eaters among infants and toddlers and their caregivers' decisions about offering a new food», *Journal of the American Dietetic Association*, 2004.
- CLARK, H. «How do parents' child-feeding behaviours influence child weight? Implications for childhood obesity policy», *Journal of Public Health*, 2007.
- DOVEY, T. «Food neophobia and picky/fussy eating in children: a review», *Appetite*, 2008.
- FIESE, B.H. «Routine and ritual elements in family mealtimes: contexts for child well-being and family identity», *New Directions for Child and Adolescent Development*, 2006.
- FISHER, J. «Effects of portion size and energy density on young children's intake at a meal», *American Journal of Clinical Nutrition*, 2007.
- FULKERSON, J. «Adolescent and parent views of family meals», *Journal of American Dietetic Association*, 2006.
- GALLOWAY, A. «Predictors and consequences of food neophobia and pickness in young girls», *Journal of the American Dietetic Association*, 2003.
- GARRIGUET, D. *Vue d'ensemble des habitudes alimentaires des Canadiens. Nutrition : Résultats de l'enquête sur la santé dans les collectivités canadiennes*, Statistique Canada, 2006.
- GILLIAN, H. «Development of taste and food preferences», *Current Opinion in Clinical Nutrition and Metabolic Care*, 2008.
- HAYCRAFT, E. «Maternal and paternal controlling feeding pratices : reliability and relationships with BMI», *Obesity*, 2008.
- JOHANNSEN, D. «Influence of parents' eating behaviors and child feeding pratices on children's weight status», *Obesity*, 2006.
- KLEINMAN, R.E. «Diet, breakfast, and academic performance in children», *Annals of Nutrition and Metabolism*, 2002.
- LATREILLE, M. *Le repas familial. Recension d'écrits*, Institut national de la recherche scientifique, 2008.
- MARQUIS, M. «Choix et comportements alimentaires des enfants québécois», *Canadian Journal of Dietetic Practice and Research*, 2007.
- MARQUIS, M. «Does eating while watching television influence children's food-related behaviours?», *Canadian Journal of Dietetic Practice and Research*, 2005.
- NEUMARK-SZTAINER, D. «Eating among teens: do family mealtimes make difference for adolescents' nutrition?», *New Directions for Child and Adolescent Development*, 2006.
- NEUMARK-SZTAINER, D. «Family meals and adolescents: what have we learned from Project EAT (Eating Among Teens)?», *Public Health Nutrition*, 2010.
- NEUMARK-SZTAINER, D. «Family meal patterns: association with sociodemographic characteristics and improved dietary intake among adolescents», *Journal of the American Dietetic Association*, 2003.
- NICKLAUSS, S. «Les perceptions gustatives chez l'enfant», *Archives de pédiatrie*, 2005.
- O'DEA, J. «Why do kids eat healthful food? Perceive benefits of and barriers to healthful eating and physical activity among children and adolescents», *Journal of the American Dietetic Association*, 2003.
- PENNER, P. «Children's perceptions of healthful eating and physical activity», *Canadian Journal of Dietetic Practice and Research*, 2010.
- PLINER, P. «Development of measures of food neophobia in children», *Appetite*, 1994.
- RIGAL, N. «La naissance du goût. Cahier du cycle alimentation», *Agrobiosciences*, 2002.
- RUSSEL, C. «A population based study of preschoolers' food neophobia and its associations with food preferences», *Journal of Nutrition Education and Behavior*, 2008.
- SATTER, E. *Secrets of Feeding a Healthy Family*, Kelcy Press, 2008.
- SAVAGE, J. «Parental influence on eating behaviour: conception to adolescence», *Journal of Law Medicine and Ethics*, 2007.
- SNOW, C.E. «Mealtime talk that supports literacy development», *New Directions for Child and Adolescent Development*, 2006.
- SPILL, M. «Eating vegetables first: the use of portion size to increase vegetable intake in preschool children», *American Journal of Clinical Nutrition*, 2010.
- SUTHERLAND, L.A. «Like parent, like child: Child food and beverage choices during role playing», *Archives of Pediatrics and Adolescent Medicine*, 2008.
- TEPPER, B. «Taste, smell, and the genetics of food preferences. Clinical Practices Issues», *Topics in Clinical Nutrition*, 2002.
- VIDEON, T.M. «Influences on adolescent eating patterns: the importance of family meals», *Journal of Adolescent Health*, 2003.
- WARDLE, J. «Genetic and environmental determinants of children's food preferences», *British Journal of Nutrition*, 2008.
- WEINSTEIN, M. *The Surprising Power of Family Meals: How Eating Together Makes Us Smarter, Stronger, Healthier, and Happier*, Steerforth Press, 2005.

Index des recettes

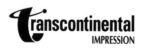